臨床が変わる！

イラストでわかる

目からウロコの音楽活動

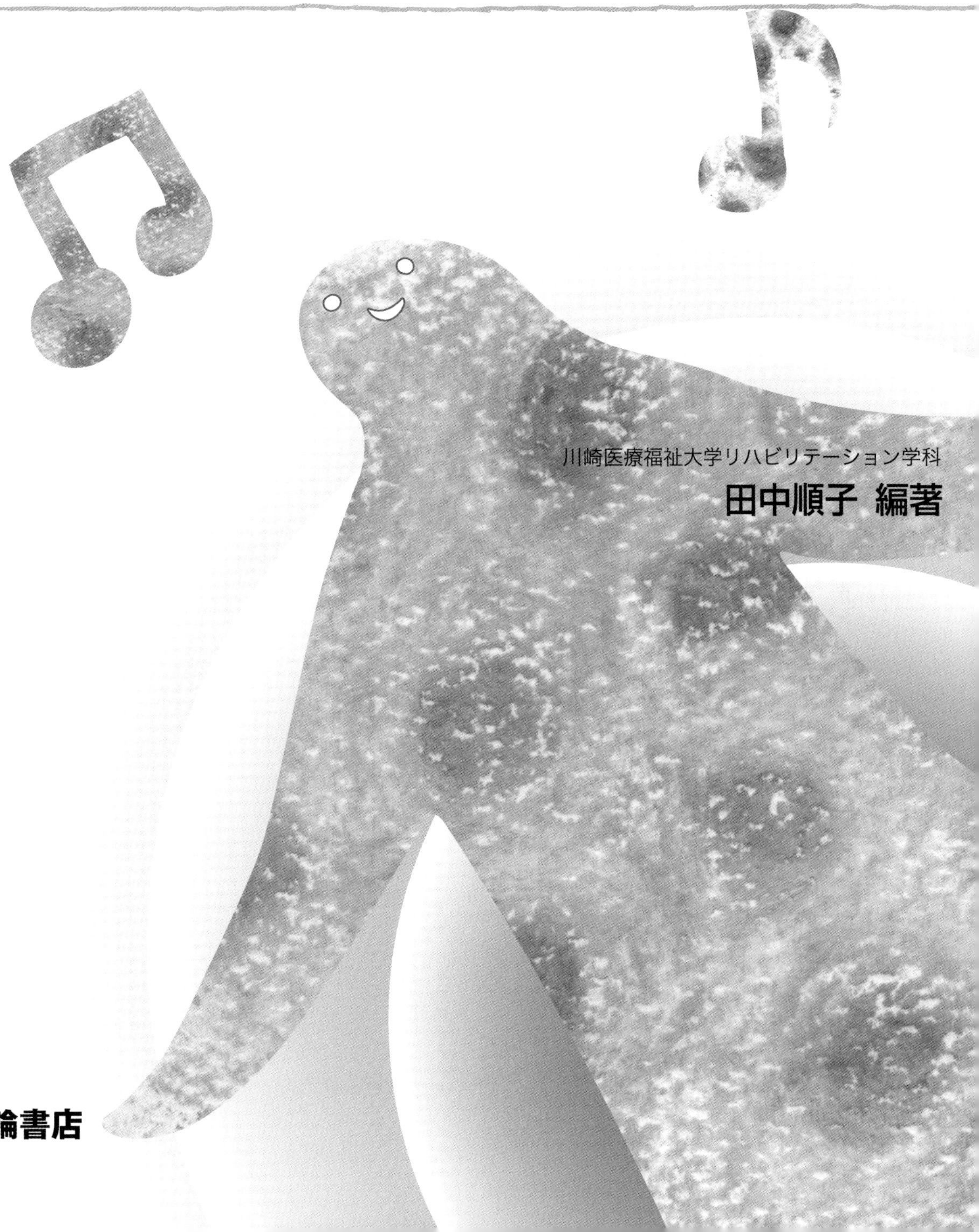

川崎医療福祉大学リハビリテーション学科
田中順子 編著

三輪書店

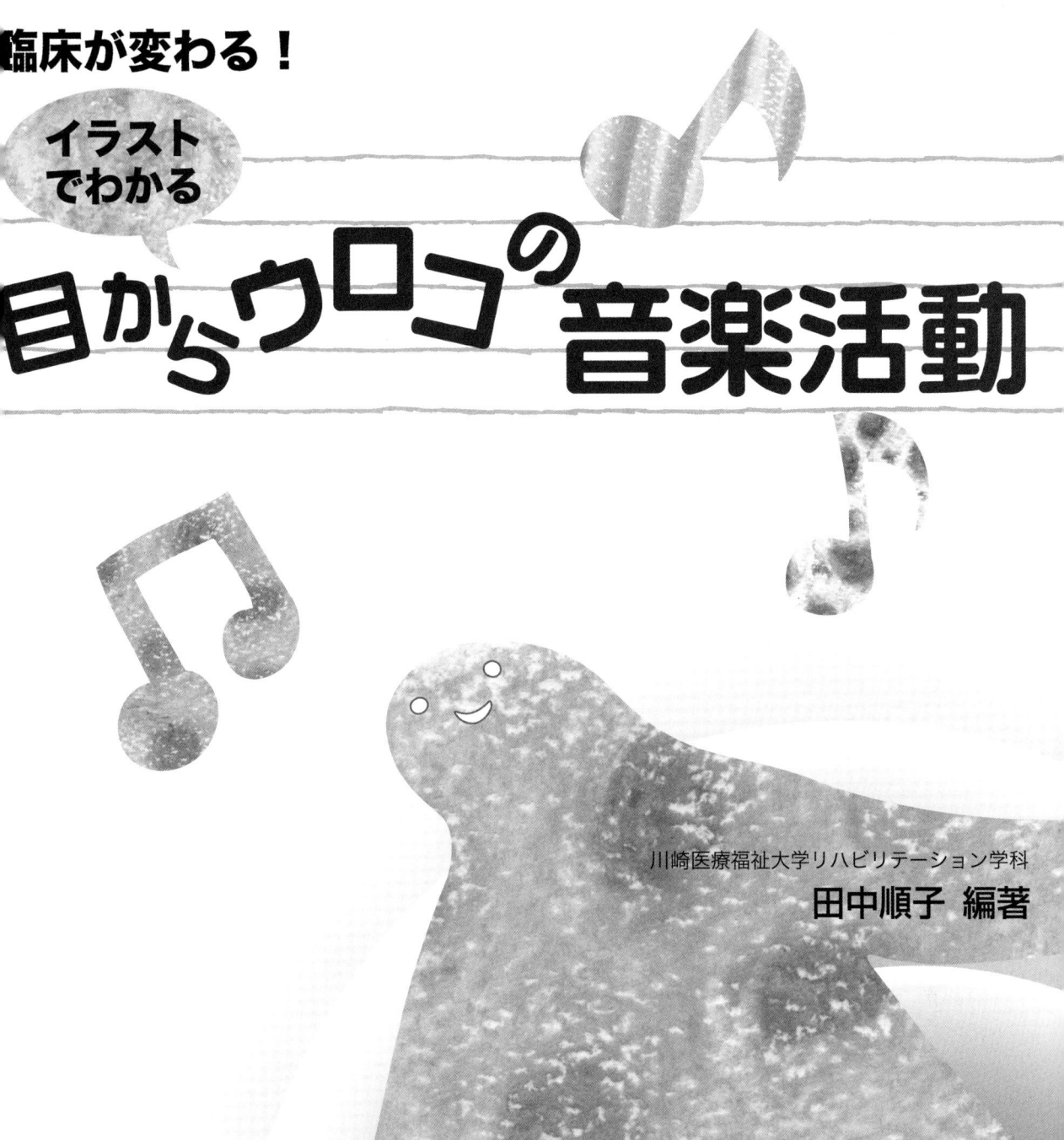

執筆者一覧

◆ 編著

田中　順子　川崎医療福祉大学リハビリテーション学部作業療法学科　教授

◆ 著者

岸本　寿男※　岡山県健康づくり財団　保健部長　（1 章担当）

若尾　　裕※　広島大学名誉教授／神戸大学大学院名誉客員教授　（2 章・10 章担当）

前田キヨ子※　音楽コミュニケーションスタジオ主宰／社会福祉法人緑虹会特別養護老人ホーム虹の園　理事長　（3 章担当）

筒井　恵子※　社会福祉法人鴻仁福祉会特別養護老人ホーム愛光苑　理事長（4 章担当）

米倉　裕子　福岡女学院看護大学／西日本短期大学社会福祉学科　非常勤講師　（5 章・7 章担当）

田中　順子　川崎医療福祉大学リハビリテーション学部作業療法学科　教授　（6 章・11 章・12 章担当）

種村　　純　川崎医療福祉大学リハビリテーション学部言語聴覚療法学科　教授　（8 章担当）

沼田　里衣※　大阪市立大学大学院文学研究科　准教授　（9 章担当）

※ 川崎医療福祉大学　非常勤講師

序

医療福祉の現場では，旧来から音楽を用いた活動は高頻度に実践されてきました．しかしわが国の場合，その背景には特殊な音楽療法事情があります．

ここで，わが国の特殊な音楽療法事情に触れておかなければいけません．たとえば欧米では，定められた教育機関で専門教育を修め，一定の音楽療法技術（演奏，移調，伴奏，即興等の音楽諸技術や心理療法や医療知識など）を有していると音楽療法組織に認められたたくさんの音楽療法士がおり，さまざまな分野で活躍しています．

一方わが国では，音楽療法士の養成教育の始まりが遅く，日本音楽療法学会が独自の基準を設けて認定音楽療法士の資格を与えていますが，音楽活動の需要に対して専門的音楽療法の技術を備えた人の人数はまだまだ不足しています．また国家資格がないため診療報酬につながっていません．こうした理由から，わが国では専門教育を受けていないリハビリテーションスタッフや，看護師，介護スタッフなどが，試行錯誤しながら，音楽活動を実践してきた実情があります．

こうしたわが国の事情のなか，音楽活動を実践する人たちに向けての書籍は訳本も含めて数多く出版されています．『～入門』というタイトルがついている本も少なくありません．それらの本の中身を検証しますと，概論と各論，あるいは理論と実践といった教科書的なものや，より実践的な内容のものなどであることがわかります．しかし，それらの本の立ち位置は微妙です．というのも，高度な専門教育を受けた音楽療法士にとってはもの足らず，音楽療法のいろはから勉強したいと考える人にとっては，入門書とはいえ難解な箇所があるからです．こうした「帯に短し，たすきに長し」の書籍が多く出版された背景には，職域の整理の問題があるように思います．

そこでまず職域の整理をし，本書の立ち位置を明確にするために，音楽行為（以下，ミュージッキング）を3種類に分けて説明します．一つ目は一般の人々が日常生活で行っている「日常的ミュージッキング」，二つ目は医療福祉領域でQOL向上や機能改善を通してより健康な状態を目指すために実践されている「ヘルス・ミュージッキング」，三つ目は高度な専門的知識や即興や移調などの技術を有した音楽療法士がそれらを駆使して繰り広げる「音楽療法的ミュージッキング」です（詳細は第2章を参照）．

これに関して本書では，原則的には音楽療法士による音楽療法的ミュージッキングを「音楽療法」と呼び，音楽療法士以外の職種（スタッフと呼んでいます）によるヘルス・ミュージッキングを「音楽活動」と呼んで区別しています．そして本書は，音楽活動を行うスタッフやこれから音楽活動を行ってみたいと考えている方々を読者として念頭におき，少しでもそれらの方々を応援することができればという願いのもとに作られました．

本書の特徴は以下の３点です．

一つ目は，誰が読んでも「わかった！」と感じてもらえるようなガイドブックを目指している点です．そのために平易な文章にし，視覚的に理解できるようにイラストを中心にして文字は極力少なくしました．イラストにはいつのまにか記憶されているという効果があります．また，文字が少ないことで多忙な人でも短時間で読破できるという利点もあります．

二つ目は，これからの“新しい音楽活動”を提示している点です．従来の音楽活動の理論や方法論をただ伝授するだけではなく，むしろ今までの音楽活動が行ってこなかったことや反省に立ち，新しい観点から音楽活動を捉えなおそうとしています．例えば，従来の音楽活動では，「音楽＝美しく芸術的な楽曲」という発想が圧倒的に多かったのです．しかし本書では，一度そういう枠を取り払って音楽の拡大解釈をすることを推奨しています．こうした試みの結果，既存の音楽療法諸書が伝えてこなかったことが紹介できたのではないかと思います．

三つ目は，特別な音楽技術を有していないスタッフでも，明日からの音楽活動にすぐに役立つ最新の知識や具体的な実践のポイントを数多く紹介している点です．本書がマンネリ化に悩んでいる方々の突破口となったり，音楽活動の楽しみをさらに増幅することができれば幸いです．

医療福祉の専門職として培われた観察力，分析力，理論，経験などを生かした独自の音楽活動は，音楽療法士の行う音楽療法とはまた違った面での質の高いケアを提供できると考えます．そのうえで，音楽療法的視点や知識，技術上のコツを身につけていただくと，その内容はさらに充実し，臨床のすそ野が広がることでしょう．

最後に……．

修正も含めて650点以上にも及ぶ膨大なイラストを描いてくださったのは光畑公美子さんです．大変な作業だったにもかかわらず，著者の意図をとてもわかりやすく表情豊かなイラストに仕上げてくださいました．また三輪書店の佐々木理智さんには，細やかなお心遣いのもと多大なご支援とご助言をいただき，編者に伴走して励まし続けてくださいました．この場をお借りしておふたりに深謝いたします．

本書は新しい試みとして未完成の部分も多々あり，さまざまな課題が残っていると思います．皆さまのきたんのないご意見をご教示いただければ幸いです．

本書を通して，音楽活動の実践が喜びや楽しみとなったり，明日からの実践の手助けとなったり，あるいは音楽活動観や実践の振り返りの機会となって，少しでも皆さまのお役に立てることを願っております．

注釈：精神障害の診断名については，2014 年 6 月に日本精神神経学会より DSM-5 の日本語版が刊行されましたが，本書では必ずしもそれに沿ってはいないことをお断りいたします．

田中　順子

目次

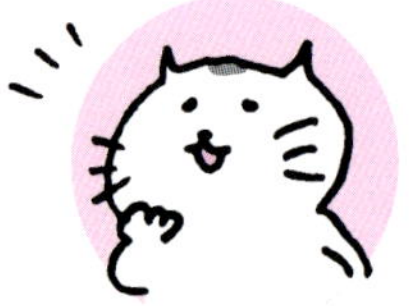

コラム

第1章　これまでの音楽療法

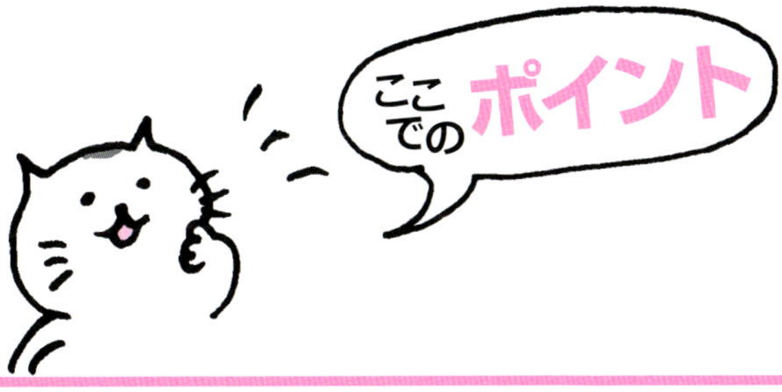

「あなたにとって音楽とは何？」

これは私が 15 年来，医療福祉系の大学で「健康と音楽」を総合的に学ぶ講義ではじめにする質問です．そのレポートからは，ほとんどの学生が，これまで音楽に癒されたり元気づけられたりした経験から，いつも音楽が身近にあり，リラックスや気分転換等に積極的に取り入れていることがわかります．音楽が心身の健康維持にかなり大きなウエイトを占めていることがうかがえますし，実際に私自身もいつも音楽に助けられていると感じています．

このようにすばらしい音楽ですが，音楽を活動としてあるいは治療の一環として用いる場合には，音楽療法（活動）における音楽とはどのようなものか，音楽療法（活動）のもつ意義とは何か，を学び続ける必要があるでしょう．

現在，わが国では，認定資格をもつ音楽療法士に限らず，作業療法士や看護師、介護士といったさまざまな職種により，音楽を用いたさまざまな実践が音楽療法として，あるいは音楽活動として行われています．

本章では，その歴史や通説，理論についてまとめ，音楽療法（活動）のこれまでについて振り返ってみたいと思います．

1. 人と音楽の関係

① 音楽の始まり

数万年前の石器時代の遺跡から楽器が発掘されたり，洞窟の壁画にも演奏する姿が描かれています．言葉もないような時代にすでに声や音の出るもので音楽を奏で楽しんだり癒されたりしていたようです．日本でも縄文時代の遺跡から石笛や土笛が発掘されています．人類と音楽との関わりの歴史は非常に古く，音楽は常に人とともに歩んできたパートナーともいえます．

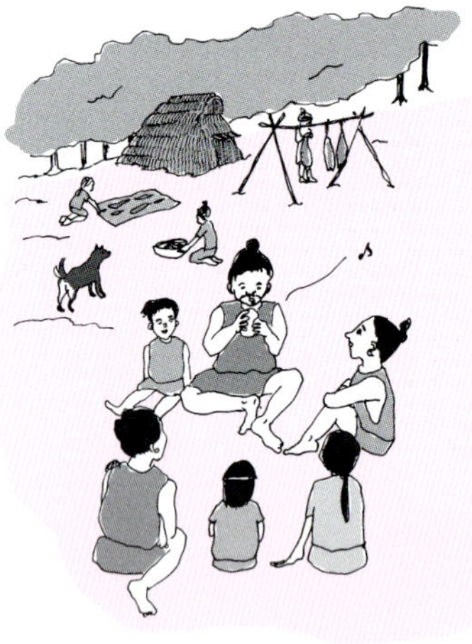

② 人と音楽の歴史

1）古代～中世

言語や文字の発達とともに，音楽は労働歌や宗教歌などで広く共有されるようになります．古代エジプトの壁画には，さまざまな楽器を奏でている様子が描かれています．また旧約聖書には，サウル王のうつ病をダビデがたて琴を演奏して治した記事が書かれており（『サムエル記』上 16.14 ～ 23），これがおそらく音楽を治療に用いた世界初の記録ではないかといわれています．しかし，その通念の最初の記述の出典元は明らかになっていません．

2）中世～現在

中世以降ヨーロッパでは教会での賛美歌に代表される宗教的な背景から，楽器と演奏技術，作曲法の発達などに伴い，芸術性の高いクラシック音楽がさかんに作られました．20 世紀に入ってからは，さらに科学の進歩によって，レコード，テープ，CD など音楽を記録再生するメディアが一気に発達，普及しました．これによって音楽がより身近になり，商業的な音楽活動は地域にとどまらず，グローバル化が進みました．最近では IT の発達で，ネットでいつでもどこでも好きな音楽が聴ける便利な時代になりました．

いつの時代にも
音楽があった！

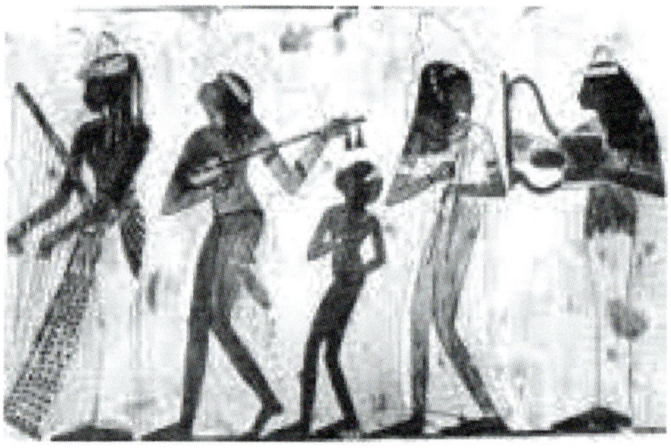

（『西洋美術：歴史と鑑賞』，創元社，p6，1952）

2. 音楽と癒し

① “癒し” とは

“癒す” の意味は,「病気や傷を治す．飢えや心の悩みを解消する」（広辞苑),「病気，飢え，苦しみ，悩みなどを治す」(国語大辞典）などと定義されています．ここで重要なのは，人は肉体的な面と精神的な面，あるいはスピリチュアルな面をも併せもつため，癒しの対象はそれらすべてを含んだものであることです．音楽による震えるような感動の体験が癒しにつながることはよくいわれます．

ただし最近では，“癒し” という言葉はもう少し軽い意味で使われることも多く，単にリラックスした状態を指す場合にも使われます．

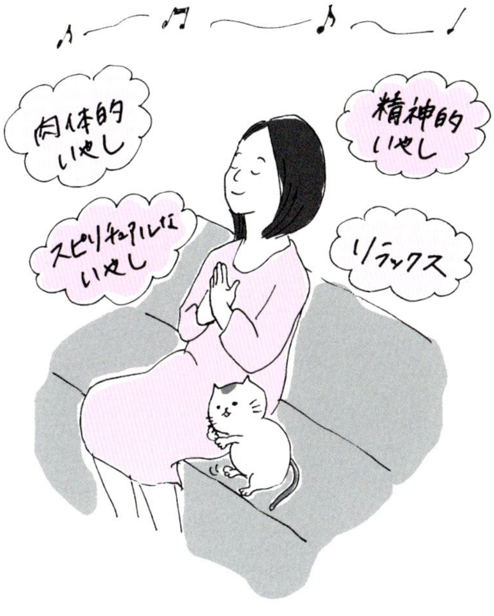

② 音楽のカタルシス作用

音楽の作用にはさまざまなものがありますが,「カタルシス」（浄化作用）は特に重要な作用の一つとされています．もともとは古代ギリシャの医学用語で，排泄，下痢などを意味しました．ヒポクラテスは，音楽にはあたかも下剤のような心のカタルシス（浄化）作用があると述べています．音楽には，心の中のもやもやしたものを洗い流してすっきりさせてくれる力があるということです．

このカタルシスも有名な学説ですが，音楽にカタルシス作用があるとしたら，音楽家は悩まないのかという単純な疑問を述べる人もいます．カタルシスもすべての人に適用されるものではない，つまり一般化することができないということを知っておくことが大切でしょう．

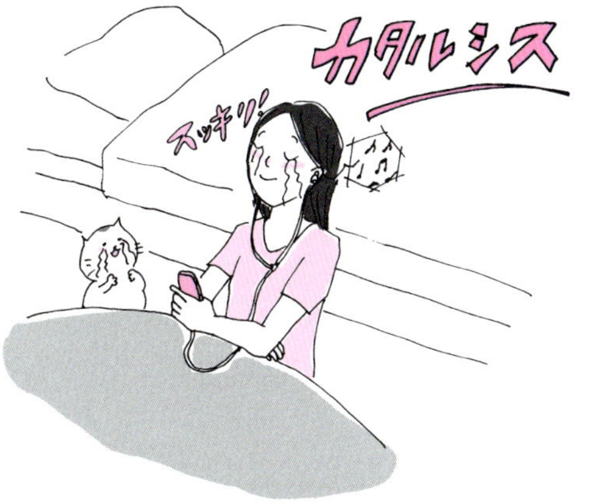

③ 音楽と情動

大脳生理学などの研究が進み，音楽で得られる深い感動は，側頭葉の聴覚野を刺激したときに感じられる霊的な感覚と非常に似ていたという研究報告（Carter, 2000）があります．こうした研究からある種の音楽には深い感動を呼び起こす力があり，その結果，身体的，精神的，霊的（スピリチュアルともいわれる）な苦痛までも緩和することが知られるようになりました．

近年ではさらに，クラシック音楽やリラクセーションのための音楽など，ある種の音楽を聴けば誰にでも一定の情動的な反応が生じるという考えから，個人の好みの音楽を聴くほうが高い効果を発揮するという考え方に主流が変わってきています．

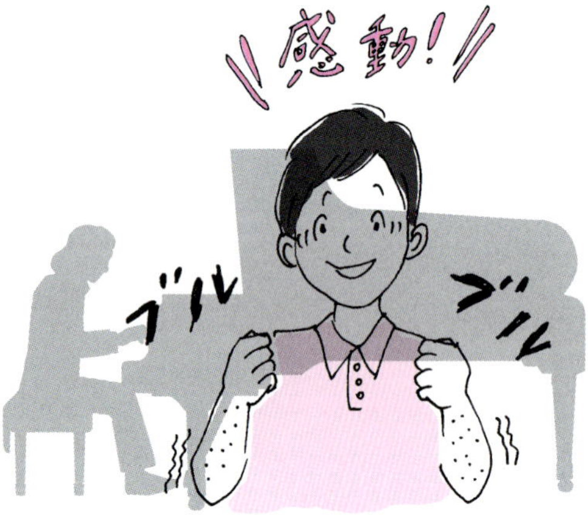

音楽は情動に働きかける

④ 同質の原理

「同質の原理」も，「カタルシス」と並び音楽療法では重要な概念とされています．これはアメリカの精神科医，アルトシューラーが 1952 年に唱えたとされており，そのときの気分の状態と同質の音楽を提供することで，感情のバランスが修復されるという理論です．音楽が気持ちを代弁してくれることで精神状態が安定するのです．むしゃくしゃしたときに，その気分に似た激しいリズムの音楽を聴いたらうっ積していた感情が発散されたり，悲しいときに暗く悲しい音楽を聴いて涙を流すと悲しみが緩和されたりします．同質の原理によってカタルシスが引き起こされるためだと考えられています．逆にそのときの気分と反対の音楽を聴くと，落ち着かず拒否反応を起こすといわれています．

しかしながら，「同質の原理」もカタルシスなどと同様に，誰にでも適用されるという一般化はできません．

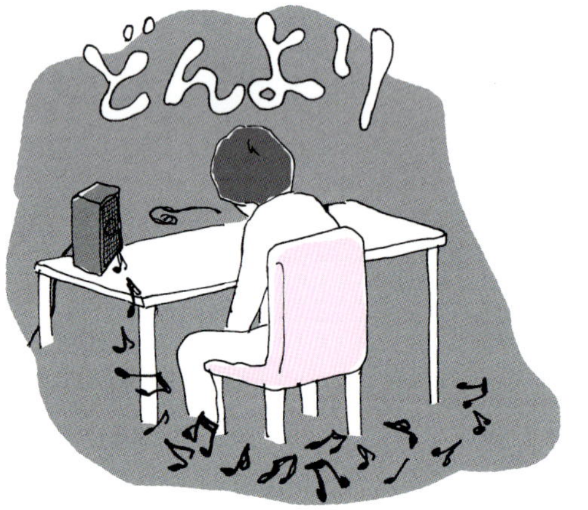

その時の気分の状態と同質の音楽を使う

⑤ 音楽の持つ要素と生体

メロディー，ハーモニー，リズムは音楽の三大要素といわれています．これら以外に音色，音質，ダイナミクス（強弱）なども大事な音楽の要素です．音楽のもつ要素と心や体に及ぼす効果には関連性があるといわれています．さらに歌や朗読など音楽に言葉が加わることによって，脳の言語中枢が刺激されます．音楽のもつ要素を利用して感覚的，身体的，精神的な効果をもたらそうというのが音楽療法です．

西洋音楽では「三大要素がすべてそろっているもの」＝「音楽」といわれていましたが，ノイズミュージックなどといった現代音楽のようにリズムやメロディーは存在しないものや，太鼓のようにリズムだけで十分成立する音楽もあり，音楽の領域の広がりとともに，音楽療法（活動）で使われる音楽の幅も広がっています．

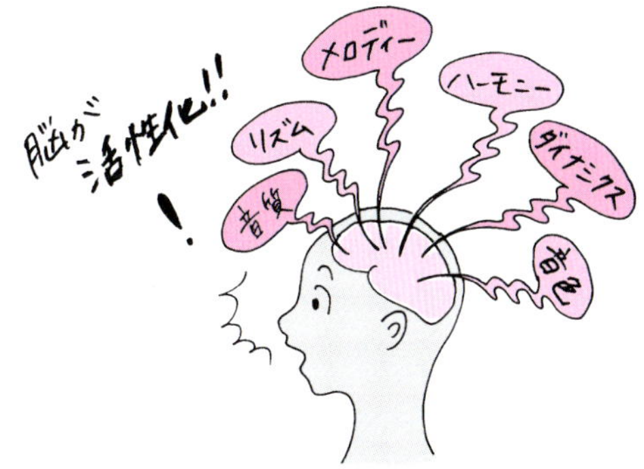

⑥ 音楽と感情

音楽で引き起こされる感情には一定の法則があると考えられています．たとえば，遅いテンポやリズム，短調や不協和音，低い音域，ピアニッシモ（とても弱く）で演奏すると，悲しみの感情が引き起こされやすくなります．また，速いテンポやリズム，長調，単純明快なハーモニー，高い音域，スタッカート（音を短く切る）やアクセント（強調する），フォルテ（強く）で演奏すると，陽気で快活な感情を引き起こしやすくなるといわれています．音楽療法ではこうした音楽のもつ法則を利用します．

一方，一定の法則を用いた情動操作に重点が置かれすぎることや，一定の法則があるという考え自体を疑問視する声もあります．

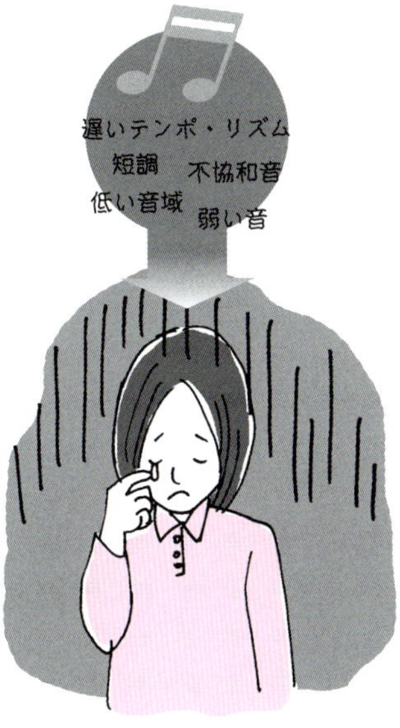

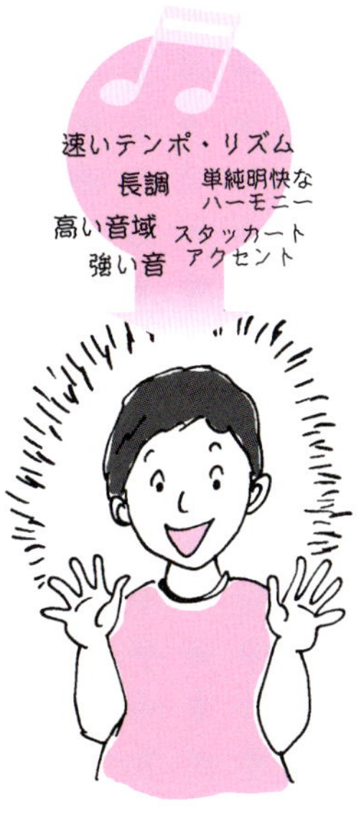

⑦ ストレス反応についての４つのＦ

現代はストレス社会といわれ，多くの人々がストレスにさらされています．そうした中で，ストレスに対しても音楽は効果があるといわれています．

人がストレスに遭ったときにどのような反応を示すかについて，４つのＦを紹介します．

- Fight（闘争）：ストレスに打ち勝とうとして闘う．
- Flight（逃避）：逃げるというのも大事なストレス回避行動のひとつ
- Freeze（固着）：固まって動けなくなってしまう．
- Flow（流れ）：漂ったり受け流したりして，折り合いをつけたりする．

Freeze が日本人に一番多いといわれています．音楽の助けを借りてストレスを発散したり気分転換をすること，すなわち Flow することで，ストレスな状態を緩和することができると考えられています．

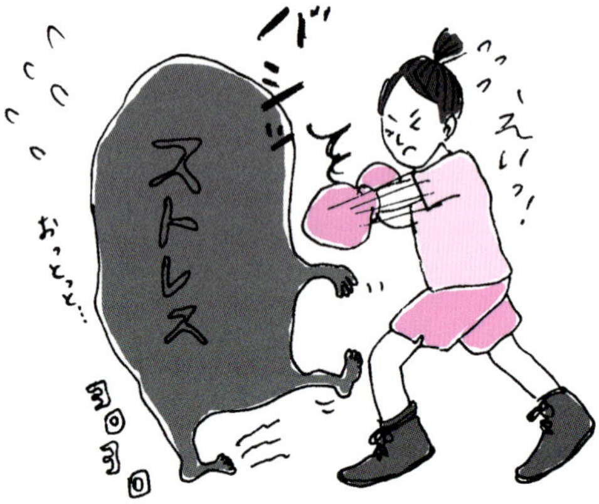

Fight

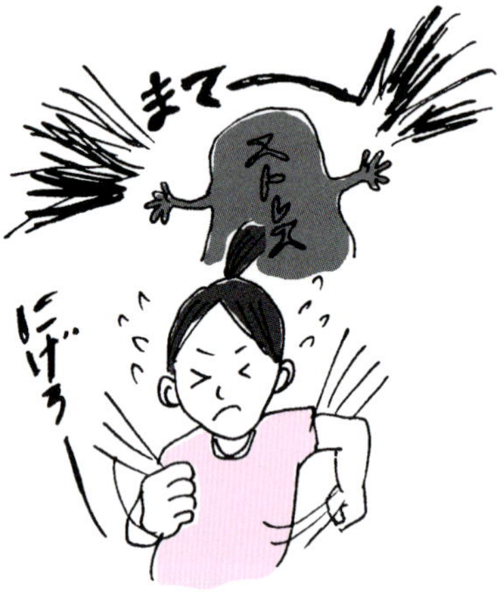

Flight

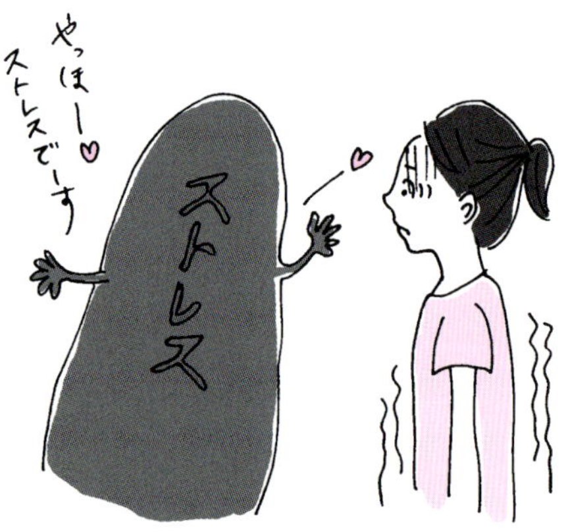

Freeze

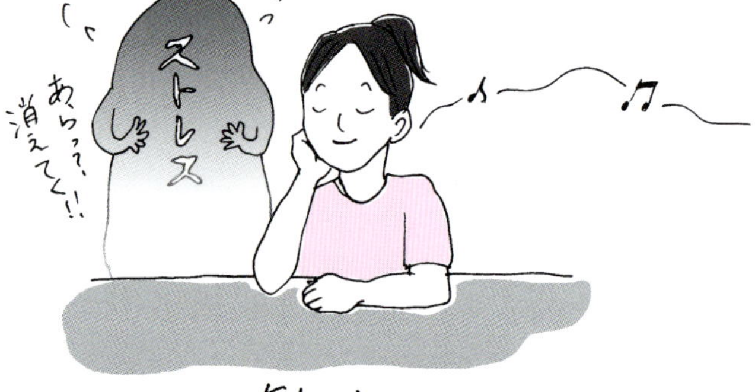

Flow

3. 音楽療法の歴史

① 諸外国における音楽療法の歴史

1）第一次世界大戦前

音楽の作用を治療として用いる試みは，アメリカで始まったとされています．古くはアメリカ独立戦争（1775 ～ 1783 年）における負傷兵に対する心身の治療に，ジョージ・ワシントンが音楽療法を試みたという説（山根，2007）があります．

20 世紀初頭に音楽家による精神病院への慰問が行われるようになり，1903 年に音楽家のヴェセリウスが音楽療法の学会として“National Therapeutic Society in New York City”を設立しています．しかし，当時の音楽療法は，治療というよりも，余暇を充実させるための人道的な方法として見なされていたようです（Michel，2007）．

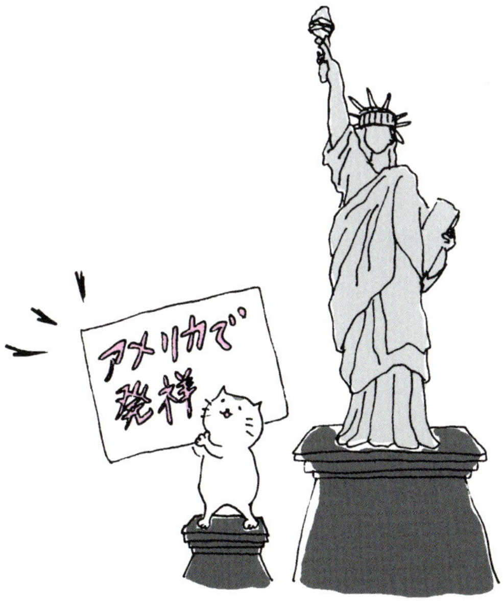

2）第一次世界大戦後

第一次世界大戦（1914 ～ 1918 年）後，アメリカではプロの音楽家たちが兵士の戦争後遺症に対する治療にあたっていたという記述があります（栗林，1998）．心身が傷ついた傷病兵の回復に非常に効果があったことから，音楽を治療に用いようという機運が高まります．

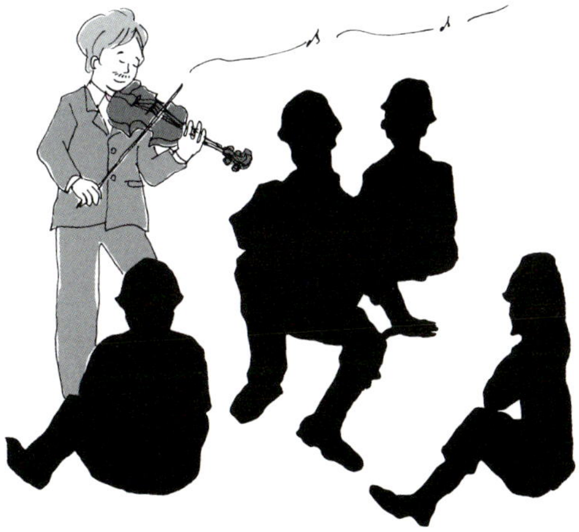

3）第二次世界大戦後

第二次世界大戦（1939 ～ 1945 年）後には，うつ病や心的外傷後ストレス障害などにみまわれた退役軍人に対するグループ活動や補完療法として，音楽療法の研究と実践が本格的に展開されていきました．1950 年にアメリカで，1958 年にはイギリス，1959 年にはドイツで音楽療法士の専門職団体が設立されています．このことから，現在のような専門職としての音楽療法は，第二次世界大戦後に本格的に始まったといわれています．その後，欧米を中心に協会認定の音楽療法士が活躍するようになり，欧米では独立した専門職としての地位が確立されています．

教育面では，欧米の場合，大学教育が普通であり，さらに大学院で修士，博士を取得することもできます．

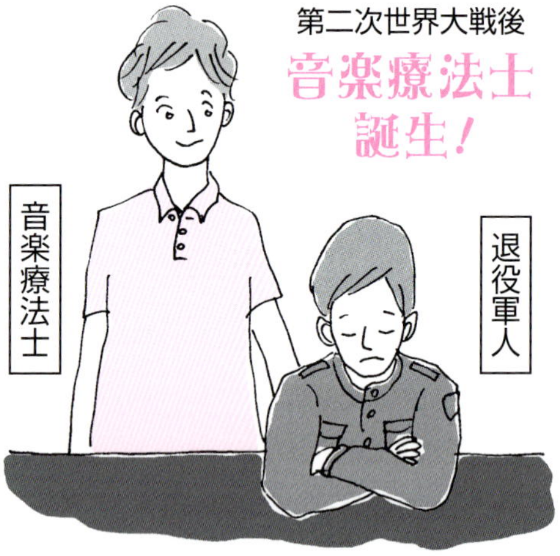
第二次世界大戦後
音楽療法士
誕生！
音楽療法士
退役軍人

② 日本における音楽療法の歴史

1960年代には日本にも音楽療法に関する著作や論文で紹介され，音楽療法を実施する施設が出始めました．しかし，日本に音楽療法団体が発足したのは1986年で，欧米に比べると約30年も遅れてのことでした．認定音楽療法士制度が発足したのは1997年ですが，診療報酬に直結する国家資格を持たない音楽療法士の社会的地位はいまだ確立していません．

教育面では，1980年代から大学，短大等で音楽療法の講座が次々と開設されましたが，国家資格を持たないために就職につながらないなどの厳しい現状があります．

日本の医療福祉領域では，「音楽療法」を掲げる人たちとは別に，音楽療法が浸透する以前から病院や施設のスタッフによって音楽活動が実践されてきました．それは明確な治療目的を持ったものというよりも，むしろ娯楽や気晴らしなどレクリエーションやQOL（生活の質）の向上を目指したものでした．この潮流は，治療目的も付与された形でさらに発展し，現在まで引き継がれています（**表1-1**）．

表1-1　日本の音楽療法の歩み

1958	蜂矢英彦・著『音楽療法』が刊行
1965	田中多聞が認知症に対して音楽療法を導入
1966	山松質文・著『ミュージックセラピー』が刊行
1969	J. アルヴァン・著『音楽療法』が翻訳発行
1986	日本バイオミュージック研究会設立 国立（くにたち）音楽大学に音楽療法の講座開設 以後急速に大学・短大や養成専門学校が講座開設．自治体も独自に音楽療法士養成を開始
1994	臨床音楽療法協会設立
1995	日本バイオミュージック学会と臨床音楽療法協会が合同で全日本音楽療法連盟設立
1997	認定音楽療法士制度発足
2001	日本バイオミュージック学会と臨床音楽療法協会が合併統合し，日本音楽療法学会発足

4.　音楽療法の基本

①　音楽療法の定義

日本音楽療法学会の定義によると,「音楽療法とは, 音楽のもつ生理的, 心理的, 社会的働きを用いて, 心身の障害の軽減回復, 機能の維持改善, 生活の質の向上, 問題となる行動の変容などに向けて, 音楽を意図的, 計画的に使用すること」(日本音楽療法学会サイト) とされています.

一方, 世界音楽療法連盟の定義 (2011) によると,「音楽療法とは, QOL (生活の質)・身体・社会・コミュニケーション・情緒・知性および霊的な健康の最適化を求める個人・集団・家族・コミュニティーを対象に, 医療・教育・日常生活での介入をとおして, 音楽とその要素を専門的に使用すること」(世界音楽療法学会サイト) とされています.

両者を比較してみると, 日本の定義は, 障害の軽減回復, 機能の維持改善など障害や問題行動は良くないことであるから改善が必要という考え, つまり医学モデル (第 12 章参照) に基づいているといえます.

しかし, 世界的な定義では, 対象を障害のある人に限定せずコミュニティーをも対象にしていること, 目的が障害の軽減回復ではなくその人の現在の状態を否定することなく最適な状態を目指していること, 社会モデル (「第 12 章」参照) に基づいていることがわかります (**表 1-2**).

つまり, 明確な意図と計画に基づき, 結果の評価も吟味された日本の音楽療法は, 狭義の音楽療法だといえます.

表 1-2　音楽療法の定義の比較

	日本音楽療法学会	世界音楽療法連盟
目的	障害の軽減回復, QOL 向上, 問題行動の変容など	QOL・身体・社会・コミュニケーション・情緒・知性・霊的な健康の最適化
対象	障害者	個人, 集団, 家族, コミュニティー
方法	音楽の生理的・心理的・社会的働きを利用. 音楽を意図的に使用	医療, 教育, 日常生活での介入. 音楽とその要素を専門的に使用

② 音楽療法の対象・目的（表 1-3）

日本で音楽療法が最も多く実施されているのは高齢者施設です．高齢者や認知症患者に対して，残存機能の維持・改善や認知症の進行防止等を目的に実施されます．障害児者施設では，療育，リハビリテーション等を目的に実施されています．病院では，産科，歯科，精神科，緩和ケア病棟等で，手術・内視鏡・透析・ICU での鎮静，不安改善等を目的として実施されています．

一般の人の中にも，健康管理の一環として不眠やストレスの緩和，感情のコントロール，精神集中，メンタルヘルスの維持等を目的に音楽を利用する人が増えています．

表 1-3　音楽療法の対象・目的

・精神障害 ・情緒障害 ・発達・認知・行動障害	統合失調症，うつ病 心身症，神経性障害 自閉症，ダウン症
・身体機能障害	言語・視覚・聴覚障害 肢体不自由児 / 者のリハビリ
・高齢者 ・医療現場	認知症，残存機能の維持 産科，歯科，ホスピス・手術・内視鏡・透析・CCU 等での鎮静，不安改善，不眠症
・健康管理	ストレス緩和，感情調整，精神集中，メンタルヘルスケア

③ 音楽療法の種類

音楽活動の種類には，大きく分けて受動的なものと能動的なものがあります．受動的音楽活動とは，音楽を聴取したり，振動をボディソニック（音に合わせて振動が伝わる仕組み）などで体感するものを言います．能動的音楽活動とは，歌う，演奏する，作詞や作曲をする，ダンスや身体運動で参加するというように，自らが積極的に音楽活動に参加するものをいいます．現在日本で行われている音楽活動は，大半が能動的音楽活動です．

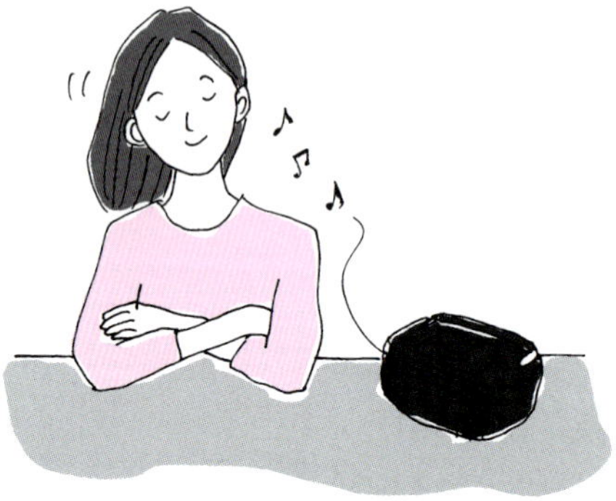

受動的音楽療法

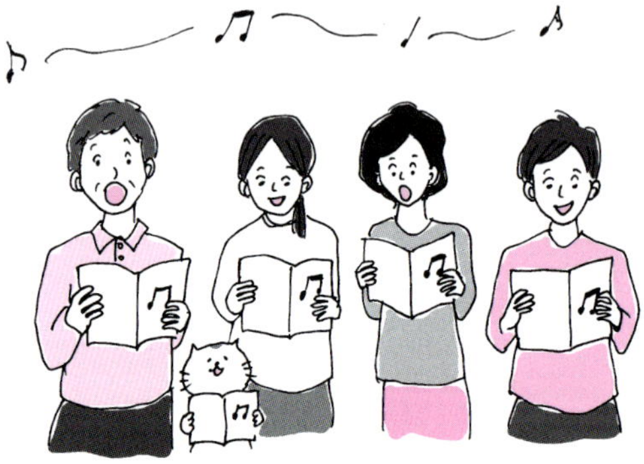

能動的音楽療法

④ 音楽療法の治療構造（表 1-4）

音楽療法に関わる要素（治療構造）としては諸説ありますが，ここでは 3 つの W といわれるものと，形態と対象者から要素を示します．より適切な音楽療法の実践には，これらを吟味する必要があるといわれています．

【3 つの W】

- **音楽（What）**：楽曲，楽器，演奏法について何をどのように使うかということです．
- **人（Who）**：音楽療法士，補助スタッフ，参加者などの構成メンバーは，心理的相互作用が関係に影響します．高齢者か，小児か，どのような疾患（障害）かによって，方法を変える必要があります．
- **場（Where）**：物理的環境として，部屋の広さや照明の明るさなども重要です．

【形態と対象者】

- 個別，小集団，大集団：対象者の状況や目的に合わせて選択します．
- 高齢者，小児，疾患（障害）別，健常者：対象者によって，方法や内容を変える必要があります．

表 1-4　音楽療法の治療構造

3 つの W
・音楽（What） 　楽曲，楽器，演奏法
・人（Who） 　音楽療法士，補助スタッフ 　心理的相互作用
・場（Where） 　物理的環境（広さ，照明）
形態と対象者
・個別，小集団，大集団
・高齢者，小児，疾患（障害）別，健常者

⑤ 音楽の特性（表 1-5）

音楽の特性には，例えば**表 1-5** のようなものがあるといわれています．

表 1-5　音楽の心理社会的特性（松井，1980）

・知的過程を通らずに直接情動に働きかける
・音楽活動は自己愛的満足をもたらしやすい
・人間の美的感覚を満足させる
・情動の直接的発散をもたらす
・身体運動を誘発する
・音楽はコミュニケーションである
・一定の法則性の上に構造化されている
・多様性があり，適応範囲が広い
・音楽活動には統合的精神活動機能を要する
・集団音楽活動では，社会性が要求される

5. 音楽療法で用いられる理論・療法

① 医学モデル理論による音楽療法

医学モデル理論では，生物学的視点から音楽の生体に働きかける直接作用を期待して，音楽聴取をストレス，免疫，痛みなどに働きかける手段として用います．

② 分析的音楽療法

精神分析理論による音楽療法では，イギリスのメアリー・プリーストリーが創案した「分析的音楽療法」があります．これは，即興音楽と精神分析の融合による音楽心理療法で，その定義は，「セラピストおよびクライアントによる即興音楽を，分析的に意味づけることによって象徴的に使用する療法として普及した名称である．それは，クライアントの内面生活を探求する創造的な手段として使用され，クライアントの成長やより優れた自覚を促す」とされています（Priestley，2003）

③ 行動主義的音楽療法

行動主義的音楽療法は学習理論に基づいて音楽を強化刺激として用います．望ましい行動が出現している間は好きな音楽を流して，徐々に行動のレベルを上げていくなどの方法が取られます（Ruud，1992）．アメリカを中心に発展しました．

④ 創造的音楽療法

人間主義的理論を背景に持つものに，イギリスのポール・ノードフとクライブ・ロビンズによる「創造的音楽療法」があります．これはノードフ=ロビンズ音楽療法として知られている音楽指向の音楽療法です．発達障害領域の子どもを対象に，生きた音楽である即興演奏によって創造される治療的経験を通して，クライアントの創造的成長を促すものです（Bruscia，1999）．

⑤ イメージ誘導法

ヘレン・ボニーが創始したイメージ誘導法（Guided Imagery and Music：GMI）も人間主義的アプローチに属する音楽療法です（Ruud，1992）．これは音楽を変性意識状態で聴取しながら，誘発されたイメージをガイド役のセラピストと共有し，無意識に抑圧された感情に光を当て洞察を促すというものです．

⑥ 神経学的音楽療法

神経学的音楽療法（Neurologic Music Therapy：NMT）は1990年代後半，音楽と脳神経機能の関係から，神経疾患を原因とする感覚運動機能・発話言語機能・認知機能の障害に対して，音楽の諸要素を手段として治療的介入を図るというもので，アメリカのマイケル・タウトを中心とした研究者らによって創始されました（音楽とリハビリテーション研究会ホームページ）．

⑦ 音楽療法の理論・療法に関わる問題点

音楽療法における理論・療法に関する問題点を，次の二つにまとめます．

一つ目は，日本ではあまり見られませんが，その音楽療法士が得意とする一つの理論（たとえばノードフ=ロビンズ音楽療法）のみで音楽療法が行われる傾向があるということがあります．これは画一的な治療という点で問題です．対象者に合わせて柔軟に，いろいろな理論や療法を用いたり組み合わせたりすることが，最大限の効果を発揮するためには重要です．

二つ目は，特に日本の音楽療法の場合，理論の裏付けなしに経験知や感覚で行われる傾向があります．これは他者に音楽療法の効果を示すときの妨げとなっています．

音楽療法の代表的な理論・療法

理論・療法	特徴
医学モデル理論による音楽療法	生物学的視点から音楽の生体への作用を重視
分析的音楽療法	即興音楽と精神分析の融合
行動主義的音楽療法	学習理論に基づき音楽を強化刺激として利用
創造的音楽療法	発達障害児を対象とした即興演奏による療法
イメージ誘導法	イメージの誘導により抑圧された感情にアプローチ
神経学的音楽療法	脳機能に注目した障害へのアプローチ

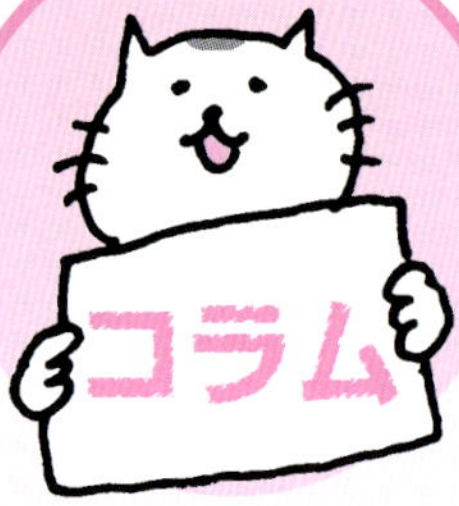

医療現場と音環境

病院の音環境の現状

病院は，心身の不安や病を抱えた患者が治療を受け，また自らも治癒を目指す場でもあります．最近ではよりよい医療環境とは何かということで，機能性のみでなく，デザインやアートなどで快適さや癒しの環境が求められるようになり，音環境についても関心が高まっています．

病院は本来静かな環境であるべきですが，病院の中には多くの音源が存在します．ロビーや待合では，案内や呼び出しの放送，人々のざわめき，足音など．また病室やナースセンターなどでは，サインサウンド，アラーム，事務作業音，機械音，さらに BGM も加わり，実際には商業ビル並みの騒音（60 デシベル以上）のところが多いのが現状です．

医療現場のより良い音環境をめざすには

騒音レベルを 40 ～ 50 デシベルまでに抑えるには，ハード，ソフト両面で努力をする必要があります．ハードでは，内装に吸音材を使用するなど，音響に配慮した設計をするほか，呼び出し等の音量は小さなスピーカーで配置を多くしたり，電光表示等に変更したりします．

ソフトでは，BGM に言葉がある歌や時代・情景が想起されるものは避け，情動的な影響の少ない環境音楽や自然音の使用が望ましいでしょう．また BGM を流す場所・時間も考慮したいところです．またリラクセーション・ルームの設置や，音源の貸し出し，院内コンサートの企画・開催など，さまざまな形で病院に積極的に音楽を取り入れることで，病院のアメニティ向上も期待できます．

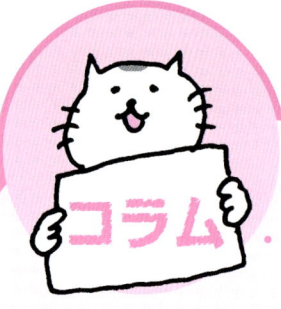

●引用文献

・Bruscia KE（著），林庸二（監訳）：分析的音楽療法－プリーストリーモデル．林　庸二（監訳）：即興音楽療法の諸理論 上．人間と歴史社，1999
・栗林文雄：音楽療法の歴史．日野原重明（監）：音楽療法入門　上　理論編．春秋社，pp19-31，1998
・松井紀和：音楽療法の手引―音楽療法家のための．牧野出版，1980
・Michel DE, et al（著），清野美佐緒，他（訳）：音楽療法の原理と実践．音楽之友社，2007
・日本音楽療法学会公式サイト：http://www.jmta.jp/（2014 年 5 月 23 日閲覧）
・音楽とリハビリテーション研究会ホームページ：http://www.geocities.jp/ongakutosyokubutsuto/220otorihanmttoha.html（2014 年 5 月 23 日閲覧）
・Priestley M（著），若尾　裕，他（訳）：分析的音楽療法とは何か．音楽之友社，2003
・Ruud E（著），村井靖児（訳）：音楽療法－理論と背景．ユリシス出版部，1992
・世界音楽療法連盟公式サイト：http://www.wfmt.info/WFMT/Home.html（2014 年 5 月 23 日閲覧）
・山根　寛：第 4 章　音楽をもちいる療法の構造．山根　寛（編）：ひとと音・音楽－療法として音楽を使う．青梅社，pp37-65，2007

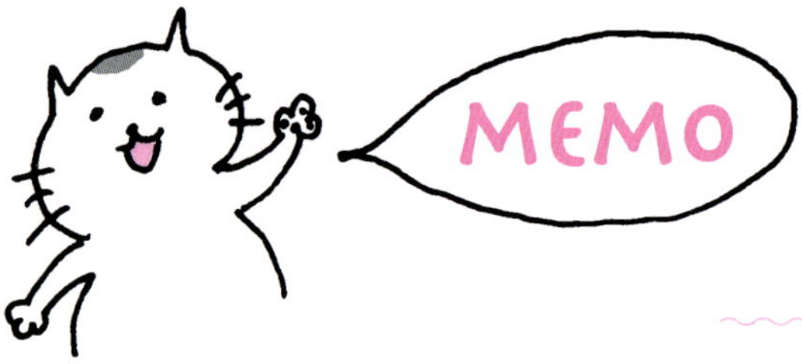
MEMO

第2章　健康と音楽の関係をめぐって
―「ミュージッキング」から考える―

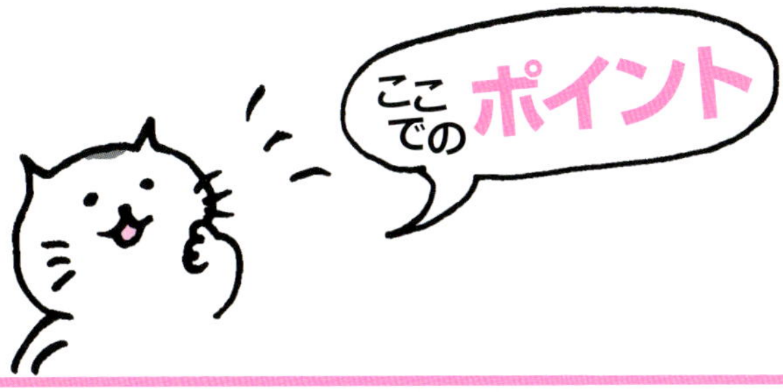

健康に音楽を役立たせるという考えは，昔からありました．でも，それは時代や地域によって少しずつ異なります．そういったずれからいま少々の問題が出てきているように思えます．ここでは，よりよいあり方に向けて少し考えてみたいと思います．

音楽をめぐるふたつの物語から

むかしむかしのこと，ある村にひとり暮らしのおばあさんがおりました．あるとき，どうも体が重くていつもの元気がでません．ちょっと疲れたのかと思って寝ていたのですが，なかなか良くなりません．そこに近くの村人が訪ねてきました．

村人は寝込んでいるおばあさんを見て，「そうかあ，じゃあ山伏さんに来てもらってお払いをしてもらおう」と言いました．少しして山伏さんがあらわれ，ほら貝を吹き鳴らし，なにやら念仏のようなものを唱えました．それを聞きつけて，ほかの村人たちもやってきました．ほら貝の音は遠くまで聞こえるのです．みんな心配そうにおばあさんに声をかけていましたが，そのうちひとりが「そうだ，みんなで歌を歌おう！」と言いました．この村にはいくつも歌があり，お祭りや田植えなどみんなが集まったときには必ず歌を歌っていたのです．そのうちのひとつが歌われました．その歌は「家族がいつまでも元気でいられますように」と願う歌でした．

おばあさんは，なんだか力が湧いてくるように感じてたいそう喜び，「なんだか，元気が出てきたような気がするよ，ありがとうなぁ」とみんなにお礼を言いました．

♪　♪　♪　♪　♪

ときは変わり，現在です．ある町にひとりのおばあさんがおりました．おばあさんはここのところ疲れやすくて食欲もありません．いっこうに治る気配がないので病院に行きました．検査の結果，もっと詳しく調べるために入院することになりました．

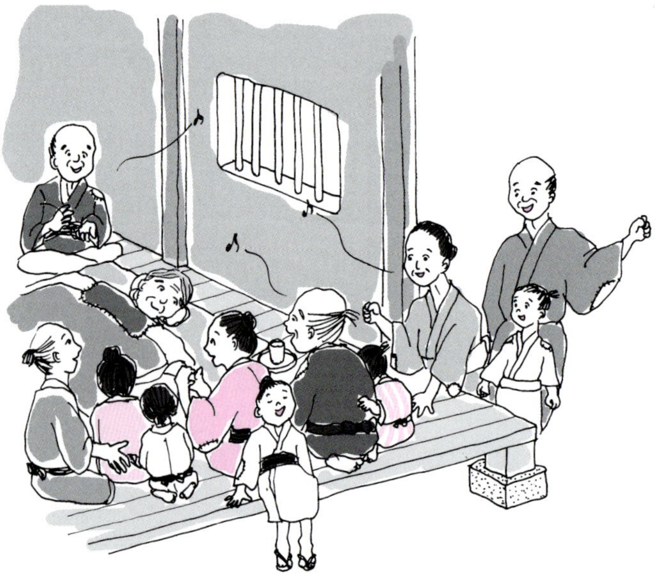

ひととおり検査も済んでベッドで横になっていると，ふと遠いふるさとのことが思い出されました．すると今度は，子どもの時に母親がよく歌ってくれていた歌が浮かんできました．とてもなつかしくなって歌おうとするのですが，どうしても途中で歌詞がわからなくなってしまいます．結局，途中からは鼻歌で歌うしかありませんでした．

翌日，おばあさんは検温にやってきた看護師さんに，子どもの頃に母親が歌ってくれた歌を思い出したけれど，歌詞を途中までしか覚えていなかったことを伝え，「ああ，もう一度最後まで歌ってみたいねぇ」とつぶやきました．するとその看護師さんはちょっと考えて，「ああ，それなら音楽療法士さんの仕事ですね．音楽療法士さんは金曜の午後に来られますので，それまで待ってください」と言いました．おばあさんは，ただちょっと歌を歌ってみたいと思っただけなのに，なぜ音楽療法士という人じゃないといけないのだろう，なぜ金曜日まで待たないといけないのだろうと思いました．

しばらくすると，別の若い看護師さんがやってきました．おばあさんは，若い看護師さんにも途中までしか思い出せない歌の話をしました．若い看護師さんはちょっと考えて，「じゃあ私が調べてみましょう」と言って，おばあさんが覚えていた歌詞をメモに取りました．

若い看護師さんは帰宅してからインターネットで調べてみました．いろいろ調べた揚げ句，やっとその歌詞が載っている歌に行き着きました．若い看護師さんは小躍りして歌詞付き楽譜を印刷し，翌朝さっそくおばあさんのところに持って行きました．

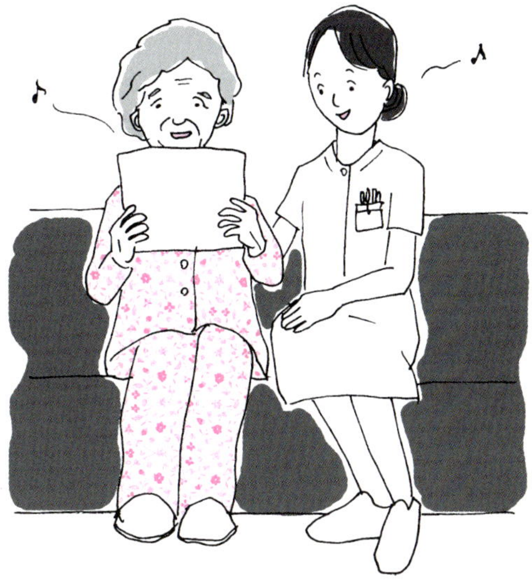

おばあさんはもううれしくてうれしくて，歌詞を目で追いながらさっそく歌い始めました．若い看護師さんも聞きまねで一緒に歌います．そして，とうとう最後まで歌うことができました．おばあさんは大喜びです．若い看護師さんは，郷愁を思わせる素朴な歌のうつくしさに胸をうたれました．おばあさんは何度も若い看護師さんにお礼を言いましたが，若い看護師さんは何かを教えてもらったのは自分のほうではないかと思いました．

♪　♪　♪　♪　♪

① ミュージッキングとは

このようなたとえ話をしてみたのは，健康と音楽の関係を考えるためです．議論を進めるために，ここでは「ミュージッキング」という今注目を浴びている言葉を使います．ミュージッキングとは英語の music に ing をつけた musicking という言葉で，音楽学者のクリストファー・スモールが「音楽する行為」という意味で使い始めたものです．

ミュージッキングの視点のおもしろいところは，神と呼ばれるようなピアニストの技も，酔っぱらって歌うおとうさんの鼻唄も，ミュージッキングとしてはなんら変わりはない，とみる点です．なぜ彼がこのような概念を考えついたのかというと，もともと音楽とは，ひとびとが自然に歌ったり踊ったりする行為であったのが，いまでは，音楽はパックされた商品ようになってしまい，モノのように扱われるようになってしまったからです．その結果，音楽はプロの専有物となり，普通の人がいきいきと音楽をすることから遠ざけられます．カラオケは楽しいのですが，どこか音楽産業の商品を買っているような感じです．

スモールはこういう音楽のあり方は最近になって生じた特異な形で，本来の姿ではないと指摘します．そして音楽で重要なものは自分で行うことであって，モノを買って消費することではないと主張したのです．ちょっと過激にみえるかもしれませんが，この考えは実は健康と音楽について考えるためには，とても大事なポイントだと思います．それに「音楽にはうまい下手などの上下などない」という認識は，音楽療法のような領域では当然前提としてあるべきはずです．

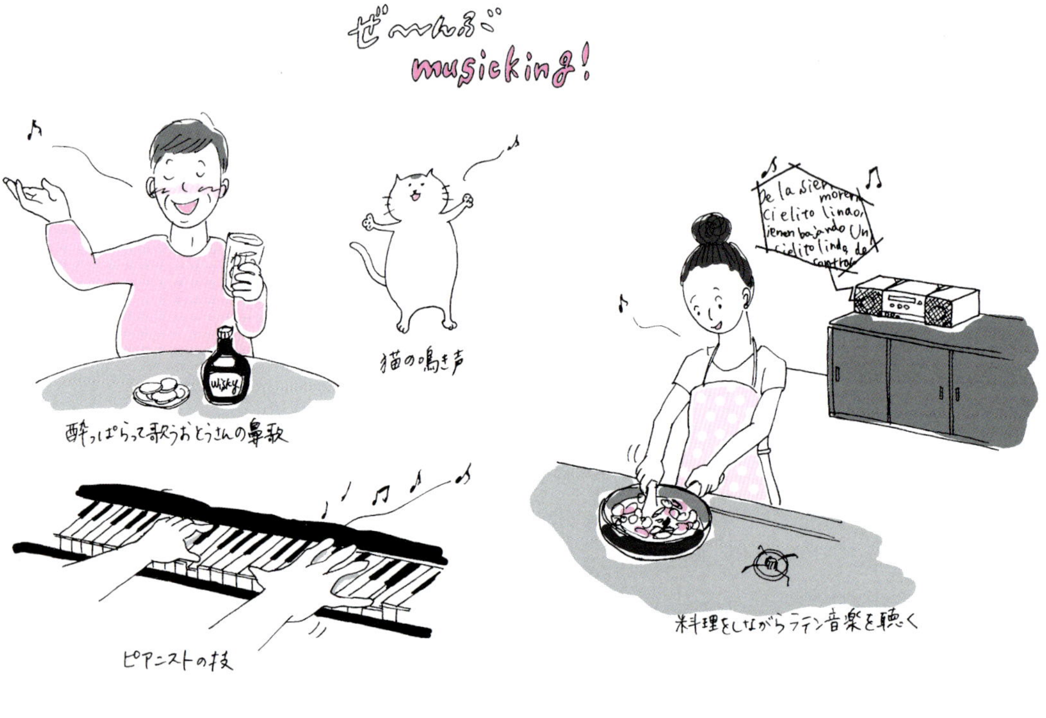
ぜ〜んぶ
musicking!
酔っぱらって歌うおとうさんの鼻歌
猫の鳴き声
ピアニストの技
料理をしながらラテン音楽を聴く

②　ミュージッキングと健康

むかしの共同体で行われていたのは，ごく自然にいろいろな思いを歌に託し，誰とでも共有する日常的な音楽行為です（以下，日常的ミュージッキングと呼ぶことにします）．前述のお話の最初のおばあさんは，そういったコミュニティーの人たちのミュージッキングによって力づけられました．

やがて医療福祉制度の出現とともに，健康のための音楽行為（以下，ヘルス・ミュージッキングと呼ぶことにします）が，この日常的ミュージッキングを基盤に始まります．

さらにその後，「音楽療法」というものが第二次世界大戦後に始まります．これは，音楽の治療的役割により特化した考え方なので，それまでの日常的ミュージッキングやヘルス・ミュージッキングとは基本的に違いがあります．それは「音楽療法士」と呼ばれる専門職によって，たとえば自閉症の子どものようにことばによるコミュニケーションがむずかしい人たちと，即興演奏などの音楽的支援技術を駆使して音楽への参加を成り立たせようとするようなミュージッキングです（以下，音楽療法的ミュージッキングと呼ぶことにします）．ですから，音楽療法ではそのようなさまざまな音楽的支援技術を開発し発展させようとします．そしてそのためにどんどん音楽の専門的技術も要求されるようになっていきます．しかし，この音楽療法の専門性については，まだその考え方にはばらつきがあります．実はここに今の音楽療法というものをめぐる問題点があるのです．

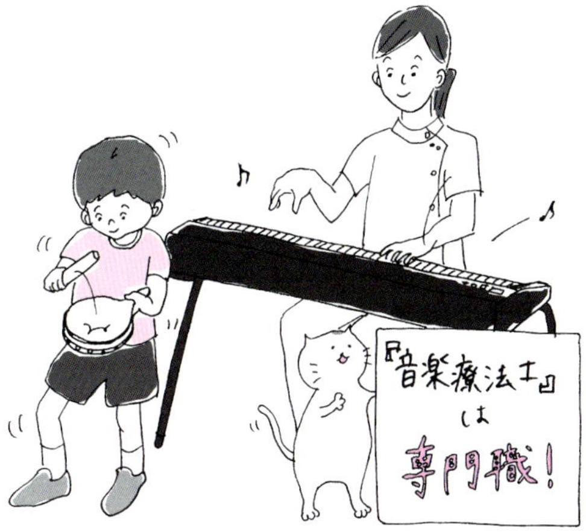

③　ミュージッキングからみた音楽療法

音楽活動の上では，日常的ミュージッキングやヘルス・ミュージッキングにおいては，参加者はみな平等の立場にいますが，音楽療法的ミュージッキングにおいては，音楽療法士は対象者を支援する立場にあります．ですから音楽療法的ミュージッキングは，ミュージッキングの様態からみれば特殊なものなのです．

なぜこのような特殊なプロ（音楽療法士）によるミュージッキングが考えられたかというと，これは西洋近代の音楽に顕著になった音楽の専業化と関係あるように思います．西洋社会では 18 世紀ぐらいから音楽は一般民衆のものから，どんどんプロ・ミュージシャンの領域になっていき，普通の人たちはそれを聴く側に追いやられてしまいます．現在の音楽療法というものの基盤はこういった考え方にあると思います．民衆の上にいた音楽の専門家（プロ・ミュージシャン）が下に降りてきて，音楽の非専門家をその技術で援助するという発想です．

問題は，この音楽療法的ミュージッキン

グの特殊性が意識化されず，その結果ヘルス・ミュージッキングと音楽療法的ミュージッキングの違いも議論されず，いっしょくたに「音楽療法」として論じられてきたことだと思います．もちろん，この問題は職域による棲み分け，たとえば演奏技術や即興演奏や伴奏づけなどの一定の技術をもった音楽療法士のみが可能な領域とそうでないもの，という解決もあるかもしれません．しかし，これはそう簡単にはいきません．図 1-1 のように，ふたつの領域が明確に分けられたらいいのですが，実際には図 1-2 のようにふたつの領域は重なり合っているのです．

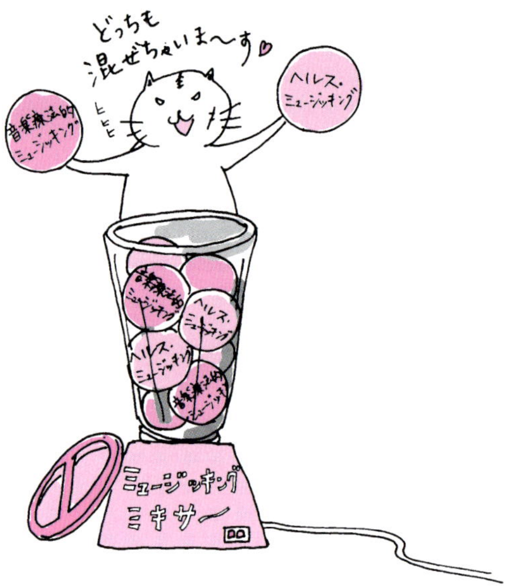
どっちも混ぜちゃいま〜す♥
音楽療法的ミュージッキング
ヘルス・ミュージッキング
ミュージッキングミキサー

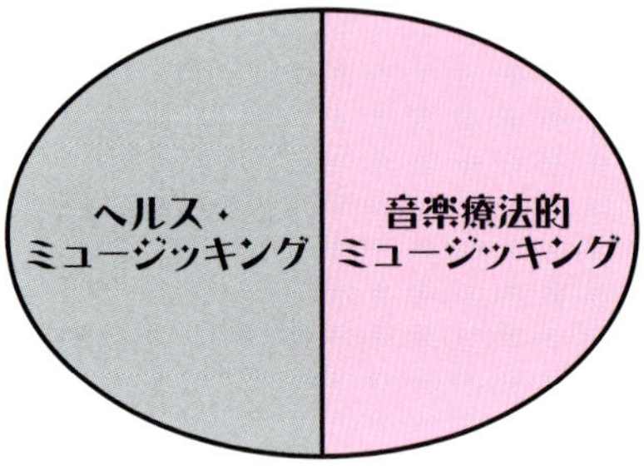

図 1-1

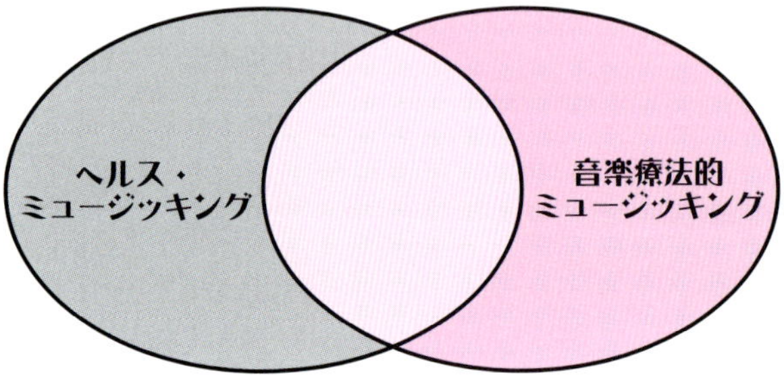

図 1-2

④ 音楽療法とヘルス・ミュージッキングの対立

このような領域の重なり合いによる問題は欧米でも起きています．アメリカでは看護領域で高齢者に対する音楽活動の有用性が話題になり，ある看護師は，高齢者のための音楽活動には特別な専門家は必要なく，再生装置などの補助を使えば看護師でも十分可能である，と論文で発表しました．これに対して音楽療法士側からいっせいに反発が起こりました．また，イギリスでは音楽療法士と地域のコミュニティー・ミュージシャンとの対立が，このところ起きています．

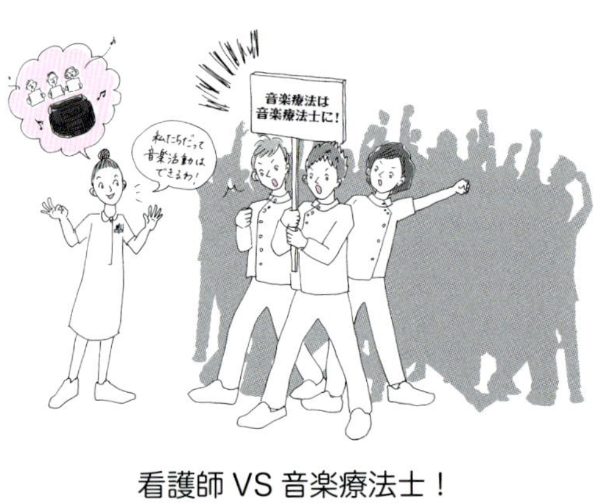
私たちだって音楽活動はできるわ！
音楽療法は音楽療法士に！

看護師 VS 音楽療法士！

⑤ 結　論

まずは人類の音楽は日常的ミュージッキングと呼ぶべきものから始まりました．それは共同体などでさまざまな役割を果たし，そのなかに健康に関することも含まれています．それがあるとき，レクリエーションなどの形でヘルス・ミュージッキングが医療福祉領域において始まります．これは，日常的ミュージッキングに近い位置にあります．その後，音楽療法士による音楽療法的ミュージッキングが現れました．これは，それまでのミュージッキングとはだいぶ違います．しかしこの三つは，ミュージッキングとしてどれがえらいというものではありません．図に書いてみると**図 1-3** のようになります．

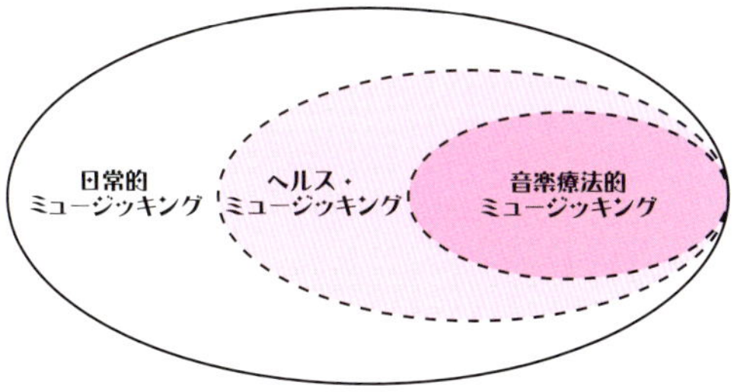

図 1-3

図 1-3 では三つのミュージッキングは，明確に区切られているわけではありませんから，**図 1-1** のように無理やり線を引くことも，**図 1-2** のように音楽療法とそうでないものとのオーバーラップについてもめることも意味がありません．

重要なことは，ヘルス・ミュージッキングも音楽療法的ミュージッキングも，ミュージッキングの様態としては異なっていることを明確に意識しつつ，それぞれのミュージッキングの意義をとらえなおすことだと思います．

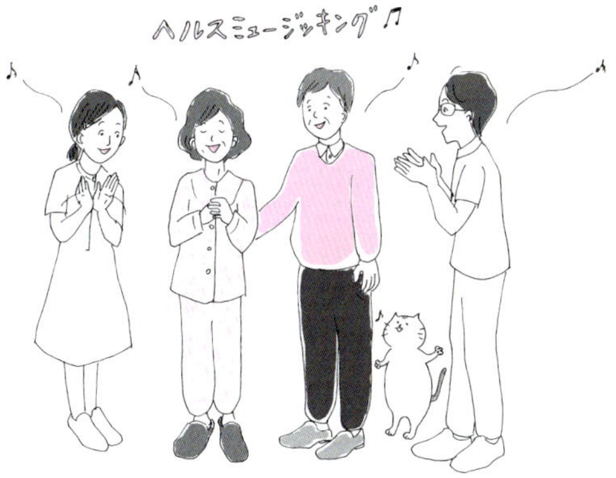

音楽療法的ミュージッキングのことを，人類の音楽の歴史上では特殊であり，やや不自然でもあると指摘しました．しかし，音楽療法的ミュージッキングでなければできない優れた点があります．たとえば即興演奏という方法でいままで可能ではなかった人たち（自閉症の子どもなど）とのミュージッキングの可能性を広げてくれます．こういった音楽療法的ミュージッキングでしかできない方法や技術は，さらに開拓され続けられていくべきです．

それに対してヘルス・ミュージッキングのすぐれている点は，参加者は皆，スタッフであれ当事者であれ，音楽をともにするという同じ立場に立つので，ミュージッキングがとても自然に成り立ちます．音楽療法的ミュージッキングが高度な技術を基礎にすればするほど，その立場の落差という不自然さが増えていくというところから考えると，これは利点といえるでしょう．

こう考えると，音楽療法的ミュージッキングとヘルス・ミュージッキングと，どちらがよりすぐれているかという問題の立て方はちょっと筋違いにみえます．近年，こういったことを意識して，音楽療法的ミュージッキングをよりヘルス・ミュージッキングに近づけようとする，コミュニティー音楽療法という努力が始まっています（「第９章　コミュニティーと音楽活動」参照）．

現在のいわゆる音楽療法というものは，始まってまだ半世紀ちょっとしか経っていないことを考えると，音楽と健康の関係については，まだまだ新たに考え発展させていかなくてはならないことは多いにちがいありません．

第3章　日本の歌と音楽活動

—歴史・文化・心の伝承—

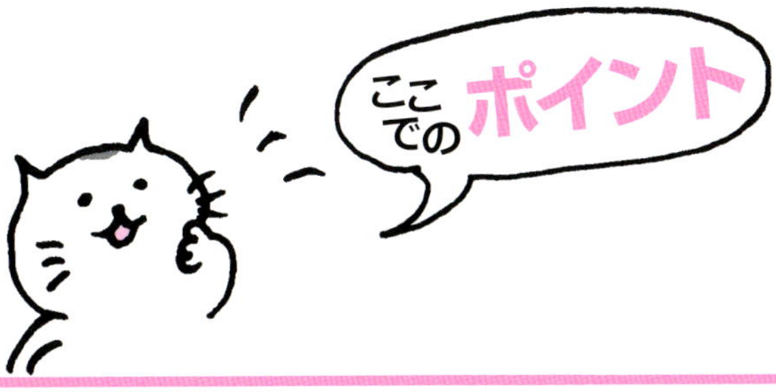

ここでは音楽活動で使われる頻度の高い歌唱，中でも日本の歌について，その特徴や日本の歌を用いることの意味などを，「歴史・文化・心の伝承」をキーワードにひもといてみます．

日本の歌にこだわる理由は，美しい日本語の歌詞に注目してほしいからです．その中にはその時代の情景や社会が映しだされており，日本の歌を通して，特に高齢の対象者への理解やコミュニケーションを深めることができるからです．

1. 日本の歌の特徴

① 風土と時代が反映されている

歌の背景を知ると，歌がもっと深く楽しく感じられます．

たとえば，海を題材にした歌詞に目を通すと，海に囲まれた日本の風土と，その海を見ながら月や遠い国への夢や憧れを歌ったものが多くみられます．

例）海・浜辺の歌・われは海の子・浜千鳥・椰子の実・みかんの花咲く丘など．

また，詩人が伝え残した歌詞から，その時代の生き方・風俗・社会・教育などが垣間見えます．

例）かあさんの歌・赤とんぼ・里の秋・リンゴの唄

かあさんの歌
作詞・作曲　窪田　聡

かあさんは　夜なべをして
手袋編んでくれた
“木枯らし吹いちゃ　冷たかろうて
せっせと編んだだよ”
ふるさとの便りは届く
いろりの匂いがした

② ジャンルの幅が広い

日本の歌は古くからの古謡・民謡・童謡・唱歌・愛唱歌・叙情歌・流行歌・フォークソングなど幅広いジャンルがあります．歌とは，時代が移り変わる中でさまざまなジャンルを生み出しながら，時代を表現し，その時々の人々の気持ちを伝え残していくのです．

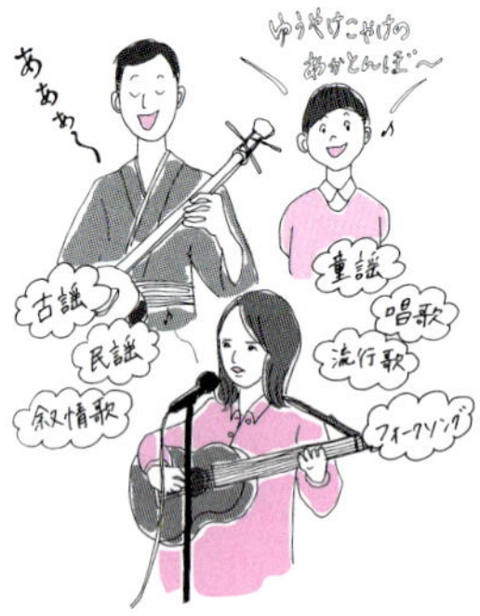

③ 共有できるなじみの歌が多い

高齢者の人たちには，共有できる歌がたくさんあります．それは，彼らが子どもの時代は，どの家族も一つのラジオやテレビを囲んで，流れてくる音楽を共有する日常生活だったからです．それが音楽体験の原点にありました．

また，学校で習う文部省唱歌は，親・兄弟姉妹・誰もが世代を超えて共有することができる歌の代表でした．

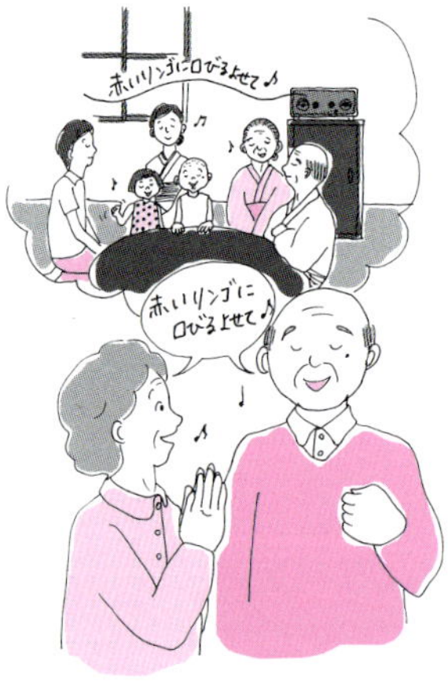

2. 日本の歌と回想法

① 回想法への誘い

「回想法」の一つに，写真やグッズなど目に見えるものから記憶を呼び戻し，認知症グループの会話を促進させる方法があります．グループの心をつなぐ方法の一つとして，思い出の歌を歌う事も，個々の脳裏に焼き付いた遠い記憶を甦らせる簡便な方法の一つです．

スタッフにとっても，目の前の対象者一人ひとりの長い人生の歴史に触れ，多くを学ぶ機会ともなります．

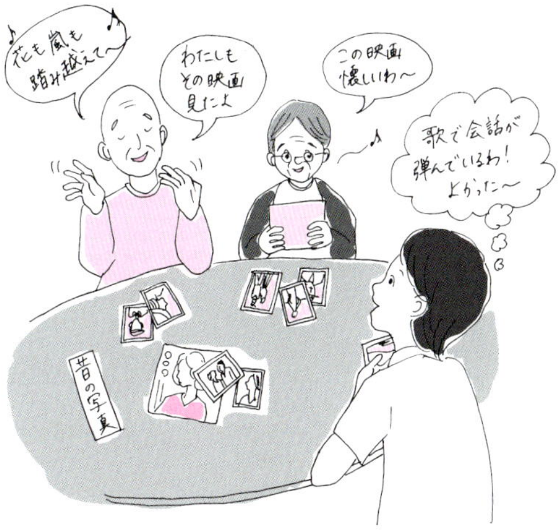
花も嵐も踏み越えて～
わたしもその映画見たよ
この映画懐しいわ～
歌で会話が弾んでいるわ！よかった～
昔の写真

② 歌による回想法の例 1

テーマを決めて歌います．テーマは日本昔話，民謡，時代の流行り歌など，対象者の若い頃の記憶を呼び覚ませそうなものにします．歌の合間に歌やその時代に関係したちょっとした質問をします．すると眠っていた遠い日の記憶が目覚め，思いもかけないすばやい反応やその人の得意だった力が発揮されたりします．

このように，歌を楽しみながら記憶の改善や脳の活性化を図ります．

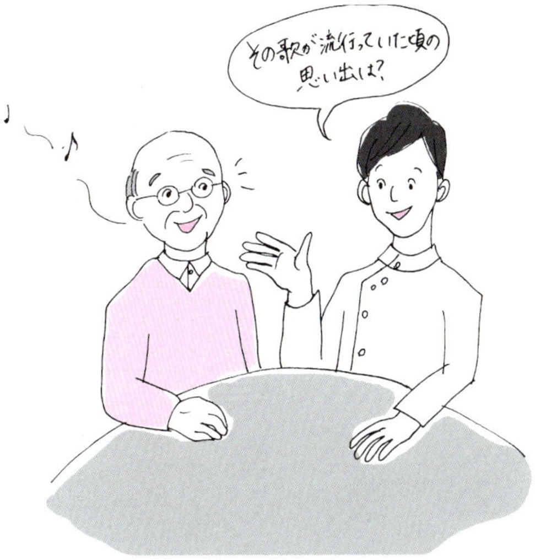
その歌が流行っていた頃の思い出は？

歌を通して会話を展開

③ 歌による回想法の例 2

高齢者には，戦争という辛い経験をした人たちも少なくありません．人生の最後の時期に，自分の歩んだ道を振り返り，辛い経験を緩和し，心穏やかに自分の人生を受け入れて過ごせるように支援したいものです．

たとえば辛い記憶を抑圧している人に対して，歌という枠の明確な活動と共感的なスタッフの態度を通して，安全かつ自然に感情表出ができるようにし，心の重荷を軽減します．

【事例】

当初，「軍歌は切なく哀しい気持ちが思い出されるので歌いたくない」と話していたある高齢の男性は，和やかで楽しい「歌による回想法」に続けて参加しているうちに，「今となっては，その歌すら懐かしい」と話しながら歌いだされました．

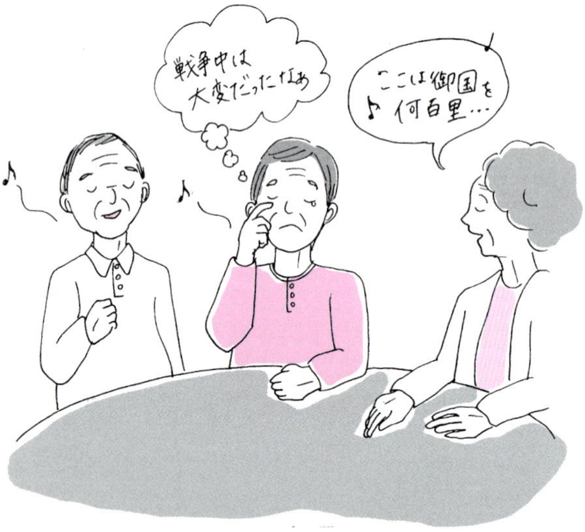

戦争中は
大変だったなあ
ここは御国を
♪何百里…

抑圧した気持ちを歌で表出

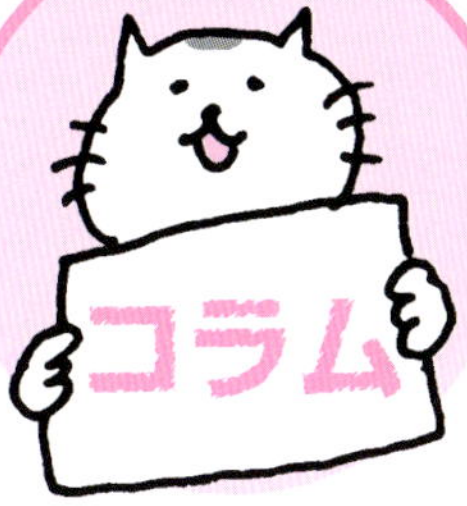
コラム

歌がつなぐ日本人の心

ブラジルで，そこに暮らす日系人と共に過ごした日々から，筆者自身が忘れていた日本人の生活を思い出し，どこかに置き忘れてしまった日本人の心に気づかされた経験があります．

約 100 年前，日本が貧しかった世界大恐慌の時代に，ブラジルから移民の誘致がありました．国が移民を奨励し参加者を募るという国策により，多くの日本人が広大な土地に夢をかけて，船で３か月もかかる遠い国へ移民しました（この時代は移住というよりも移民と表現されました）．

苦労を重ね，歳を重ね，日本から地球の反対側（12 時間の時差）で，今を生きる日系人の暮らしの中に，「日本の歌」は心を繋ぐ大切な文化になっています．そして，日本の歌を子から孫へ歌い継いでほしい思いも強いのです．ブラジル人の血族と結びついても日本の精神を歌から知ってほしいと願って，彼らのコミュニティーの中では，「日本の歌を歌うひとときの集まり」は欠かせない活発な活動の時間となっています．

また 70 年前，ブラジルに移民した青年の元へ写真一つだけ持って嫁いできた 17 歳の A さん（写真花嫁）がいました．A さんは東北の出身，相手の青年は熊本の出身．地方訛りの強い二人は日本語であっても会話の理解が難しかったそうです．心細い日々を黙々とひたすら働いて，ふと口ずさんだ「赤とんぼ」「夕やけこやけ」の歌．思いがけず共通の歌を発見し，二人で声を合わせて歌ったとき，「この広い見知らぬ土地で，言葉もわからないけれど，私たちは日本人同士！　心は一緒」と実感したそうです．

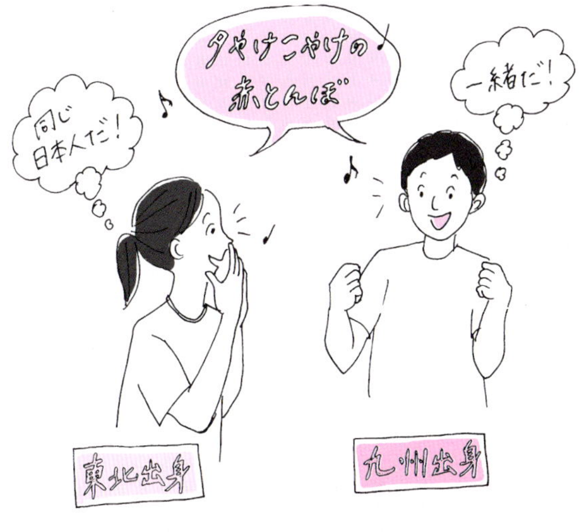
同じ日本人だ！
夕やけこやけの♪
赤とんぼ
一緒だ！
東北出身
九州出身

3. 音楽による一体感

① リズムと一体感

リズムは音楽による一体感を最も強く自覚することのできる音楽の要素でしょう．「歌う」ことは手軽にできる音楽活動の一つですが，歌詞やメロディーがわからなくて歌えないときも，リズムに合わせるだけで一緒の音楽空間を共有できます．

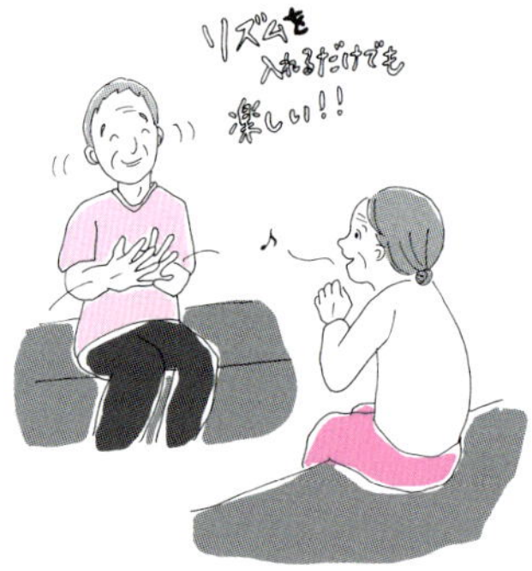

② 日本の歌と特有のリズム

阿波踊り，よさこい節，ソーラン節，盆踊り，神輿（みこし）のかけ声や野球場での応援団の手拍子など，日本の歌特有のリズムで共に体を揺らしたり手拍子を取るとき，生まれ育った環境が違っていても，日本人であることの一体感を得やすいといえます．

こうした日本人の体に染みついたリズムは，たとえ認知症になっても忘れ去られることはなく，楽しくリズムを刻んだり，気持ちよく手拍子を交えたりしながら，音楽で交流することができるのです．

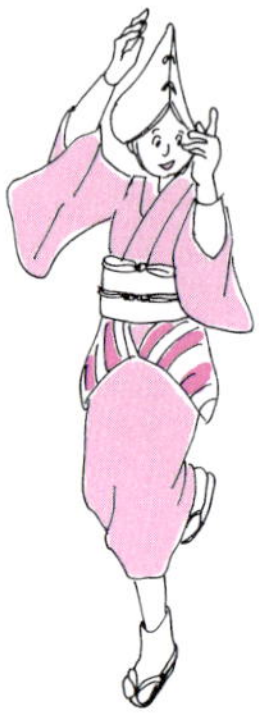
阿波踊り

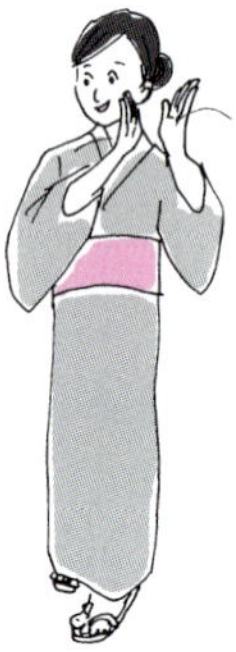
盆踊り

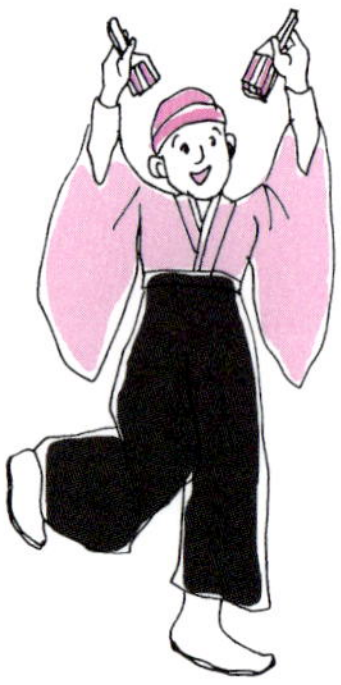
よさこい節

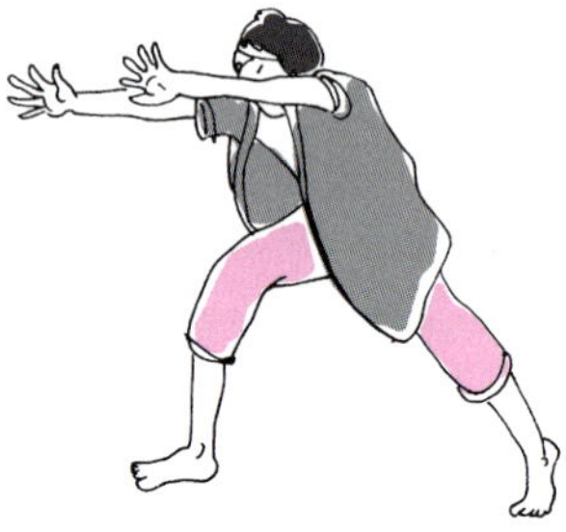
ソーラン節

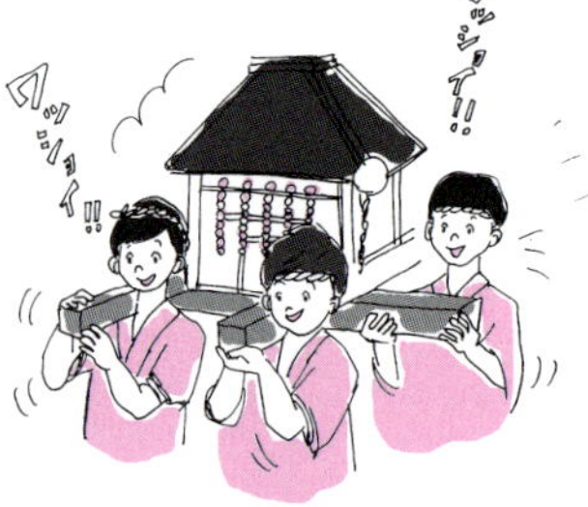

神輿

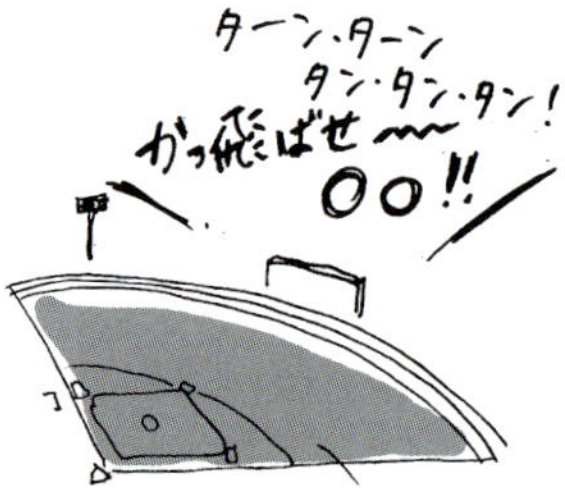

野球場の応援団の手拍子

日本人の体に染みついたリズムがある

③ ハーモニーと一体感

美しいハーモニーの響きの中にいる快感は，コーラスやバンドの経験をした人ならばすぐに理解できるでしょう．１人よりも２人，２人よりも３人で演奏することで，音が重なり厚みが生まれるのは大きな魅力です．同時に，一体となって音や声をだすことで，知らない人同士でも，一緒にでき上がった音楽が醸し出すハーモニーの中にいる快感や喜びや達成感を味わうことができます．誰かと共に一つの音楽を感じるとき，人の心がつながり一人ではないことを音楽が教えてくれるのです．

ハーモニーは，社会生活の集団と同じように，違う和音（集団）もとても大切な存在だと気づかせてくれる音楽のメッセージです．一緒だから生まれる楽しさは，お互いを生かしながら生きる楽しさに通じるのかもしれません．

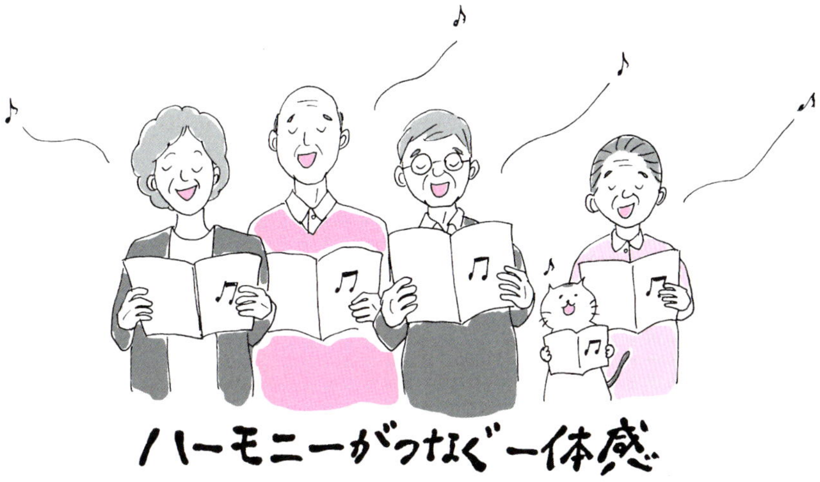

4. 大学生を対象とした日本の歌に関するアンケート調査より

① 対象と方法

2011 年から毎年，大学生約 300 名と 60 歳以上の介護予防プログラム参加者 60 名を対象にアンケート調査による比較研究をしています．アンケートは，2007 年に文化庁と日本 PTA 全国協議会が全国から公募して選んだ，『親子で歌いつごう日本の歌百選』全 101 曲を提示し，知っている歌の回答を求めました．

② 結　果

以下は 2013 年の結果です（**表 3-1**）．

- 大学生が知っている歌ベスト 3
  - 1 位　涙そうそう
  - 2 位　赤とんぼ
  - 3 位　上を向いて歩こう
- 60 歳以上の知っている歌ベスト 3
  - 1 位　赤い靴
  - 2 位　犬のおまわりさん
  - 3 位　上を向いて歩こう
- 大学生の感想

  「知らないけれど耳にすると優しい気持ちになれる」，「懐かしい感じがする」，「祖父母と同居していたときに，もっとたくさんの歌を聞かせてもらったらよかった」，「歌っているときに話を聞いておいたらよかった」等．

③ 考　察

60 歳以上の年齢の人たちは，101 曲で知らないと答えた曲は一つもありませんでした．それは 60 代・70 代・80 代・90 歳以上のすべての世代が共に歌える曲がたくさんあり，歌い継がれてきたことを意味していると考えられます．歌を通して高齢者間の世代交流が成立しているのです．

一方，大学生の場合は，経年では徐々に知らないと回答した曲が多くなっていました．したがって大学生と高齢者では，共有できる歌が，年を追うごとに少なくなっているということがわかりました．その原因の一つに，前述したように家族構成や家族の生活スタイルの変化があげられます．

表 3-1　大学生を対象にした『親子で歌いつごう日本の歌百選』で知っている歌のアンケート結果（2013 年）

順位	曲名	票数
1	涙そうそう	126
2	赤とんぼ	124
2	上を向いて歩こう	124
2	翼をください	124
3	大きな古時計	123
3	世界に一つだけの花	123
3	ドレミの歌	123
4	犬のおまわりさん	122

順位	曲名	票数
4	おもちゃのチャチャチャ	122
4	しゃぼん玉	122
5	どんぐりころころ	121
6	仰げば尊し	120
7	ぞうさん	115
8	大きな栗の木の下で	113
8	チューリップ	113
8	手のひらを太陽に	113

順位	曲名	票数
8	夕やけこやけ	113
9	めだかの学校	111
10	幸せなら手をたたこう	110
11	川の流れのように	107
11	サッちゃん	107
12	こいのぼり	105
13	見上げてごらん夜の星を	104
13	むすんでひらいて	104
14	ちいさい秋みつけた	102
15	春が来た	101
16	いい日旅立ち	100
17	お正月	98
17	ずいずいずっころばし	98
18	さくらさくら	97
19	故郷	95
20	蛍の光	93
21	海	92
22	とんぼのめがね	87
23	こんにちは赤ちゃん	85
24	春の小川	77
25	うれしいひなまつり	75
26	荒城の月	74
26	通りゃんせ	74
27	たきび	73
28	茶摘み	72
29	われは海の子	69
30	かもめの水兵さん	63
31	もみじ	62
32	虫のこえ	61
33	汽車ポッポ	59
34	ふじの山	54
35	朧月夜	48
36	夏の思い出	33
37	おかあさん	31
37	思い出のアルバム	31
38	七つの子	30
39	肩たたき	28
39	今日の日はさようなら	28
40	あめふり	27
40	おうま	27
40	花～すべての人の心に花を～	27
41	リンゴの唄	26
42	時代	25

順位	曲名	票数
43	赤い靴	24
44	雪	24
45	牧場の朝	21
46	高校三年生	19
46	浜辺の歌	19
47	みかんの花咲く丘	17
48	あめふりくまのこ	16
48	秋桜	16
49	おはなしゆびさん	15
50	かあさんの歌	11
50	四季の歌	11
50	冬景色	11
51	背くらべ	10
51	夏は来ぬ	10
52	雨降りお月さん	9
52	汽車	9
52	この道	9
52	夕日	9
53	花	8
54	早春賦	7
54	月の沙漠	7
55	いつでも夢を	5
55	里の秋	5
55	スキー	5
55	どこかで春が	5
55	ないしょ話	5
55	村祭	5
55	椰子の実	5
56	あの町この町	4
56	風	4
56	靴が鳴る	4
56	浜千鳥	4
57	からたちの花	3
57	花の街	3
58	江戸子守唄	2
58	冬の星座	2
58	旅愁	2
59	叱られて	1
60	朝はどこから	0
60	さくら貝の歌	0
60	埴生の宿	0
60	揺籃のうた	0

5. 介護職を対象としたアンケート調査より

① 音楽活動における問題点への提案

A県の介護職員35名を対象に，音楽活動に関する困りごとや問題点などのアンケートを実施し，自由記述による回答を求めました．その結果から抽出された現場の声と問題解決のための提案をまとめました．

1）音楽活動を発展させるには？

- **歌のリズムやハーモニーによる一体感を活用する**

  リズムやハーモニーなどの音楽特有の要素を利用することで，表現が豊かに楽しくなります．たとえば手拍子やリズム楽器を入れたり，ミュージックベルで和音の響きを作ったりします．

- **基本的な枠組みの中で変化させる**

  高齢者の場合は変化よりもプログラムの流れが同じであることのほうが，混乱を避け安心感につながります．セッションの時間，内容，進め方などの基本的な枠組みは毎回同じにしたうえで，回想法やゲームなどを用いて，話題を広げたり刺激を入れるようにします．

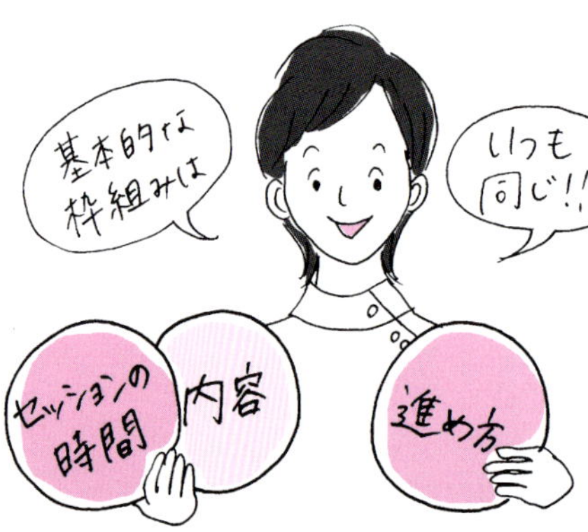
基本的な
枠組みは
いつも
同じ!!
セッションの
時間
内容
進め方

2）マンネリを脱するには？

- **スタッフ自身の音楽体験を豊かにする**

  普段から多種多様な音楽を聴いたり，コンサートやライブに足を運ぶことで，スタッフ自身の音楽に対する視野を広げておくと，さまざまな種類の音楽を提供できるようになります．

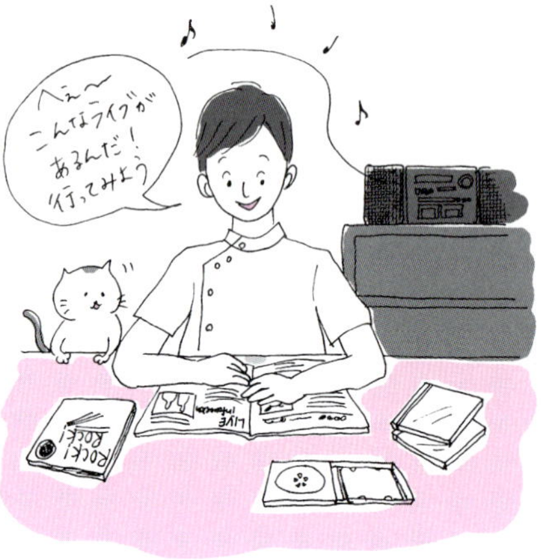
へぇ〜
こんなライブが
あるんだ！
行ってみよう

- **対象者に希望をたずねる**

  すべてをスタッフが決めるのではなく，対象者に希望を聞いてみることも有効です．

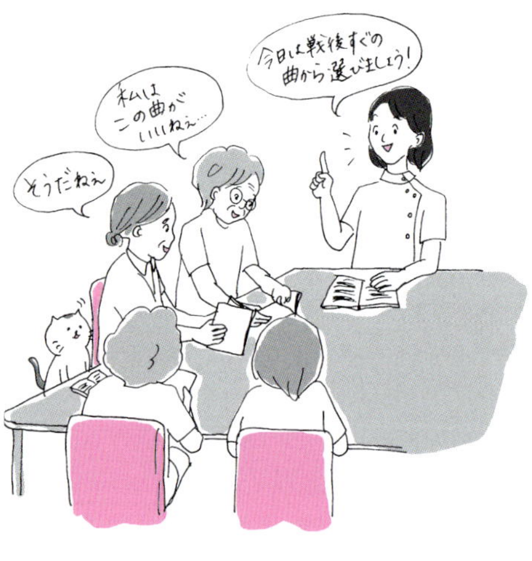
今日は戦後すぐの
曲から選びましょう！
私は
この曲が
いいねぇ…
そうだねぇ

- **なじみの歌をもとに変化させる**

　なじみの歌をただ普通に歌うばかりではなく，身体の動き（段階づけやバリエーションが可）を入れて歌ったり，指先を使ったりして，同じ曲でもいくらでも変化を楽しむことができます．

　参加者全員で手をつないで歌うだけでも（たとえば『夕やけこやけ』など），人のぬくもりや一体感を感じ，新鮮な感覚をもたらすことができます．

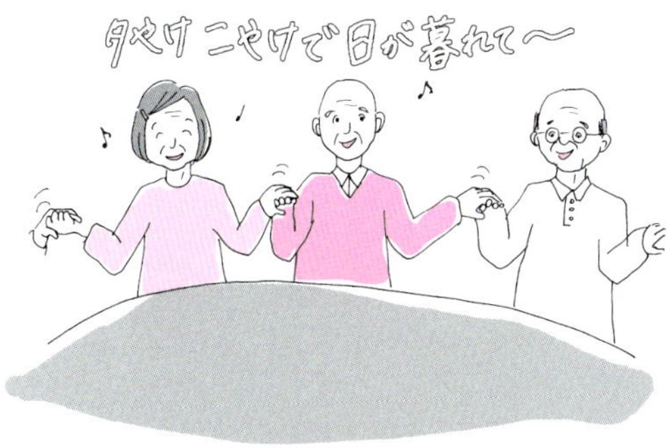
夕やけこやけで日が暮れて〜

- **たまには今はやりの歌も取り入れる**

　なじみの歌ばかりではなく，今はやっている歌を取り入れるなど，工夫をしてみましょう．

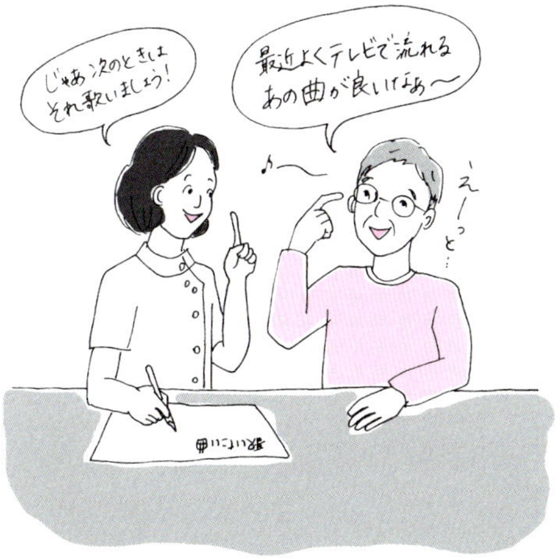
じゃあ次のときはそれ歌いましょう！
最近よくテレビで流れるあの曲が良いなぁ〜
え〜っと…

3）笑顔と生きがいを提供するには？

- **音楽活動を通して交流を図る**

　音楽活動を通しての交流や仲間作りは，集団の中での役割や楽しみを提供し，生きがいにつながるかもしれません．また，孫（あるいは若いスタッフや実習生など）に昔の歌や指遊びを教えてあげることを提案することも，自らの存在価値を再認識すると同時に社会貢献の機会となるでしょう．

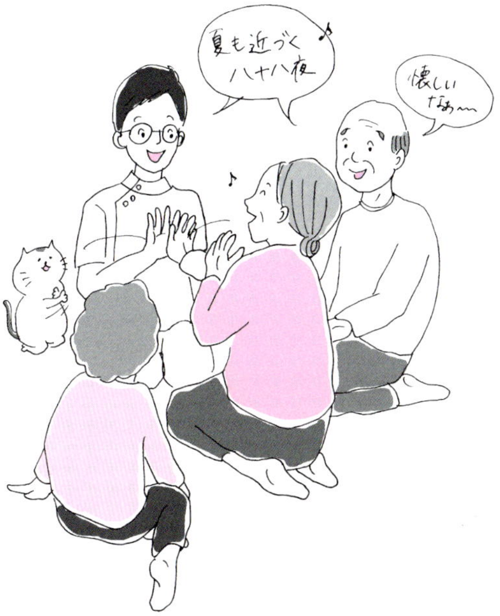
夏も近づく八十八夜
懐しいなぁ〜

4）参加意欲を引き出すには？

- **スタッフがまず楽しむ**

スタッフが楽しむことは重要です．提供する人が楽しいと感じないと，その楽しさは他者には伝わりにくいものだからです．

- **一人ひとりに合わせる**

集団全体でみるのではなく個人にまなざしを向け，参加者一人ひとりの心身の状況や音楽の好みに配慮することが，意欲を引き出すことにつながるでしょう．

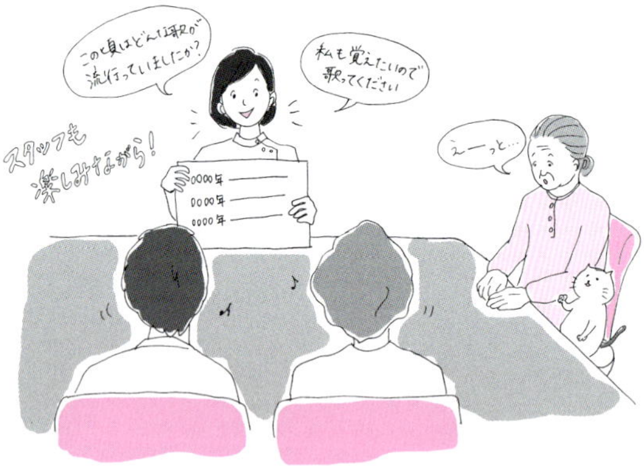
この頃はどんな歌が流行っていましたか？
私も覚えたいので歌ってください
スタッフも楽しみながら！
0000年
0000年
0000年
えーっと…

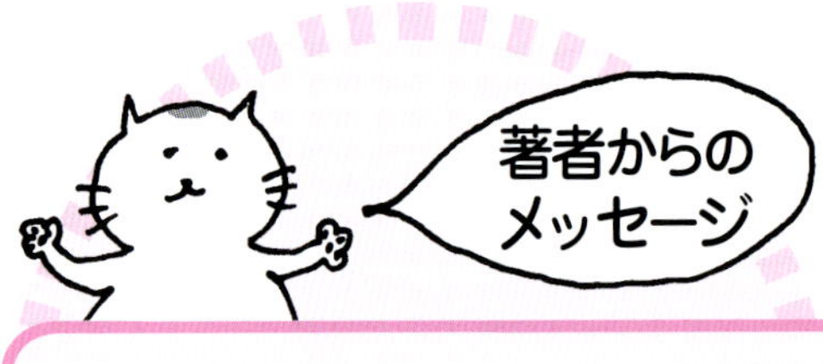
著者からのメッセージ

『親子で歌いつごう日本の歌百選』文化庁編（東京書籍）に日本の歌 101 選が，楽譜，歌詞，解説付きで紹介されています．わかりやすい日本語，体や心のどこかに馴染んだメロディーやリズムなど，ちょっと耳にしたら一緒に歌えるような曲がいっぱい掲載されています．もっと多くの曲へ関心を広げるきっかけとなり，豊かな人間性や感性の研磨研鑽を心がけたいものです．時代を歌い継ぐたくさんの歌を，私たちは先人から受け継ぎ，次世代に渡していくことで歴史・文化・心を伝承していくことが大切だと考えています．

時代とともに変わる人々の関係，景色や風景，消えていく美しい日本の言葉……
親から子，子から孫へ「歌い継がれる日本の歌」の中に
変わらない日本を見つけることができます．
それこそが大事にすべき歴史や文化につながるのです．

高齢者と若いスタッフが豊かな意思疎通を図るためには，若いスタッフの側から積極的に「日本の歌」を高齢者から教えてもらうことが，きっと役立つに違いありません．

第4章　高齢者と音楽活動

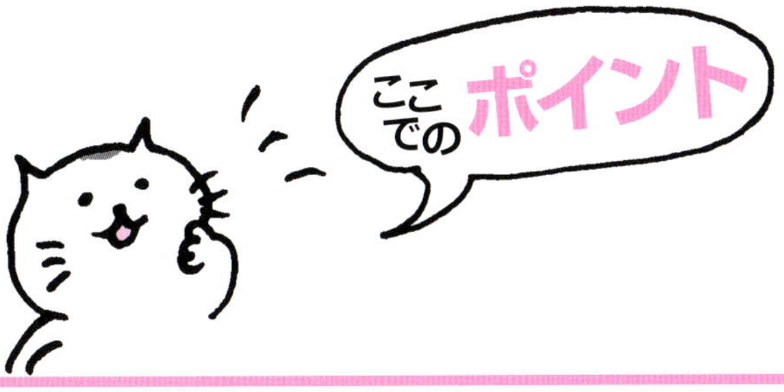

　わが国では少子高齢化が進み，高齢者の単独世帯，老老介護などさまざまな問題が生じています．高齢者は，活動が低下し，外出の機会も少なくなるため，安全で積極的に活動できる場を設けることが重要です．

　音楽は高齢者の活動を向上させる手段として有用で，歌声喫茶のような集い，公民館活動，認知症カフェなどで活用されています．また，介護施設において，音楽を用いた心身機能の維持・改善の取り組みが行われています．本章では，高齢者の活動性向上に重要な音楽活動について述べます．

1. 超高齢化社会における音楽活動の役割

① 高齢化率の推移

わが国では，高齢化率はここ 20 年間で約 2 倍となり，他国に類を見ない速さで高齢化が進行してきました．今後 2025 年には団塊の世代が後期高齢者となります．高齢者がいきいきと生きがいを持って暮らすために，音楽活動の果たす役割は大きいといえます．

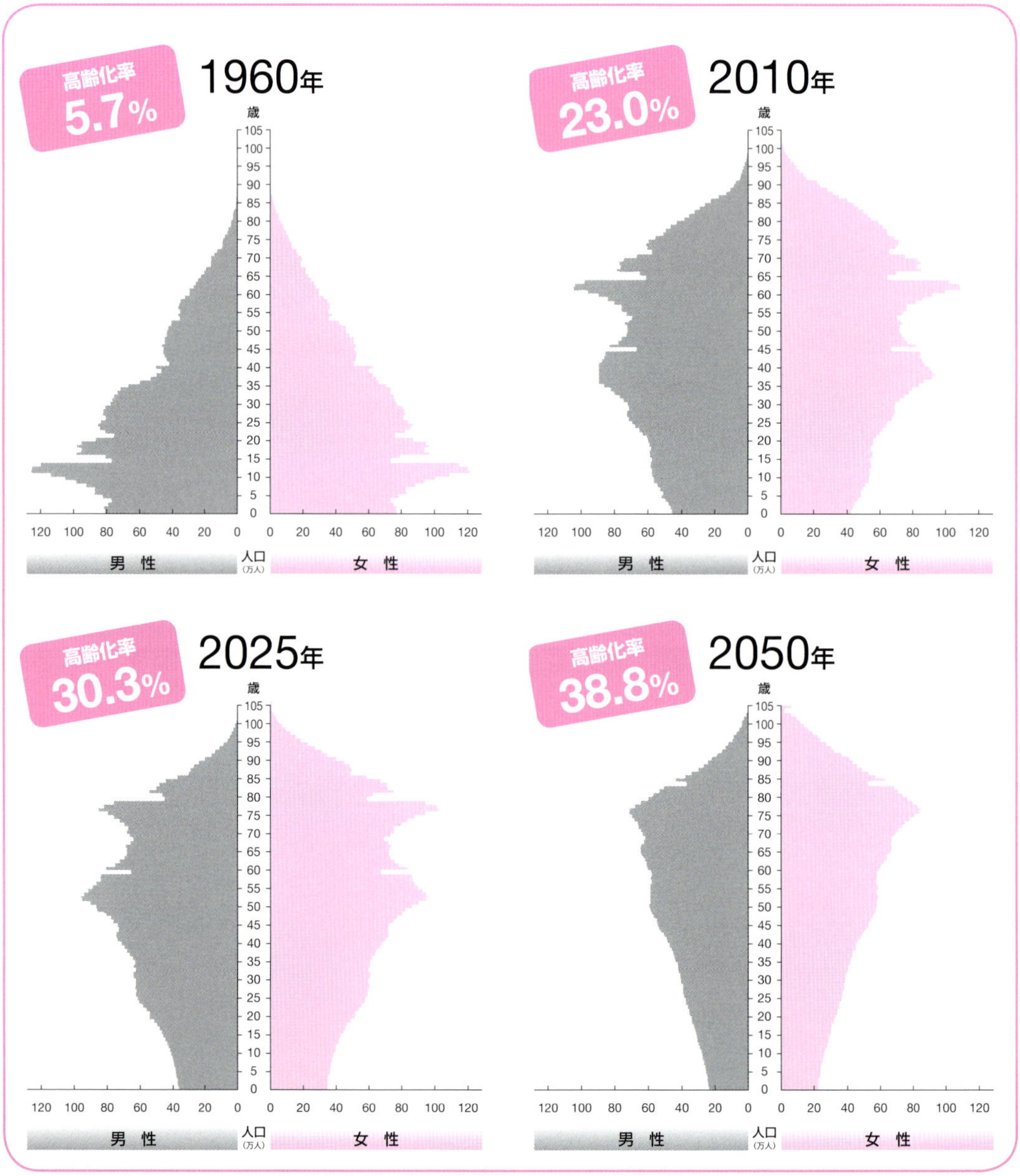

② 地域におけるコミュニケーションの手段としての音楽活動

「高齢者の一年は短いが一日は長い」といわれます．音楽は，単調で受け身になりがちな高齢者の生活に，さまざまな方法で活用することができます．また，家族形態や近所づきあいの少なくなった地域におけるコミュニケーションを円滑にする手段の一つとして音楽活動の果たす役割は重要です．

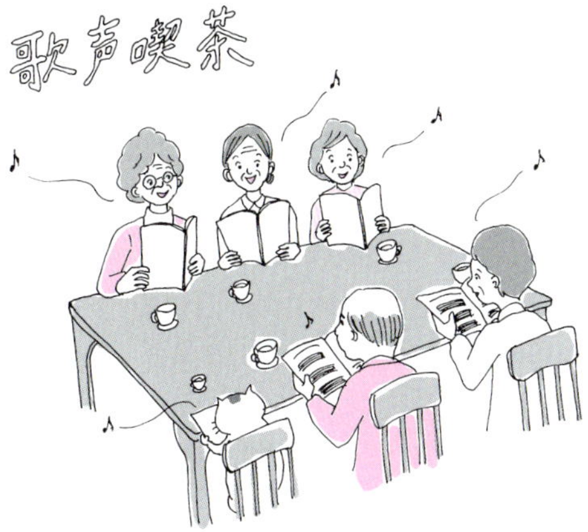
歌声喫茶

③ 高齢者の廃用症候群の予防

高齢者の外出頻度の低下が認知症や歩行障害の発生につながると報告されています．そのため活動を通じ，廃用症候群の予防につなげていくことが重要です．その活動として，公民館活動，老人クラブ，高齢者と子どもの交流会，介護予防教室，いきいきサロン，認知症カフェなどがあります．

音楽活動は，高齢者の引きこもりの予防や，介護施設での高齢者の QOL（生活の質），ADL（日常生活動作）の維持・改善にも大変有用です．

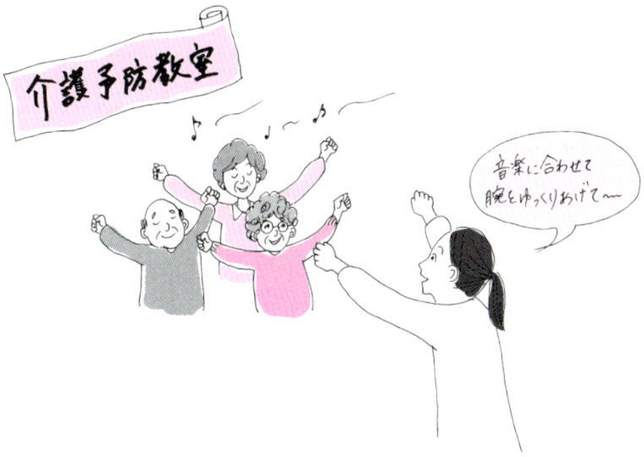
介護予防教室
音楽に合わせて
腕をゆっくりあげて～

④ 介護施設での看取りと音楽

介護施設における看取りの場面において，ベッドサイドでオートハープやウクレレなどの楽器を用いて，本人の好きな歌を歌うと，歌に合わせて小声で歌われます．本人の歌声が出ない場合も，じっと聞いて涙を流したり，時に口が動いているのを見ることがあります．同席の家族にも共に歌っていただき，不安な心を和らげることができ，時には苦しそうな息が穏やかにととのっていくこともあります．笑顔で「ありがとう」と手を握って応えられると，その場にいるすべての人の慰めにもなります．最期のひと時に音楽を用いることで，家族と共に有意義な時間を共有でき，家族のグリーフケアともなります．家族にとっても良い思い出が心に残ります．

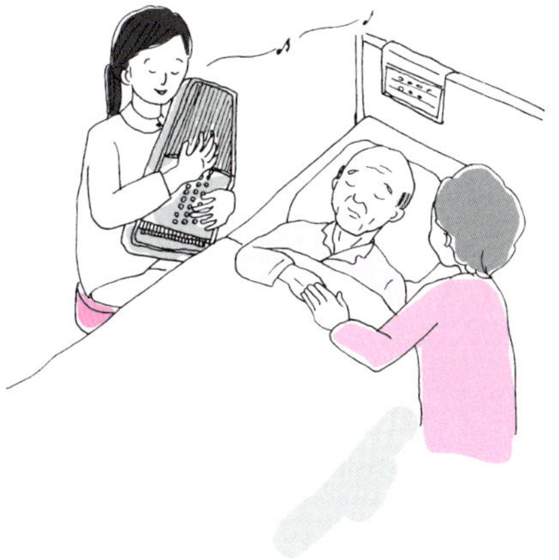

2. 高齢者の音楽活動の目的と効果

① 身体機能の維持・改善

1）呼吸器機能の維持・改善

通常の 1 回あたりの呼気は 500 cc 程度ですが，1 フレーズ歌うと 1,500 cc くらい排出されます．

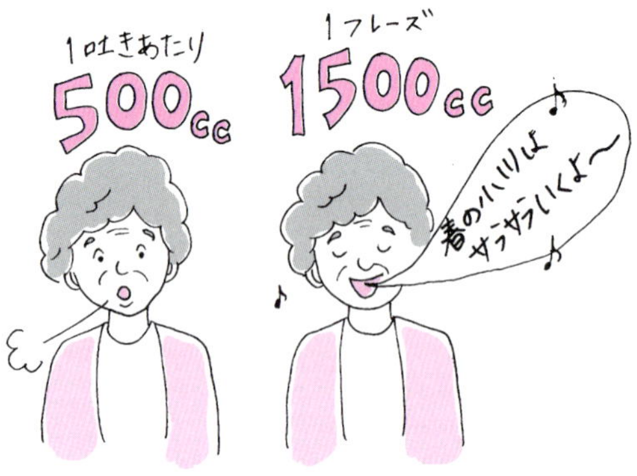

2）四肢・手指機能の維持・改善

音楽に合わせて体操やダンスをすることで，身体機能の維持・改善や心の活性化につながります．

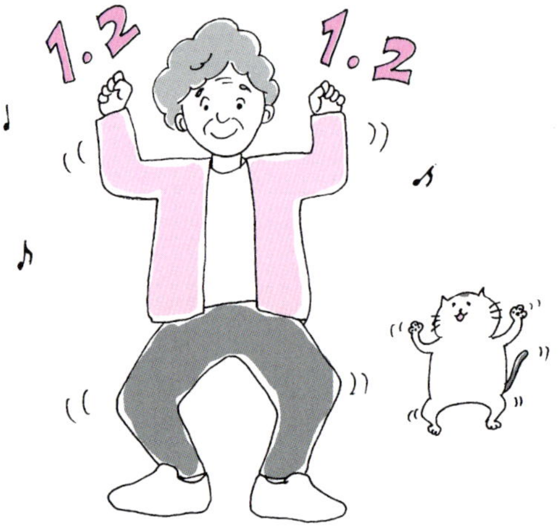

3）嚥下機能の維持・改善

歌うことは口，特に舌根部，咽頭蓋の働きを促し，嚥下回数を増加させて，食機能の改善や誤嚥予防につながります．

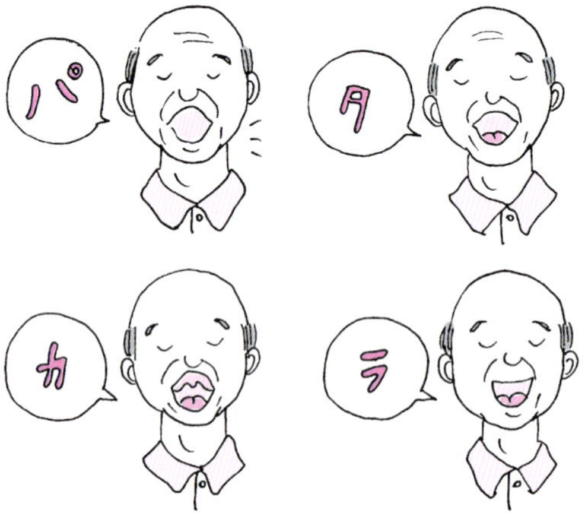

② 言語機能の維持・改善，発語促進

行事や季節にまつわり古くから歌われている日本の歌の歌唱は，会話のきっかけとなって発語を促進します．歌唱や会話によって舌や口周囲筋・顔面筋の運動，心肺運動が促進されます．そのため声量や滑舌の改善といった言語機能の維持・改善にも役立ちます．

③ リズム感の維持・改善

音楽活動は自律神経系を刺激するため，サーカディアンリズムの改善を促したり，リズム感を取り戻すのに役立ちます．

④ 精神機能の維持・改善

1）脳機能の賦活化

たとえば懐かしい歌を聴いたり歌ったりすることは昔の回想へとつながり，長期記憶への刺激となります．また，音楽という現実的な活動をすることで，季節や自分の名前，居場所の確認などの会話につながり，見当識訓練ともなります．

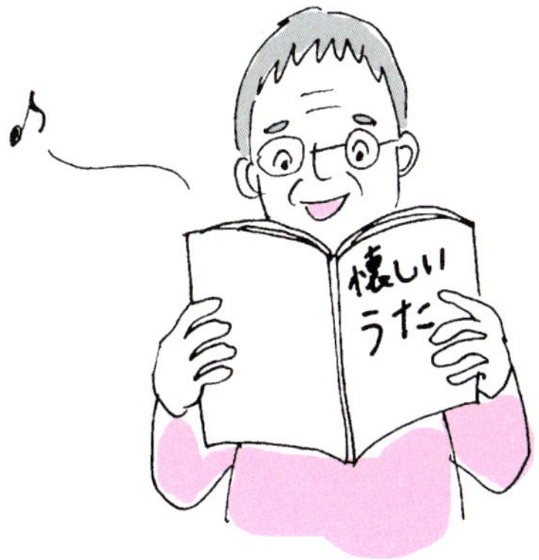
懐しい
うた

2）感情表出，ストレス解消，リラクセーション促進

歌い，笑い，涙を流すなど喜怒哀楽を表出することには，ストレス解消やカタルシス効果が期待できます．また，ヒーリング音楽の鑑賞などはリラクセーション効果もあります．

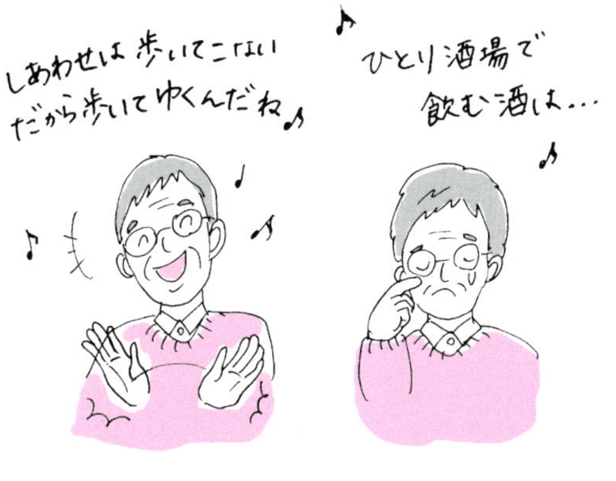
しあわせは歩いてこない
だから歩いてゆくんだね
ひとり酒場で
飲む酒は…

3）自己表現の機会・自己達成感の獲得

歌を歌うことや楽器演奏は自己表現の機会となります．また音楽活動での成功体験は自己達成感の獲得につながります．

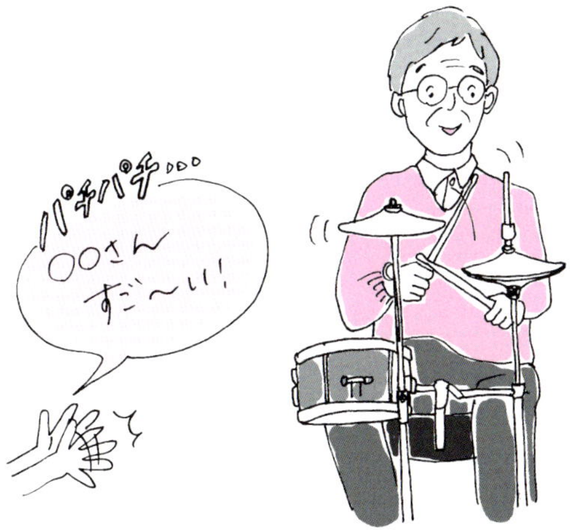
パチパチ
○○さん
すご～い！

⑤ コミュニケーション機能の維持・改善

歌に合わせてのスキンシップを通して，また，楽しい時間や同時代の歌を共有するなかで共感や連帯感が生まれ，コミュニケーションが促進されます．

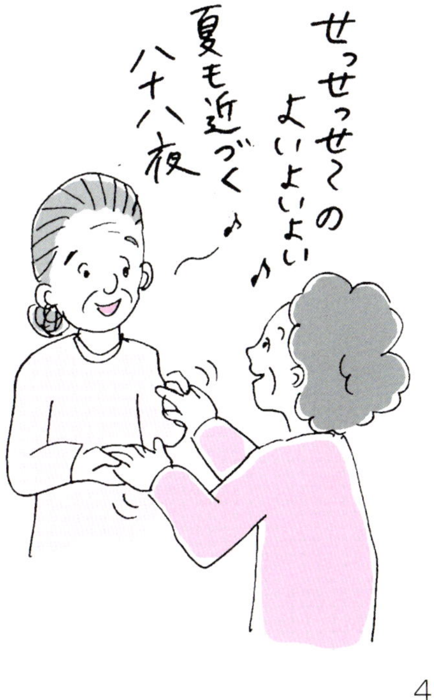
せっせっせくの
よいよいよい
夏も近づく
八十八夜

⑥ 嚥下機能改善のための音楽活動実践例

『うさぎとかめ』を用いて,

- 歌いながら肩たたきなどをする.
- 口腔体操として，同じメロディーをパ・タ・カ・ラ行で歌う.

うさぎとかめ
作詞：石原和三郎
作曲：納所弁次郎

もしもしかめよ　かめさんよ
世界のうちで　お前ほど
歩みののろい　ものはない
どうしてそんなに　のろいのか

- 上のメロディーでパ行（唇刺激効果）で歌う.
  パピプペポパピプ　ペポパピプー
  ペポパピプペポ　　パピプペポー
  パピプペポパピプ　ペポパピプー
  ペポパピプペポー　パピプペポー

- 同様にタ行（舌刺激効果），カ行（咽頭・喉頭刺激），ラ行（舌柔軟効果）でも歌い，口の体操をする.

⑦ リズム感改善のための音楽活動実践例

『チューリップ』の歌を用いて

- 三・三・七拍子の手拍子に合わせて歌う.
- 三・三・七拍子の手拍子に合わせ，歌詞の「い」の音では頭に手を置く.

チューリップ
作詞：近藤宮子
作曲：井上武士

さいた　さいた
チューリップの花が
ならんだ　ならんだ
あか　しろ　きいろ
どの花見ても
きれいだな

3. 音楽と生体反応

① 生理的反応

BGM で流れている音楽を聞いたり，音楽を鑑賞したり，演奏をすることは，脳波や呼吸，血圧，内分泌系などに影響を与えます．

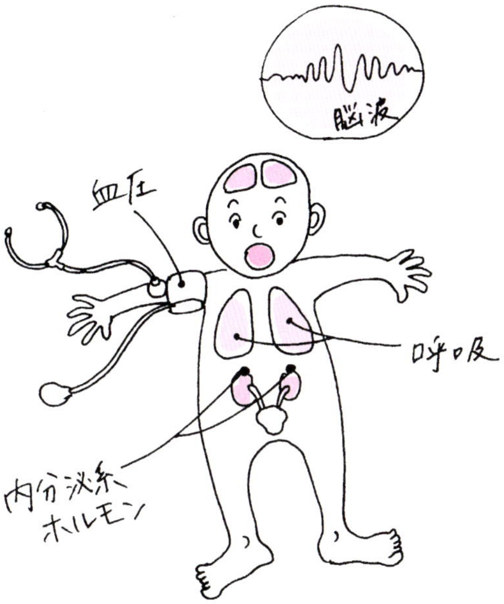

BGM の影響

② 免疫系・内分泌系の反応

音楽の聴取や演奏は情動系（大脳辺縁系）に反応を起こします．情動反応は脳や内分泌系に影響を与え，運動と同等の血流を起こし，NK 細胞などの免疫系を活性化させます．

そのため，音楽活動は，長時間の身体運動を行うのが難しい高齢者の免疫機能を向上させるのに適しています．好みの歌を使用したり笑いを交えながら活動が行えるとなお効果的です．

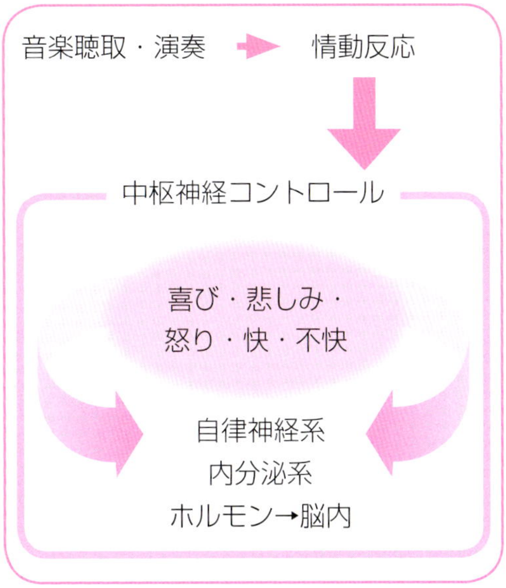

③ 運動系の反応

幼い日より慣れ親しんだ盆踊りやラジオ体操の音楽に思わず身体や手が動きます．

認知症の方や寝たきりの方であっても手拍子や指先で拍子をとる動作が見られます．

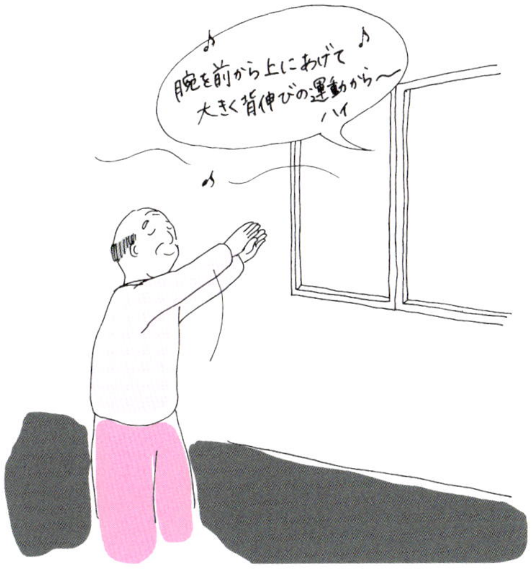
腕を前から上にあげて
大きく背伸びの運動から〜
ハイ

④ 認知系の反応

音楽活動により脳の一部分が活性化すると，大脳の他領域も刺激され，さまざまな認知機能（読み書きや空間的認知など）の活性化にもつながります．

右脳と左脳の側性化

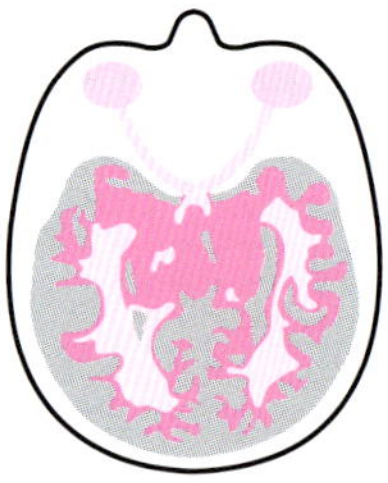

左脳（運動脳・言語脳）	右脳（姿勢・感性の脳・音楽脳）
言語機能 巧緻動作 ・会話 ・読み書き ・計算 ・声や音の認識 論理的思考を担当している	空間・感性的 体全体のバランスを整える ・絵画の構成 ・音楽 ・豊富な表現 ・表情の読み取り 視覚的情報の統合把握を行う （計算・将棋の達人は右脳で映像化している）

右脳と左脳は脳梁で神経連結しているため，ほぼ同時に機能する

⑤ 情動系の反応

リズム要素が多い・テンポが速い・音量が大きい音楽により情動が活性化され，リズム要素が少ない・テンポが遅い・音量が小さい音楽では鎮静化しやすいといわれています．

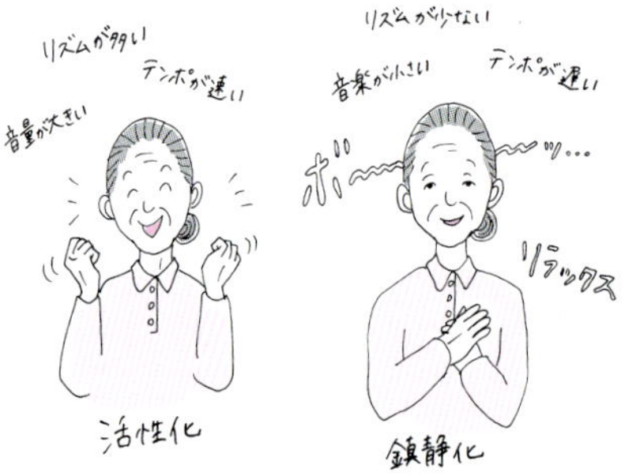

⑥ 右脳と左脳の反応

右脳と左脳では処理の内容が異なります．音楽は右脳を，言語は左脳を刺激するといわれています．歌詞のある音楽を使用したり，会話の機会を設けることで，右脳と同時に左脳への刺激を図ることができます．

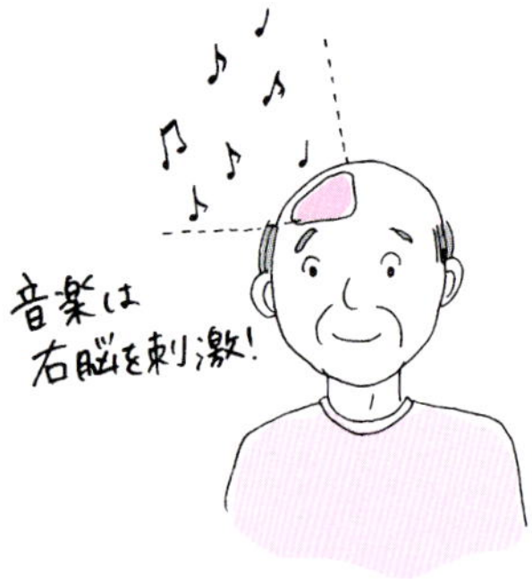

⑦ 認知系改善のための音楽活動実践例

もみじの歌に合わせて両手が違う動作をするグーパー体操をしてもらうと，脳の司令塔といわれる前頭葉の活性化をうながします．

1）１番の曲に合わせて前に出す手はパー，胸元の手はグー

2）２番で手を逆に，前に出す手はグー，胸元の手はパー

紅葉
作詞：高野辰之
作曲：岡野貞一

秋の夕日に照る山紅葉
濃いも薄いも数ある中に
松をいろどる楓や蔦は
山のふもとの裾模様

渓の流れに散り浮く紅葉
波にゆられて離れて寄って
赤や黄色の色さまざまに
水の上にも織る錦

4. 認知症と音楽活動

① 認知症の種類と特徴

認知症は障害される部位によりさまざまな症状が出現します．主に表 4-1 のような種類があります．

認知症は高齢者の音楽活動の対象疾患の大半を占めます．

表 4-1　認知症の種類

タイプ	割合	原因	症状
アルツハイマー型認知症	5 割強	脳の萎縮とアセチルコリン（神経伝達物質）の減少	①中核症状がまんべんなく見られる ②昔の記憶はある程度残存することが多い ③周辺症状が出現する ④失語，失認，錐体外路障害
脳血管性認知症	2 割	脳血管障害（脳梗塞・脳出血）による脳障害	①失禁，歩行障害，手足の麻痺，抑うつ，言語障害など ②物忘れや理解力が階段状に低下 ③集中力や注意力の低下
レビー小体型認知症	2 割弱	レビー小体（変異型蛋白を含む沈殿物）が出現	①パーキンソン様症状（動作緩慢，前傾歩行，小刻み歩行，関節のこわばり） ②幻視，幻覚，妄想 ③気分や態度の変動
前頭側頭型認知症など	1 割	前頭葉や側頭葉の萎縮	①言動が抑えきれず一度起こした行動に歯止めがきかない（脱抑制） ②自分の置かれた状況や周囲に無頓着 ③興味のあることだけには固執する ④常同的な行動

（参照：『保存版　認知症のことがわかる本　医学知識とケアの基本』おはよう 21　2013 年 10 月号増刊，中央法規出版）

② 中核症状と反応として起きるBPSD（行動・心理症状）

認知症の症状には，脳機能の低下を直接示す症状である「中核症状」と，中核症状に伴って現れる行動・心理の症状である「BPSD」（behavioral and psychological symptoms of dementia）があります．BPSDは「周辺症状」とほぼ重なる概念です．

中核症状には，記憶障害，認知機能障害，判断力低下などがあり，BPSDには，興奮・易怒性，夜間せん妄，徘徊，不潔行為，意欲低下，拒食などがあります．

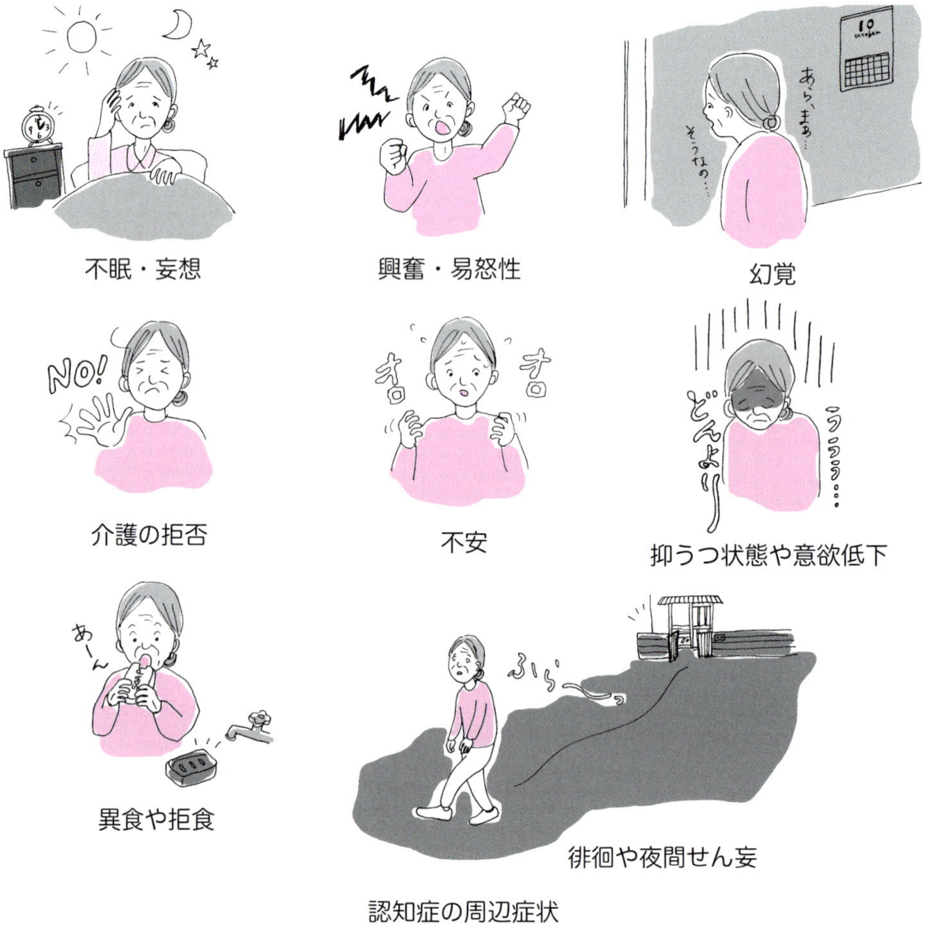
不眠・妄想
興奮・易怒性
あら，まあ…
幻覚
NO!
介護の拒否
不安
どんより
抑うつ状態や意欲低下
異食や拒食
徘徊や夜間せん妄

認知症の周辺症状

③ 認知症の主な評価尺度

認知症の評価尺度には表4-2のようなものがあります

表4-2　認知症の主な評価尺度

改訂長谷川式簡易知能評価スケール（HDS-R）
N式老年者用精神状態尺度（NMスケール）
ミニメンタルステート検査（MMSE）
認知症高齢者の日常生活自立度判定基準
地域包括システムにおける認知症アセスメントシート（DASC）

④ 認知症の方への音楽活動のポイント

1）楽しい良い情感を残します（歌ったことは忘れても情動は残ります）.
2）歌や楽器で達成感や称賛される体験につなげます.
3）回想や長期記憶を呼び起こす歌を提供します.
4）楽しさの中で不安感やストレスを軽減します．音楽でリラックスし，笑みを取り戻します.
5）スキンシップを歌と共に取り入れ，温かい人と人とのつながりや安心感を与えます.
6）重度の認知症であっても，スタッフがベッドサイドで歌えば口が動いたり，ハミングが出ます.

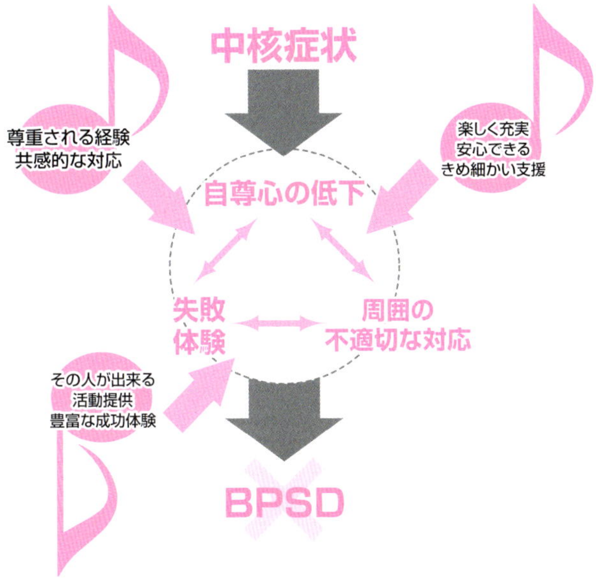

⑤ 認知症の方への音楽活動実践例

- 昔からある手遊び歌，手まり歌などで動作につなぎます．
  例）『茶摘み』『おはぎがお嫁に行くときは』『茶茶つぼ茶つぼ』等
- 軽度の認知症ならば色の識別は可能です．色音符を用いてミュージックベルやトーンチャイムの演奏をします．

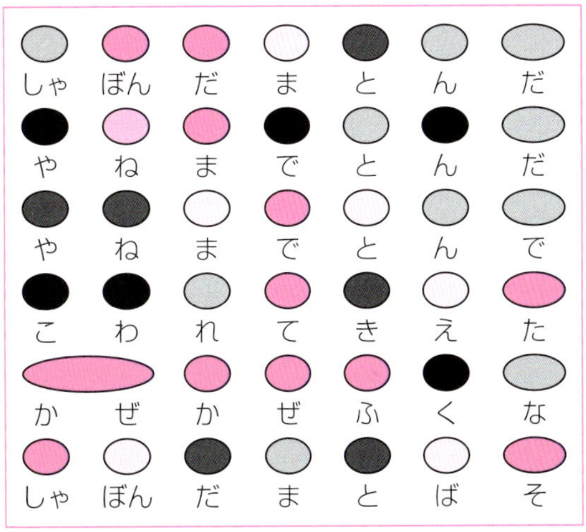

ド：　レ：　ミ：　ファ：
ソ：　ラ：　シ：　の色音符

5. 障害・疾患別の音楽活動

① 関節拘縮

高齢者では骨折後の廃用症候群や寝たきりによる拘縮が頻回にみられます．音楽活動を使って楽しみながら，拘縮の予防や改善が期待できます．

【肩関節の拘縮予防・改善のための音楽活動の例】

スタッフが上下・左右の方向に太鼓を持ち，曲に合わせて対象者に太鼓を交互にたたいてもらい，関接可動域を広げていく方法があります．太鼓の距離を広げていくことで段階づけをします．

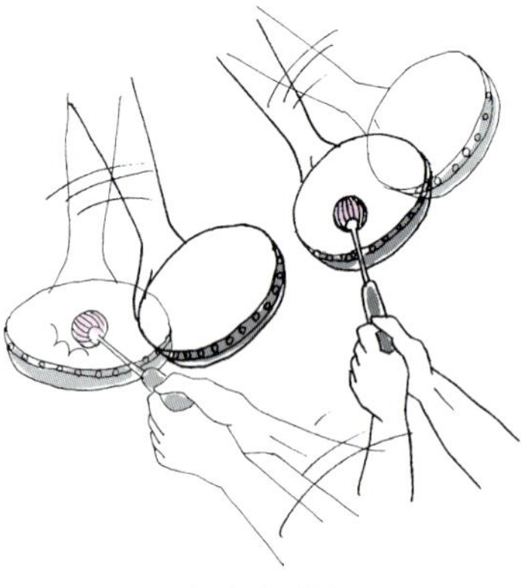

左右に打つ

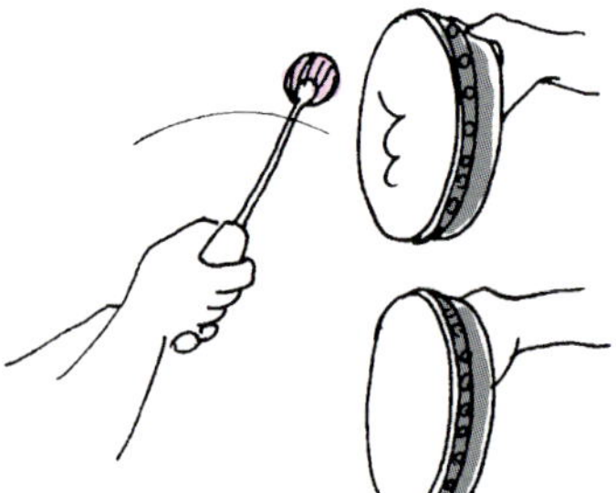

上下に打つ

可動域を拡大

② 片麻痺

利き手が麻痺している場合，非利き手の活動を促進するために音楽活動を行うことがあります．

【非利き手の活動を促進する音楽活動の例】

1）スタッフが曲に合わせながら上下・左右に太鼓を移動させます．対象者は非利き手でバチを持ち，リズムに合わせて太鼓をたたきます．

2）前もって音積み木に目印となるシールを貼っておきます．対象者に非利き手でバチを持って，歌に合わせてシールを打ってもらいます．細いバチが握りにくい場合は握り手を太くします．

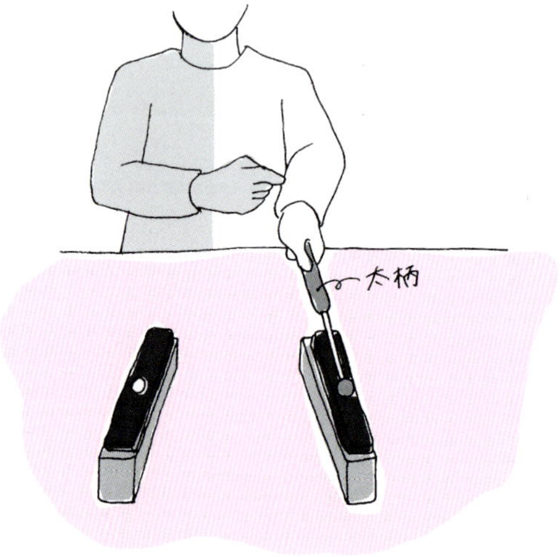

③ 左半側空間無視

空間無視の起こる左側に注意を向けるためにプッシュベルや木琴を用います．音階の演奏で，自然と左側にも目が向けられるようになります．

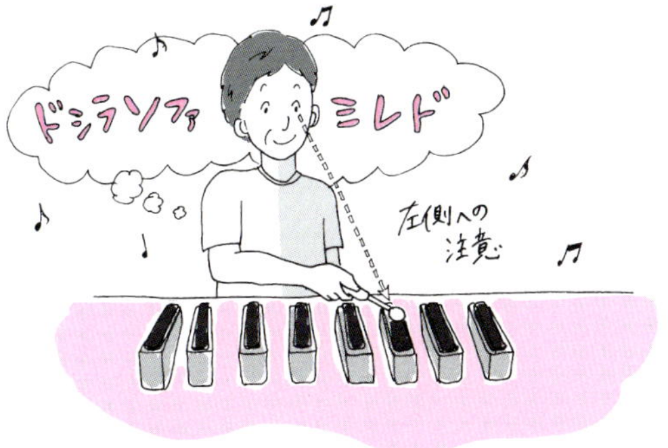

④ 手指の巧緻性低下

細かい物のつまみや把持動作が難しい対象者に対し，音楽活動を利用することができます．

【巧緻性改善のための音楽活動の例】

1）器に入ったお手玉，ビー玉，おはじきなどを非利き手で曲に合わせて別の器へ移します．器の中身を変えて段階づけをします．

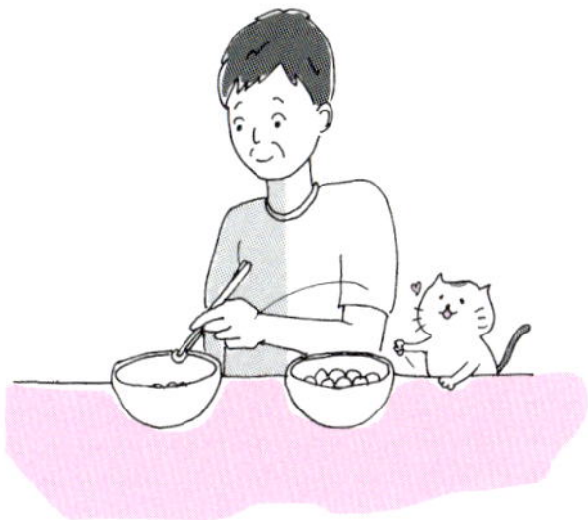

2）『1，2，3の4の2の5』指遊びや１本ずらしの指折り体操など．

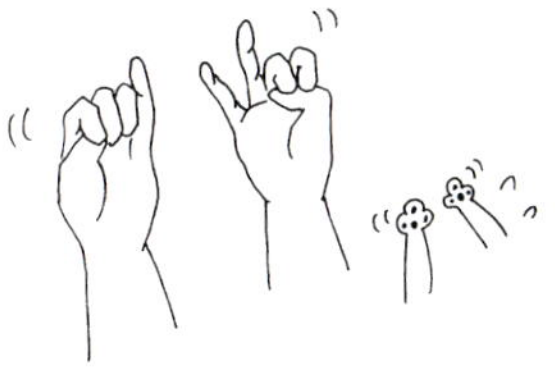

１本ずらし指折り体操

⑤ 関節リウマチ

関節の疼痛，変形，拘縮などがあり，個人差や活動性によって程度や症状もさまざまです．

関節の過剰な負担にならない範囲で適度な運動をすることは重要です．医師との相談も不可欠です．

【音楽活動の実践例】

- 軽いシェーカーで合奏を楽しむことで疼痛緩和が期待できます．

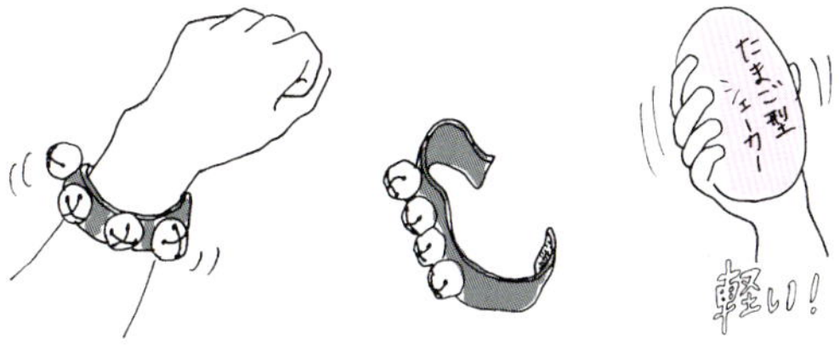

- 軽い力でたたけるキーボードで指を動かし，拘縮の予防・改善をうながします．

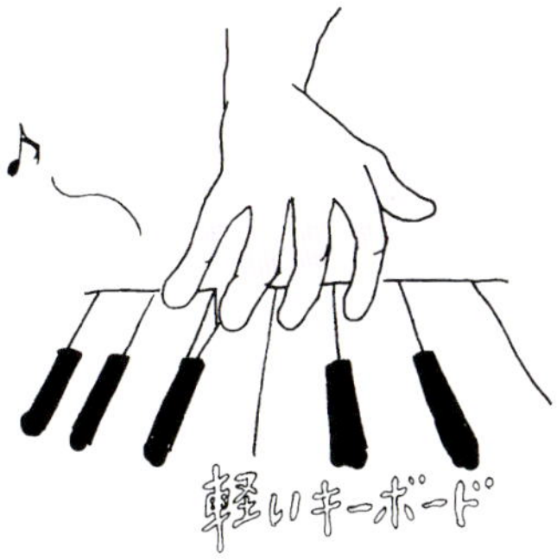

⑥ パーキンソン病

パーキンソン病では両手の振戦，安静時の震え，仮面様顔貌，筋肉の固縮や萎縮，動作緩慢，声量の減少，嚥下機能の低下，小刻み歩行など特有の症状がみられます．

⑦ パーキンソン病に対する音楽活動実践例

- パーキンソン病では声量が減少してきますが，最大発声努力をすることで声門閉鎖が促進され，声量の向上がみられます．
- 棒付きの飴など用いた飲み込み動作訓練に併用して歌唱などの音楽活動を行うことで，嚥下に関わる筋肉の緊張を和らげ，嚥下機能改善の効果を高めることが期待できます．
- 鎮静的音楽の聴取によりリラクセーションをうながし，筋肉の緊張を和らげます．
- 通常の歩行練習に音楽を併用することで，音楽のテンポに歩行リズムが連動して，突進歩行や小刻み歩行が緩和されます．

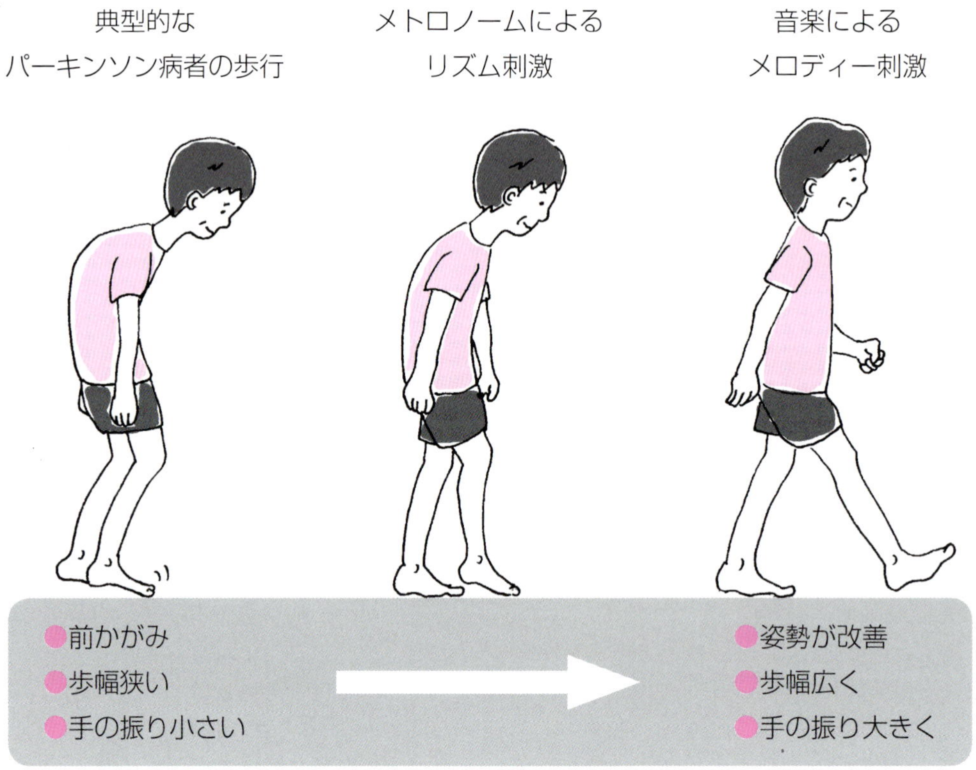

6. 高齢者の音楽活動実践上の留意点

① 目的の明確化と目的に応じた方法の選択

まず，何のための音楽活動かを明確にしておく必要があります．複数の目的がある場合は，特に重視したい主目的を明確にしておきます．

目的の例）身体機能改善，楽しむ体験，仲間作り，QOL 向上など

次に，目的を達成するためにはどのような方法を用いるのがよいかと検討します．検討内容は，形態（個別または集団），活動の種類（能動的または受動的），活動内容，場所（ベッドサイド，ホールなど），時間，頻度，介入方法などです．

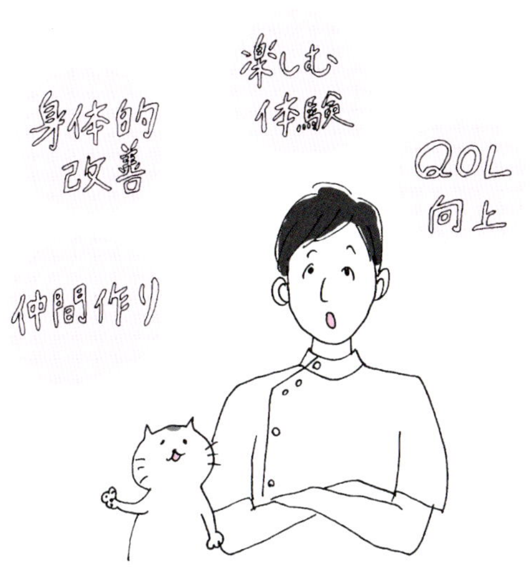
身体的改善
楽しむ体験
QOL向上
仲間作り

音楽活動の目的を明確にする

② なじみのある曲を中心とした選曲

高齢者は新しいことに対しての適応力が低下しています．混乱や自信喪失を避けるためにも，音楽活動では若い頃に覚えたなじみの歌を中心に選曲します．

一般的には童謡，唱歌，懐メロなどが選曲されることが多いのですが，集団音楽療法の場合は多数の好みに合わせるだけでなく，たまには「きょうは○○さんの好きなジャズに合わせてリズムを叩いてみましょう」など，一人ひとりの趣味や音楽歴に配慮した選曲をすることが大切です．

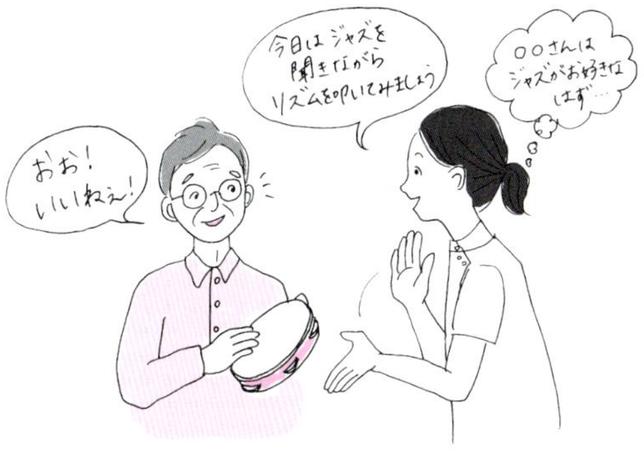
おお！いいねぇ！
今日はジャズを聞きながらリズムを叩いてみましょう
○○さんはジャズがお好きなはず…

③ 能動的音楽活動を主体とした活動

高齢者の場合，脳や身体を賦活する活動は，身体面だけでなく認知症の予防や精神面の健康のためにも重要です．音楽活動でもより刺激が入りやすい能動的な活動を主体にします．歌唱や合奏だけでなく，音楽に合わせてのストレッチ・体操・踊り・ダンスなどはダイナミックな動きを誘発することができ，気持ちもすっきりします．

④ リスク管理

高齢者は加齢によるリスクが高くなりますし，身体疾患を合併していることが多いものです．特に高血圧，心臓病，糖尿病などの基礎疾患がある対象者の場合は，細や

かなリスク管理が必要です．活動の導入にあたっては，事前に医師の許可をもらい，注意事項を確認します．必要に応じて，活動前後にバイタルチェックをします．

活動中は一人ひとりの観察を行い，疲労や異常にすみやかに気づくように，日頃から訓練をしておくことが重要です．

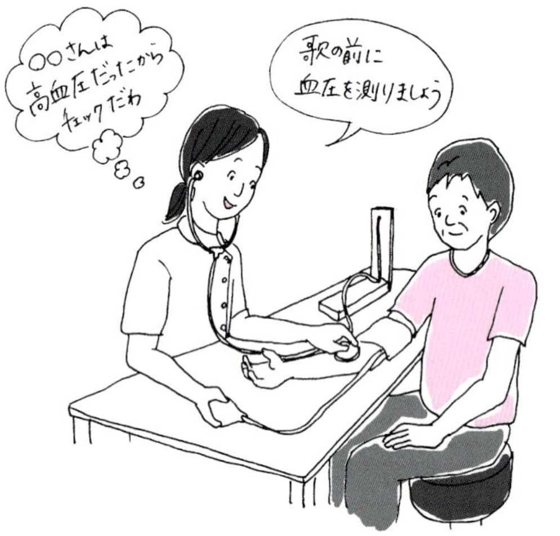
○○さんは
高血圧だったから
チェックだわ
歌の前に
血圧を測りましょう

⑤ 安心のためのパターン化と集団セッションの流れ

高齢者は変化に弱いという特徴があります．音楽活動でも毎回プログラム内容が違うなど一貫性がないと混乱を引き起こします．活動がある程度パターン化しているほうが安心できます．たとえば，セッションの最初と最後の歌を決めておくというのもよい方法です．

例〈集団セッションの流れ〉

1）導入（音楽への興味への誘導）
2）挨拶とその日の時事や天気など伝える
3）挨拶の歌でアイコンタクトを取り，見当識喚起と体調把握
4）ウォーミングアップのための呼吸・体ほぐし・発声練習
5）季節の歌・馴染みの歌・回想に繋ぐ会話
6）能動的な歌唱・楽器・体操
7）クールダウン
8）季節の歌
9）終わりの歌（再びクールダウン，終わりのあいさつ）

セッションの流れには，盛り上げとクールダウンを図式化したＮ型とＭ型の２種類があります．認知症の人にはＭ型で落ち着いて終了するほうが適切だといわれています．

Ｎ型：徐々に盛り上げ，クールダウンして，再び少し盛り上がったところで終了

Ｍ型：Ｎのあと少しクールダウンして終了

⑥ 居心地のよい雰囲気作り

高齢者に限りませんが，人は皆，自分の存在を大切に扱われたいものです．対象者の中には独居でさびしい思いをしている人，家族に疎んじられている人などもいます．優しい声かけやアイコンタクト，名前で呼びかけることなどを通して，対象者に自分の存在が温かく歓迎されていると自覚してもらえるような雰囲気作りをすることが重要です．

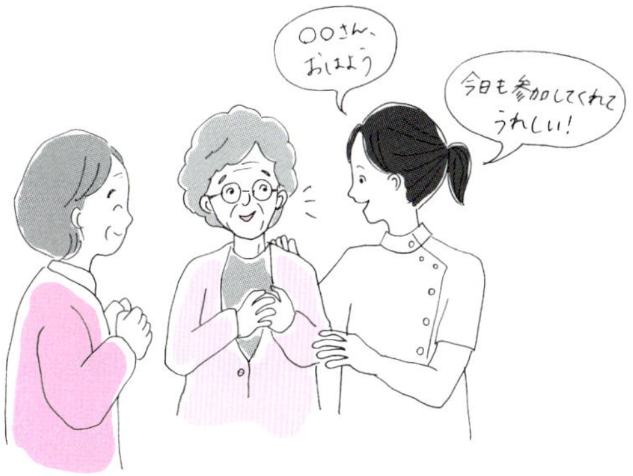
○○さん、おはよう
今日も参加してくれてうれしい!

温かい雰囲気作りのために
声かけ・アイコンタクトを心がける

⑦ 参加の自由の保障

臥床傾向にある人，無為自閉傾向にある人を活動に誘うことは重要なことですが，活動への参加は対象者の意志を尊重することが大原則です．高齢者はトイレが近かったり疲れやすかったり落ち着かなかったりと，持続的な参加が難しい場合もあります．そうした身体的事情にも配慮し，参加の自由を保障することが大切です．また部分参加や見学だけの参加など，参加の形態の自由も保障します．これが安心感の提供にもつながります．

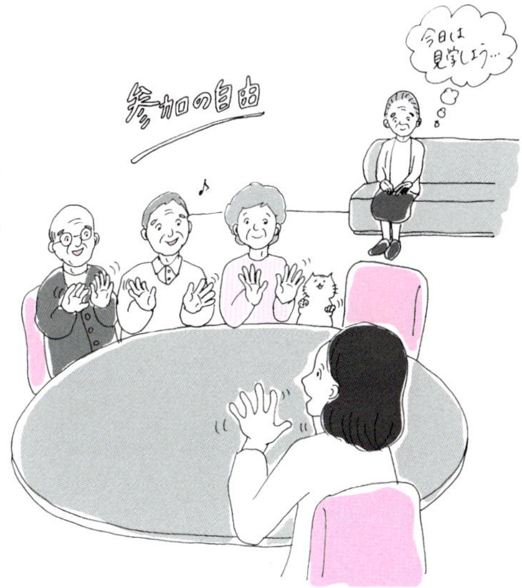
参加の自由
今日は見学しよう…

⑧ 季節感を取り入れ，情感にアプローチ

外出の機会が少ない高齢者の場合は，外界への興味関心や時間の感覚が低下していることも少なくありません．音楽活動で季節を感じられる音楽を取り入れ季節の話題を盛り込むことで，関心を外側へ向けます．また，感情が平板化する傾向があるので，音楽を通して情感に訴えるように心がけます．

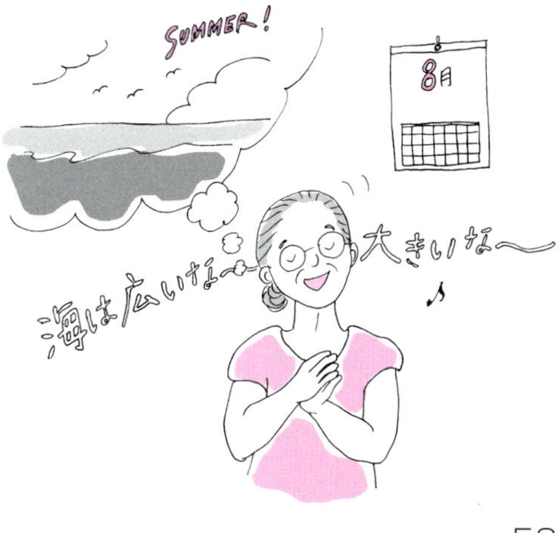
SUMMER!
8月
海は広いな～
大きいな～

⑨ 低めの音域，ゆっくりのテンポ

高齢者は声帯の柔軟性が低下し音域が下がっていることが多いので，歌唱では低めの音域で伴奏を行います．また速いテンポにはついていけないため，ゆっくり演奏します．

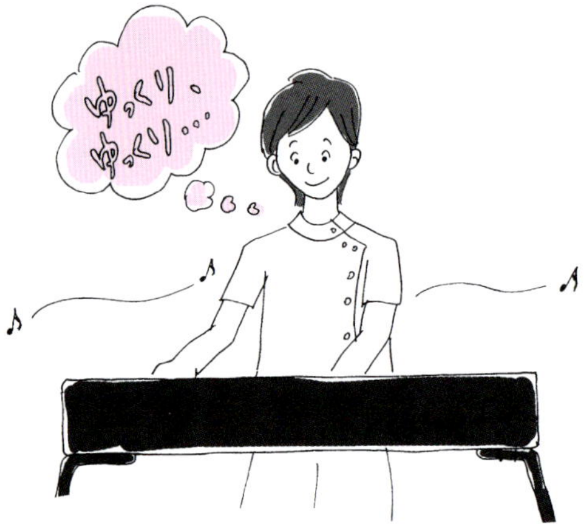

低い音域・テンポはゆっくりめ

⑩ 同質の原理に基づいた音楽

感情と環境の解離を回避するために，「同質の原理」を活用します．うつ状態にある人には静かな曲からはじめて徐々に活気のある曲へ，イライラしている人には太鼓などで発散した後，徐々に鎮静する曲へ変化させていきます．

うつ状態にある人

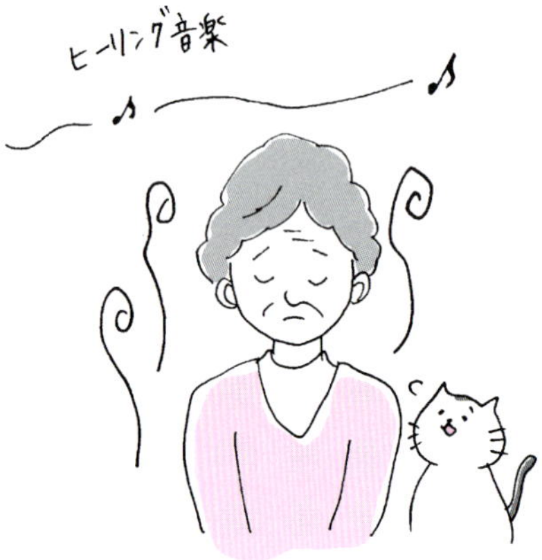

静かな曲からはじめる

イライラしている人

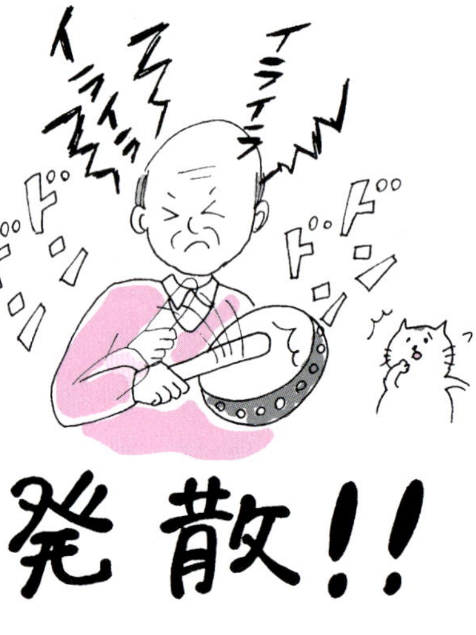

太鼓などで発散

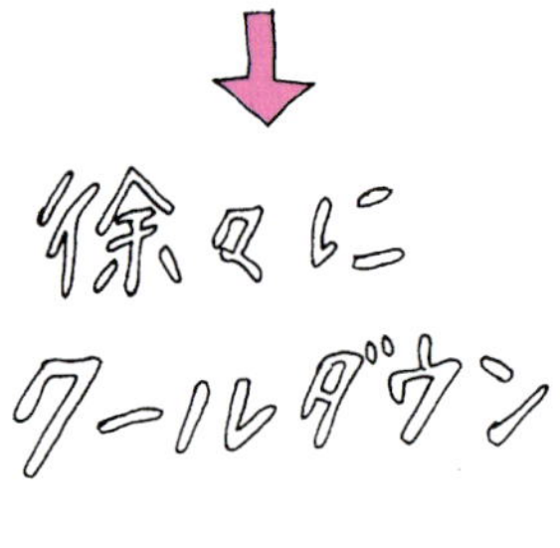

7. 使用する楽器と音楽

① 使用する楽器

楽器を補うと盛り上がりやすく，またリズム感の回復に効果的です．

1）打楽器：広く一般的に用いやすい楽器です．
　例）太鼓類・カスタネット・鈴・タンブリン・トライアングル・ギロなど

2）メロディー楽器：音程のあるものは最初指示が必要ですが，できれば達成感もあります．合奏すれば連帯感が生まれます．
　例）ピアノ・キーボード・ギター・トーンチャイム・ミュージックベル・音積み木・ハーモニカなど

3）その他の楽器：その他にもイラストのような楽器があります．

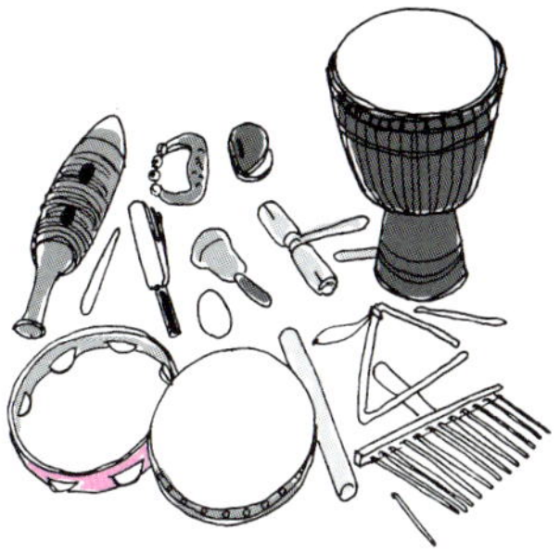

音楽活動で使用する楽器

② 使用する音楽

学校で歌われてきた唱歌は，広い世代の高齢者が共有できる音楽です．また唱歌の中には，日本の四季を歌ったものが多く，思い出話や行事などにつなげやすい利点があります．基本的には対象者の好み，馴染みの歌を選曲し組み合わせます（表 4-3）．替え歌で生活習慣の改善などを呼びかけると，楽しみながら歌いながら効果も期待できます．

表 4-3　音楽活動で使用する音楽

唱歌	1月：1月1日，2月：豆まき，3月：うれしいひなまつり，4月：さくらさくら，5月：鯉のぼり，6月：あめふり，7月：うみ，8月：われは海の子，9月：つき 10月：里の秋，11月：もみじ，12月：お正月，など
童謡	赤い靴，青い目の人形，雨降りお月，うさぎ，浦島太郎，おうま，お猿の籠や，おもちゃのマーチ，かくれんぼ，蛙のうた，蛙の笛，かごめかごめ，かたつむり，汽車，金魚の昼寝，金太郎，小鳥の歌，こいのぼり，しゃぼん玉，証城寺の狸ばやし，ぞうさん，たきび，茶摘み，チューリップ，手まり歌，七つの子，花嫁人形，春が来た，春の小川，春よ来い，日の丸，蛍，毬と殿様，桃太郎，夕日，夕焼け小焼け，揺藍のうた，虫の声，村祭り，雪，スキー，など
流行歌	◎明治・大正時代 お江戸日本橋，木曽節，夏は来ぬ，港，大楠公，花，鉄道唱歌，荒城の月，箱根八里，大黒様，戦友，美しき天然，青葉の笛，旅愁，ローレライ，金色夜叉，ふじの山，真白き富士の嶺，牛若丸，案山子，鳩，ゴンドラの唄，宵待草，浜千鳥，雨，叱られて，砂山，月の沙漠，船頭小唄，籠の鳥，など

	◎昭和 1 ～ 10 年（外国音楽と日本調の二大潮流．古賀メロディー） この道，酋長の娘，洒落男，ちゃっきり節，草津節波浮の港，出船，君恋し，東京音頭，影を慕いて，すみれの花咲く頃，酒は涙か溜息か，丘を越えて，パリの屋根の下，二人は若い，ヴォルガの歌，東京行進曲，など
	◎昭和 11 ～ 20 年·（ラジオで国民歌謡．軍国歌謡） 椰子の実，東京ラプソディー，支那の夜，湖畔の宿湯島の白梅，リンゴの唄，ラバウル小唄，蘇州夜曲，隣組，森の水車，スキー，誰か故郷を想わざる，同期の桜，朝はどこから，山寺の和尚さん，など
	◎昭和 21 ～ 3 年（第 2 次世界大戦敗戦後） 青い山脈，異国の丘，五木の子守唄，お富さん，鐘の鳴る丘，銀座カンカン娘，銀座の恋の物語，高原列車は行く，古城，さくら貝の歌，炭坑節，東京ブギブギ，テネシーワルツ，長崎の鐘，みかんの花咲く丘，山小屋の灯，雪山賛歌，など
	◎昭和 30 年～ ああ人生に涙あり，明日があるさ，いい湯だな，上を向いて歩こう，いい日旅立ち，王将，大きな古時計，大阪しぐれ，贈る言葉，お座敷小唄，おさななじみ，およげ！たいやきくん，かあさんの歌，風，乾杯，川の流れのように，君といつまでも，切手のない贈り物，希望，銀色の道，北国の春，くちなしの花，秋桜，ここに幸あり，この広い野原いっぱい，さざんかの宿，365 歩のマーチ，幸せなら手をたたこう，四季の歌，シクラメンのかほり，時代，知床旅情，人生いろいろ，青春時代，世界は二人のために，瀬戸の花嫁，千の風になって，津軽海峡冬景色 , てんとう虫のサンバ，南国土佐を後にして，花，花嫁，バラが咲いた , 花は咲く，星影のワルツ，真赤な太陽，柔，喜びも悲しみも幾年月 , 孫，若いお巡りさん，など

参考文献

・赤星建彦，ほか：高齢者・痴呆性老人のための療育・音楽療法プログラム．音楽之友社，1999
・貫 行子：高齢者の音楽療法．音楽之友社，1996
・甲谷 至：歌うことが口腔ケアになる―科学的エビデンスに基づく歌唱リハビリ．あおぞら音楽社，2008
・村井靖児：音楽療法の基礎．音楽之友社，1995
・大塚裕一（著），室原良治（監）：音楽療法士のためのわかりやすい医療用語ハンドブック―基本から略語まで．あおぞら音楽社，2006
・Thaut MH（著），三好恒明，ほか（訳）：リズム・音楽・脳―神経学的音楽療法の科学的根拠と臨床応用．協同医書出版社，2006

第5章　音楽で育つ
―障がい児と音楽あそび―

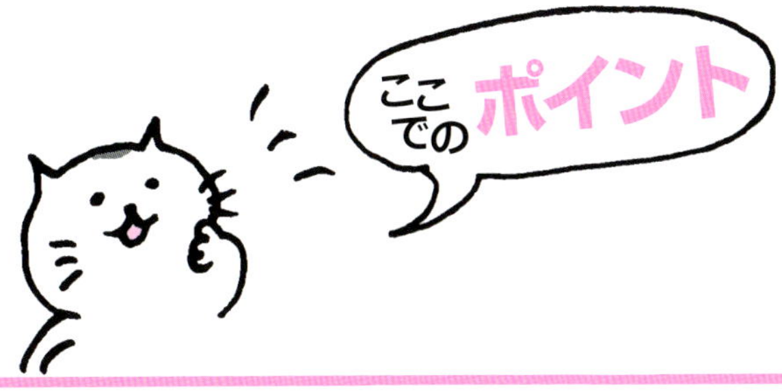

発達の過程においてはさまざまな音楽的な行動がみられます．それらの行動を子どもの成長に合わせて引き出したり伸ばしたりする際に，音楽は適した質の刺激として考えられます．音楽は子どもの自発的な行動を誘発し，人と寄り添う行動をサポートします．また，音楽はノンバーバルなコミュニケーション手段としての機能も備えていることから，障がい児を含むあらゆる療育の場面で使用されています．

1. 子どもの成長と音楽

① 胎内にいるときから音は聞こえている

胎内における感覚器の成長過程では聴覚が最初に育つといわれており，胎内にいるときから音は聞こえています．乳児は産まれたその日から，周囲にある音を注意深く聞き分け，1年半の間に音量の変化や異なる音色などを聞き分けるといわれています．

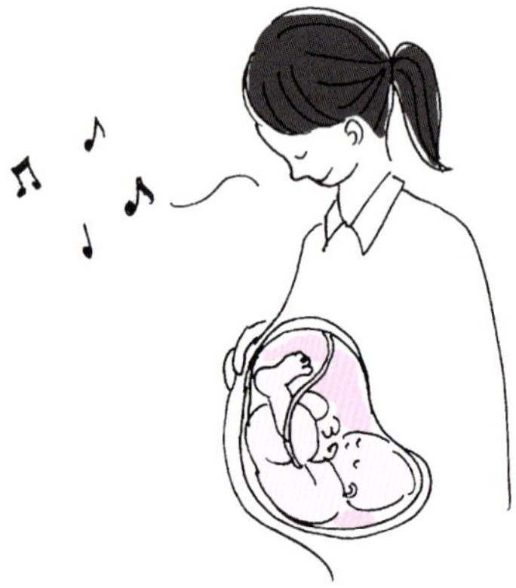

② 音楽活動の発達

おっぱいを吸う口唇運動や手足をばたばたと動かす身体運動，また，さまざまな要求による泣き声の変化などは音楽的な活動の基となる行動であり，その発達は，生まれてすぐに始まっています．そしてそれらは発達する過程で変化していきます．

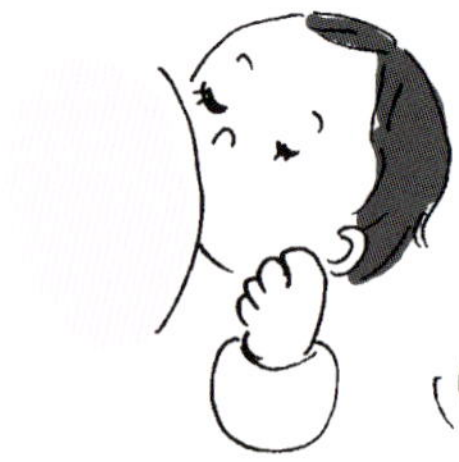

口唇運動

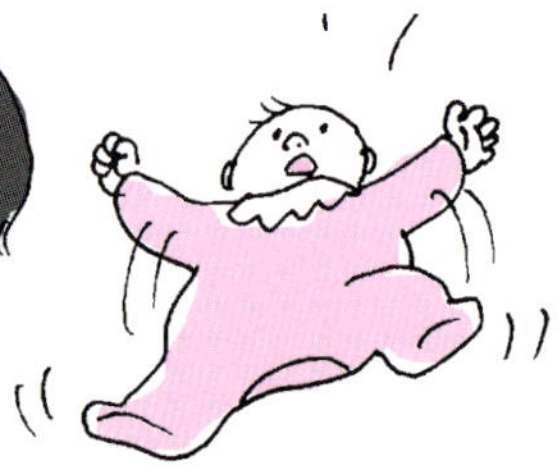

身体運動

音楽的活動の基になる新生児の行動

③ 子どもの動きや声は音楽そのもの

身体の動きのテンポや声の質・抑揚・リズムなどはその子らしさの一部です．そうした先天的な要因に加え，周囲からその子への関わり方を含む環境が，個性の形成において大きく影響します．

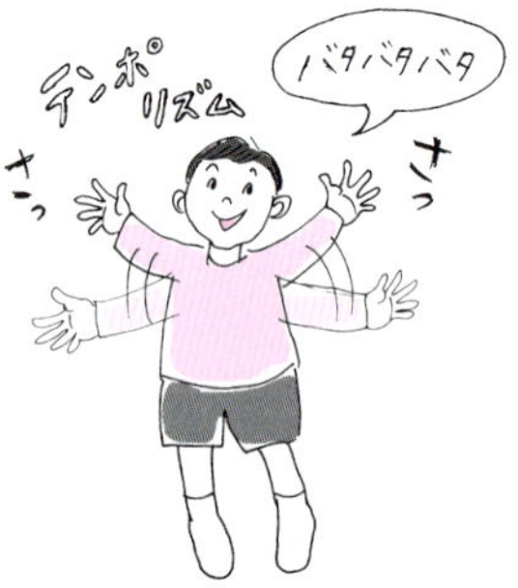

④ 発達過程と音楽環境の重要性

障がいの有無に関係なくすべての子どもが同じ発達の過程をたどるといわれています．アセスメントして，対象児が発達過程のどのレベルにいるのかを把握し，その子どもが今できる音楽活動や，また今後できるようになると考えられる音楽活動を適切に提示していくことが重要です．

ここでは子どもの発達についてピアジェの「思考の発達段階（**表5-1**）」に沿って述べます．

子どもの心身の発達は，身体的な成熟と環境との相互作用によって生じます．子どもが好奇心をもって，自発的に行動を起こしたくなるような環境を設定することが，とても重要です．ですから，音楽を好む子どもにとって，「音楽あそび」は楽しみながらいつのまにか心身の発達を見込める最適なツールといえます．

表 5-1　ピアジェの思考の発達段階

感覚運動期 （0～2 歳）	見たり，聞いたり，触ったりという「感覚」や，つかんだり，落としたり，噛んだりといった「運動」によって外界を知る段階.
前操作期 （2～7 歳）	認識の方法が「運動」から「操作」へと発達していく移行の段階．ごっこ遊び，描画，言語といった行動が現れる．「自己中心性」が特徴.
具体的操作期 （7～12 歳）	「論理的操作」を使って思考できる段階．数や量の保存の概念が成立する．「脱中心化」（客観性）が特徴.
形式的操作期 （12 歳～成人）	抽象的，仮説的に思考する「形式的操作」の能力を備える発達の最終段階.

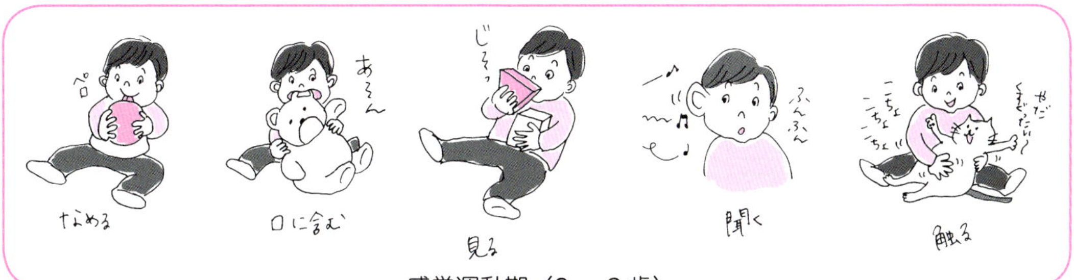

感覚運動期（0～2 歳）

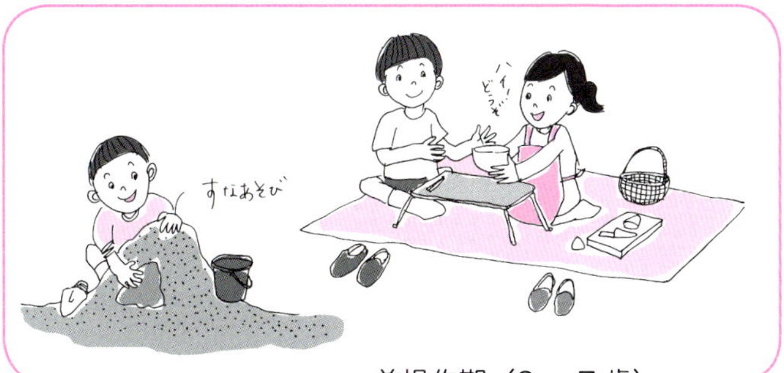

前操作期（2～7 歳）

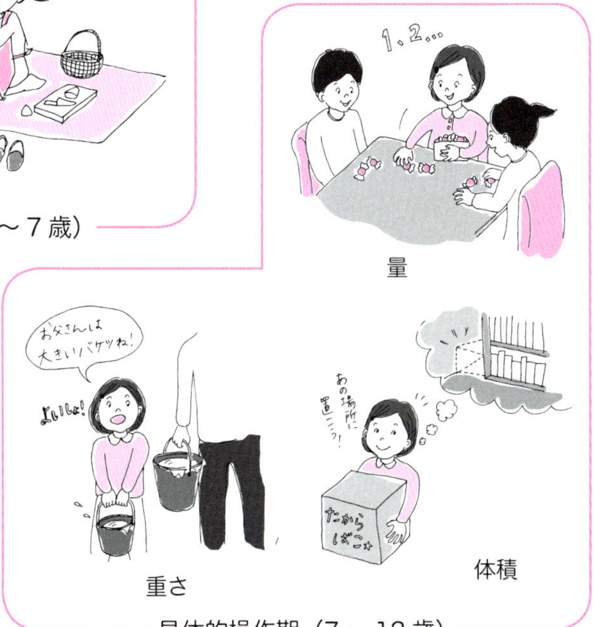

具体的操作期（7～12 歳）

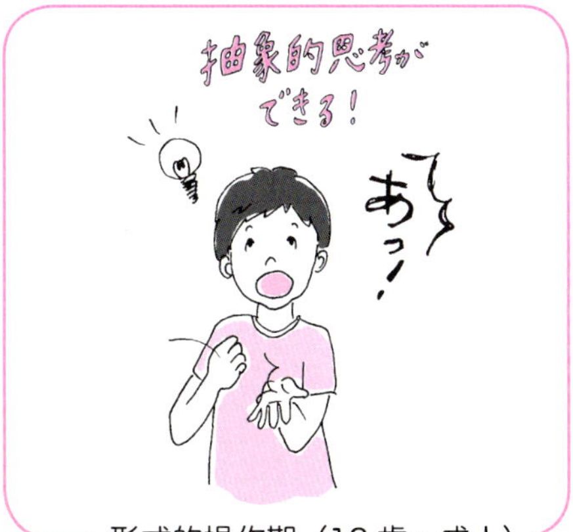

形式的操作期（12 歳～成人）

2. 音楽あそびの素材

① リズム，メロディー，ハーモニー

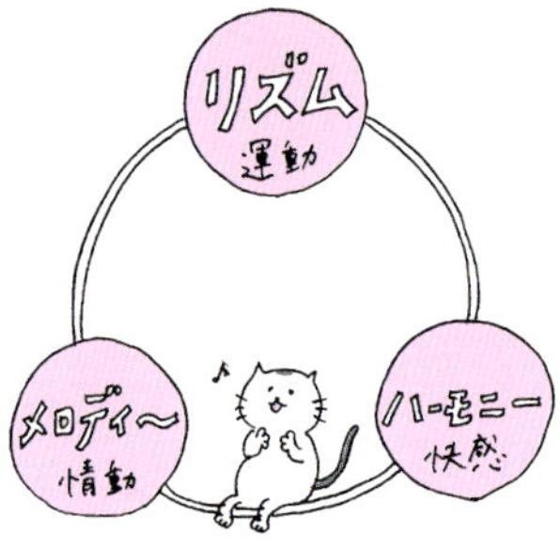

リズムは動機づけや動作の構造を提供し，運動反応を調節します．メロディーは情動や声質に影響を与えたり，身体の動きが協応的に動くのを助けます．ハーモニーは音楽を快い経験と感じることを助け，集中力や覚醒を促す効果があります．

② 音高，音質，テンポ，強弱

これらの音楽的要素は，高い・低い・速い・遅い・強い・弱いなどの抽象的概念をあそびながら学習する際に有効活用できます．また，発語の場面でのイントネーションの練習などにも効果的です．

人はそれぞれ自分のテンポをもっています．対象児と関わる際には，相手のテンポをよく観察したうえで，まず同じテンポで関わることが大切です．また，障がい児との音楽活動では，強弱やテンポなどの違いがわかりやすい音楽を使用した活動ほど，快刺激としての反応がみられる傾向にあります．

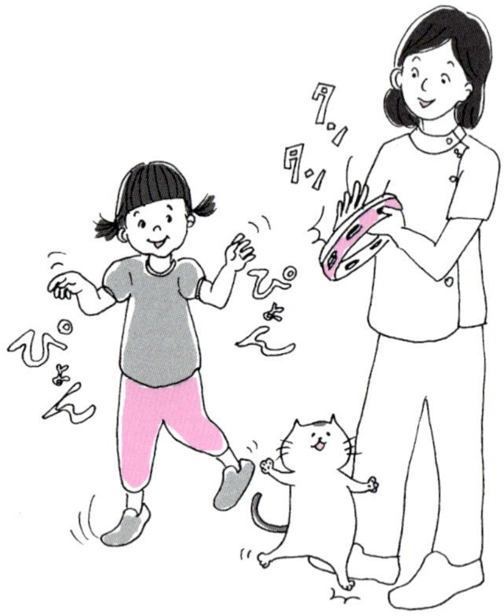
ぴょん
ぴょん
対象児の動きに合わせる

③ 音楽の種類：即興曲，既成曲，既成曲のアレンジ

音楽活動で用いる音楽の種類は，音楽あそびの目的や対象児の嗜好によって選択します．即興曲は対象児の創造性を刺激し，自尊心の向上や達成感につながります．既成曲は，好みの曲を再現できる歓びを経験することができ，認知的な訓練としても活用できます．活動の目的によっては，子どものレベルに合わせて既成曲をアレンジすることも必要です．

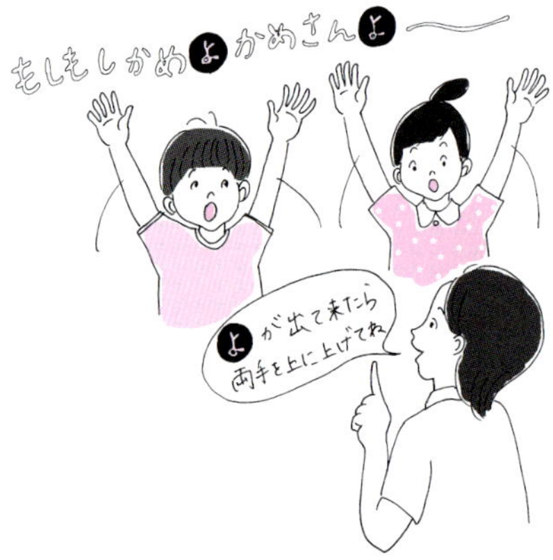
もしもしかめよかめさんよ〜
よが出て来たら両手を上に上げてね
子どものレベルに合わせて既成曲をアレンジ

④ 音楽あそびの種類：歌唱あそび，楽器あそび，身体運動

音楽あそびは，大きく分けて歌唱あそび・楽器あそび・身体運動の3種類の活動です．これらを音楽あそびの目的や対象児の嗜好によって選択したり，組み合わせたりして提示します．

声のやりとりや歌いかけなどは，子どもが最初に経験する音楽あそびといえるかもしれません．楽器あそびは，ことばのない対象児であってもやりとりができ，自己表現の幅を広げることが可能です．音楽に合わせて動く活動は，粗大運動をはじめ，可動可能な身体部位の運動を誘発し，子どもから好まれるあそびです．

⑤ 音楽あそびで使用する楽器について

音楽あそびでは，その活動の目的や対象児の嗜好によってさまざまな楽器を使用します．楽器は運動の発達に合ったものを適切に使用することで，対象児の発達を促す有効なツールとなります．もしも対象児にとって既成の楽器の操作が難しい場合は，操作しやすいように楽器に工夫を加えたりして，対象児専用の楽器を製作することも大切です．

一方，音楽あそびを提供するスタッフは，対象児の活動中の観察がしやすく一緒に動くことができるポータブルな楽器を使用する場合が多いようです．

表5-2に，音楽活動で使用頻度が高い楽器を操作別に紹介しています．

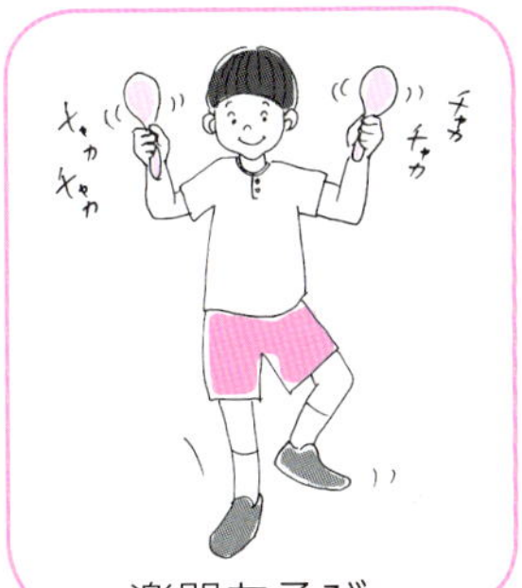

楽器あそび

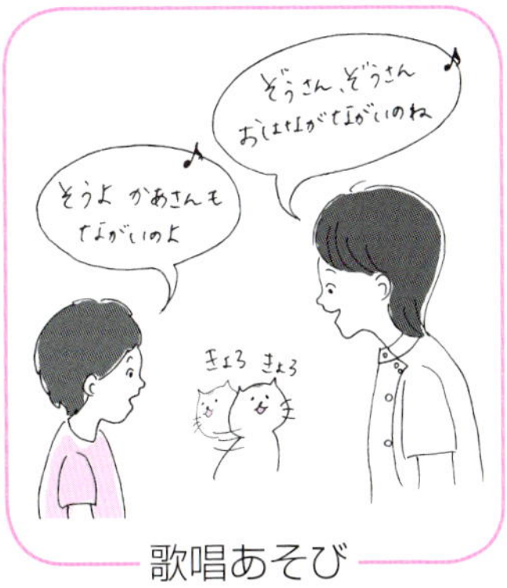
ぞうさん，ぞうさん
おはながながいのね
そうよ かあさんも
ながいのよ
きょろ きょろ

歌唱あそび

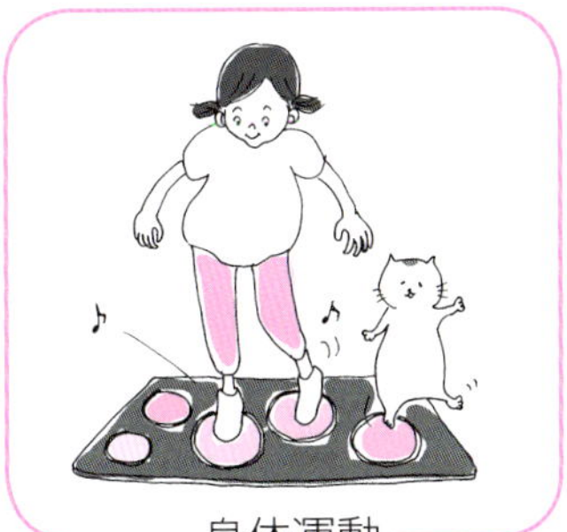

身体運動

音楽あそびの種類

表5-2　音楽活動で使用する楽器の例

手で叩く	パドルドラム，ハンドドラム，コンガ，ボンゴ，ジャンベ，タンバリン，ギャザリングドラム，など
振る	マラカス，シェイカー，鈴，トーンチャイム，など
バチで叩く	シロフォン，メタロフォン，音積み木，サウンドシェイプなど
吹く	リコーダー，ハーモニカ，オカリナ，クワイヤーホーン，リードホン，スライドホイッスルなど
指ではじく	ギター，ライヤー，オートハープ，カリンバ，など
指で押す	ピアノ，電子ピアノ，オルガン，など
足で踏む	ミュージックパッド，フットシンバル，など

⑥ 楽器以外の音楽あそびで使用する道具について

音楽あそびの活動内容の目的によっては，ボールやスカーフ，絵本や絵カード，また，感覚統合療法などで使用する遊具やカラーマットなどの道具を，音楽あそびの目的に合わせて補助的に使用することで，活動がより効果的になる場合があります．

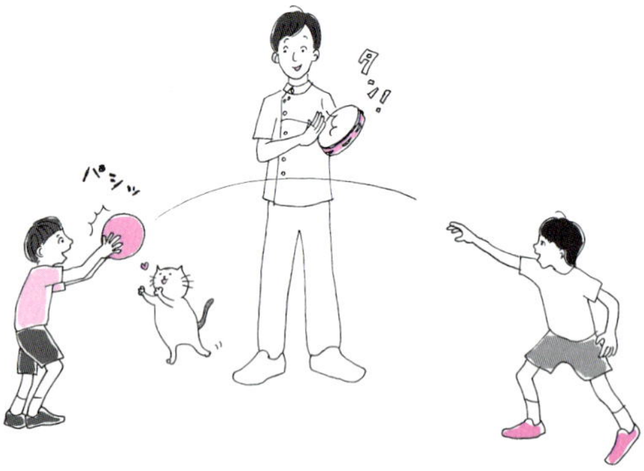

ボール投げのテンポに合わせて
タンバリンを鳴らす

⑦ 音楽あそびを実施する部屋について

対象児が集中力に問題がある場合，音楽あそびを実施する部屋にはできるだけ何も置かないようにしたり，必要な道具以外は対象児の視界に入らないようにして，楽器や道具を使用する直前に提供すると，音楽あそびがより効果的に実施できます．

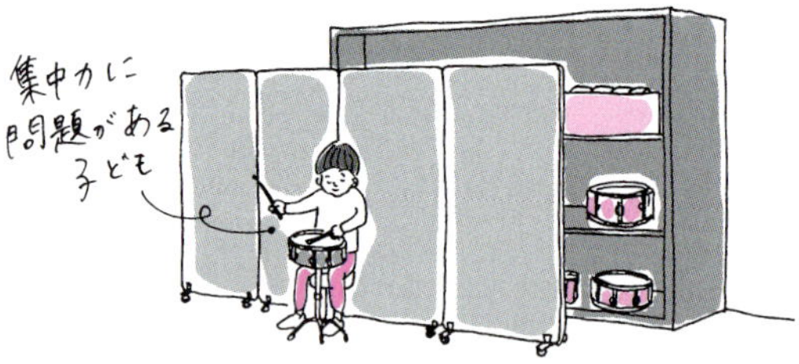

刺激物を隠し，環境を整える

3. 身体が動く音楽あそび

① 活動の中心となる身体が動く音楽あそび

身体動作を促進する音楽あそびは学習の基礎になり，障がい児の音楽あそびの中で中心的なものです．対象児の成長を促すためには，評価に則り対象児の発達年齢（実年齢ではなく）に適した活動を選択することが大切です．

② 感覚運動期に適した身体が動く音楽あそび（表 5-3）

感覚的な体験がすべてである感覚運動期の子どもたちは，五感をフルに活用して周囲の環境を確かめるといわれています．ですから感覚運動期のレベルにいる障がい児にとって，自然に身体が動く感覚刺激としての音楽は大変効果的です．

③ 前操作期に適した身体が動く音楽あそび（表 5-4）

前操作期のレベルでは，個人差はあるものの，全身の動きがスムーズになります．歩行，スキップ，ジャンプなど多様な行動パターンで音楽に合わせてリズムをとる反応がみられます．粗大運動機能の向上に伴い空間的概念が発達するのもこの時期です．

④ 具体的操作期に適した身体が動く音楽あそび（表 5-5）

具体的操作期の対象児は基本的な運動機能を身につけているといわれています．連続した身体運動をコントロールするスキルや音楽技術の上達といった巧緻運動の向上を音楽あそびの目標に設定できる時期です．

⑤ 障がい児と身体が動く音楽あそびを実施する際のヒント

身体全体を動かす音楽あそびでは，スタッフが対象児のエネルギーレベルに合わせながら一緒に活動をすることが大切です．

粗大運動を誘発する音楽あそびは子どもの気持ちを高揚させるため，エネルギーの発散目的には向いていますが，障がい児は自分のエネルギーレベルを超えて動いてしまったり，終止のタイミングがわからないことも多いので，スタッフが一緒に活動しながら，その子に合ったレベルを対象児にしっかりと見本提示し，誘導することが重要です．

また安全な環境を整えたうえでの実施は不可欠です．

表 5-3　感覚運動期に適した身体が動く音楽あそびの例

音楽による身体接触あそび	身体接触は運動機能の発達を促すため早期の段階で多く行う． 音楽に合わせて対象児を抱きしめる． 対象児の身体部位を音楽に合わせてリズミカルに揉みほぐす．
歌いかけと感覚あそび	前庭感覚と固有感覚を刺激するあそびをリズミカルに歌いかけながら行う． 『たかいたかい』，『ひこうき』
リズムによる歌あそび	音楽のリズムに合わせてハイタッチをする．
移動あそび	対象児のペースに合った音楽に合わせて一緒に移動する．音楽の強弱に合わせた動きで一緒に空間を移動する．
楽器あそび	音楽に合わせて楽器を振る，叩くなど，音を出す動作を促す．
鑑賞あそび	さまざまな種類の音，自然音，人の声などを生で，もしくは録音された音楽などを一緒に鑑賞する．

表 5-4　前操作期に適した身体が動く音楽あそびの例

ゴー＆ストップあそび	音の高低，強弱，速さに合わせてスキップやジャンプ，身体表現などを行う． 音楽が鳴っている間は身体を動かし，音楽が止まったら動きを止める．
空間認知あそび	スタッフが歌いながら「上」，「下」，「高い」，「低い」などの歌詞に合わせた動作を行い，それを模倣させる．
模倣あそび	対象児の好む動物や登場人物の動きを模倣させながら，音楽に合わせた身体の動きを促す．
楽器あそび	ミュージックパッドなどの足で踏むと音が鳴る楽器を使用したり，部屋のさまざまな場所に楽器を置いて，対象児の粗大運動を誘発する．
リズムによる歌あそび	音楽に合わせてタイミングよく楽器を鳴らすことで，身体運動をコントロールさせる．

表 5-5　具体的操作期に適した身体が動く音楽あそびの例

ダンスあそび	対象児の好む歌の振りを模倣して踊るなど，音楽に合わせた連続した身体運動をする．
リズムによる歌あそび	ボディパーカッションなどのリズムあそびを集団で行う．
楽器あそび	両手に持ったバチで上下左右に置いた打楽器を演奏する． 両手同時あるいは別々に演奏したり，あるいは両手の交差や身体の正中線を越えるような動きをしながら演奏する．
楽器演奏の習得	手指の巧緻性の発達を目的として，ピアノや弦楽器の練習を行う．

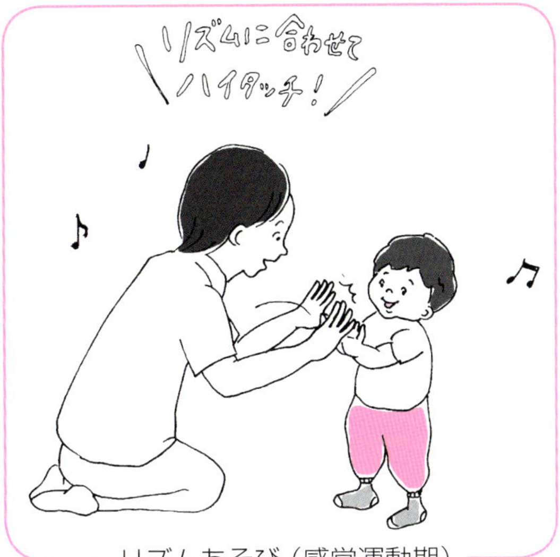

リズムあそび（感覚運動期）

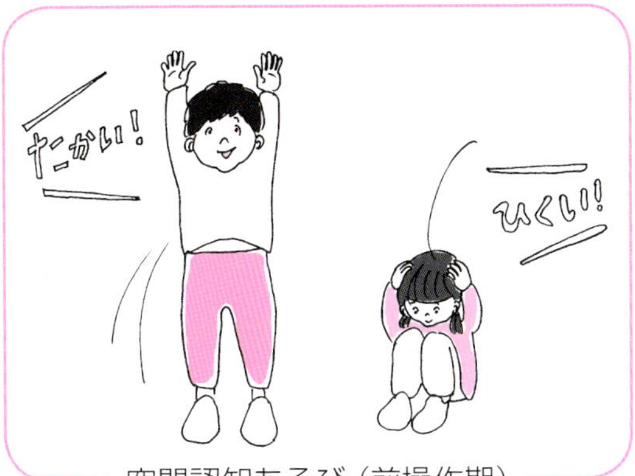

空間認知あそび（前操作期）

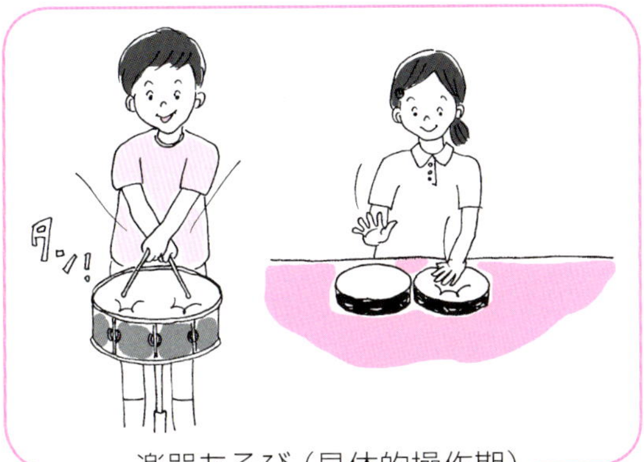

楽器あそび（具体的操作期）

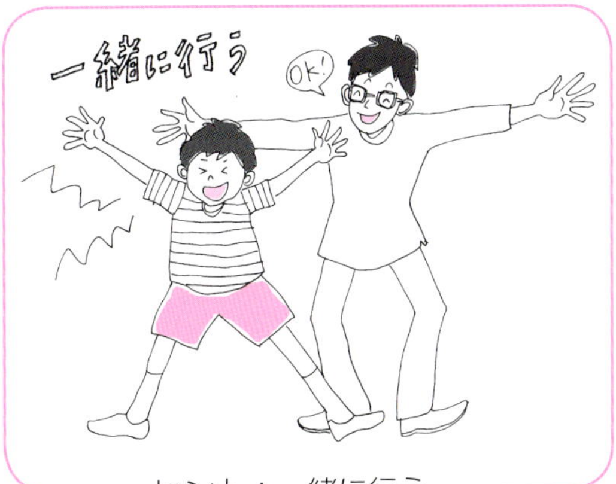

ヒント：一緒に行う

発達段階に応じた身体が動く音楽あそびの例とヒント

4. 声を使った音楽あそび

① 音楽の要素と声による表現

対象児のお気に入りの歌，または発達年齢に相応する歌を歌うことは，声域の広がり，音程の弁別能力の向上，発音の明瞭化，声質の豊かさを促します．

また，リズム，メロディー，フレーズ，強弱といった音楽の要素を通して，意思の表現，言語の伝達や受容，指示に従う練習をすることができます．

② 感覚運動期に適した声を使った音楽あそび（表 5-6）

感覚運動期は，子どもの舌や歯，唇の運動発達にとって大変重要な時期で，これらの発達に伴い，声あそびやバブリングが次第に簡単なリズムの混じった短いメロディーに変化していく場合があります．

この時期には，対象児の自発的な発語に周囲が応えていくことで，発語の回数を促進させます．

③ 前操作期に適した声を使った音楽あそび（表 5-7）

前操作期は，言語と概念の発達が特徴です．言葉によるコミュニケーションが始まり，歌唱活動では音程パターンの模倣も正確になり，歌う部分も長くなります．

④ 具体的操作期に適した声を使った音楽あそび（表 5-8）

具体的操作期は，楽譜が理解できたり，リズムやハーモニーを正しく記憶できるようになり，合唱などの集団による音楽活動が可能になります．練習することで声量や声域も広がり，声による表現の幅も広がります．

⑤ 障がい児と声を使った音楽あそびをする際のヒント

声を使ってあそぶ際に，まず母音を使用して歌ってみたり，音高も高くなく音域が狭い短い歌から始めてみます．子どもの反応を促す歌や，覚えやすいフレーズが何度も反復される歌は好まれる場合が多いので，提供者側は，子どもと向かい合って何度もくり返して歌いかける心の余裕が必要です．発語が難しい対象児であっても，その子どもが発する声を使った音楽あそびを展開していくことも可能です．

また，ノンバーバルな対象児のコミュニケーションの訓練には，表現の手段として楽器を使用すると効果的な場合があります．

表 5-6　感覚運動期に適した声を使った音楽あそびの例

歌いかけあそび	身体接触を伴った音楽刺激は，対象児にとって快刺激として受け止められる．抱っこしてリズムに合わせて揺れながらアイコンタクトを取り，やさしく歌いかける．
手あそび歌あそび	手あそび歌を行うことで，対象児に感覚的な刺激を提供する．
声まねあそび	対象児の出した声をスタッフが模倣したりその逆をすることで，自発的な発語を促す．
物語歌あそび	絵本などを読み聞かせながら，登場人物ごとに声を変えたり，物語に合った歌を歌う．
鑑賞あそび	美しい歌声の生演奏，録音された音楽などを一緒に聞く．

表 5-7　前操作期に適した声を使った音楽あそびの例

即興歌唱あそび	自由に即興的に歌っている児童を励ましながら，可能であればコラボレーションをする．
物まねあそび	動物や乗り物などの音まねをしながら一緒に歌う．
歌唱あそび	覚えやすくて繰り返しの部分がある既成の歌の一部や，繰り返しのフレーズを一緒に何度も歌う．
反応を促す歌いかけあそび	名前を呼ばれたら「はい」と返事をするという内容の歌を歌って反応を促す．
動作歌あそび	日常生活の動作などが歌詞に含まれた歌を歌いながら練習し，身についた動作を般化させる．
物語歌あそび	絵本などを一緒に見ながら繰り返すフレーズを一緒に読んでみたり，ストーリーに合った歌を一緒に歌う．

表 5-8　具体的操作期に適した声を使った音楽あそびの例

歌唱あそび	楽譜のとおりに歌ったり，提示されたフレーズを再生したりする．芸術性を目的とした活動もある．
リズムによる歌あそび	ボイスパーカッションなどのリズムによる歌あそびを集団で行う．

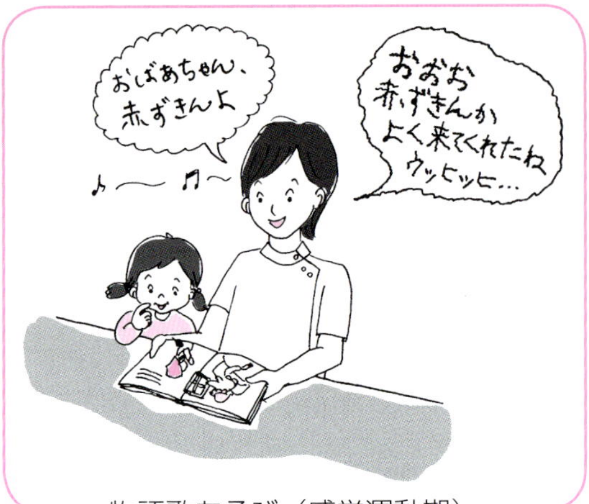

物語歌あそび（感覚運動期）

登場人物ごとに声を変えたり，物語に合った歌を歌う

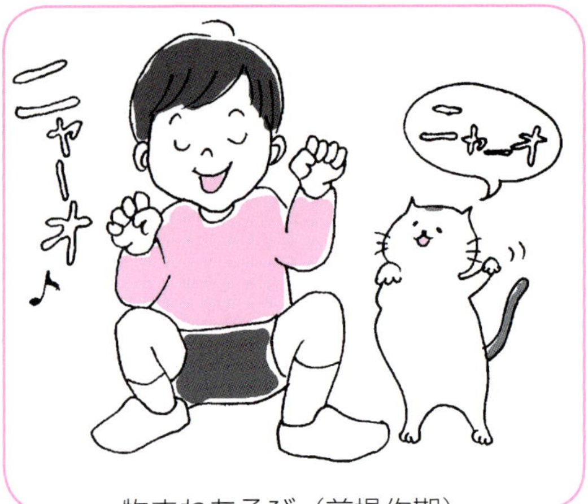

物まねあそび（前操作期）

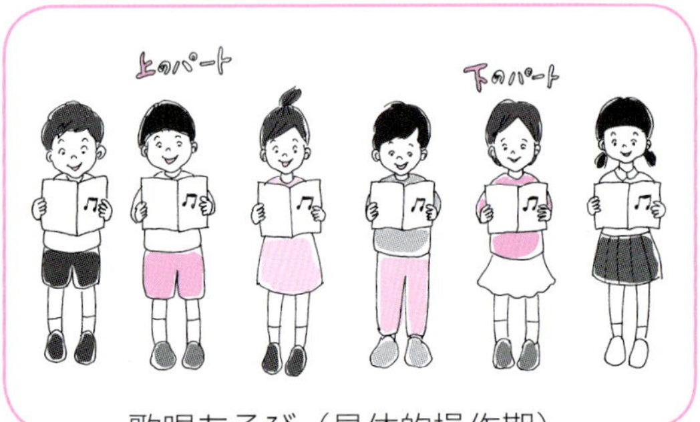

歌唱あそび（具体的操作期）

楽譜やフレーズを再生する

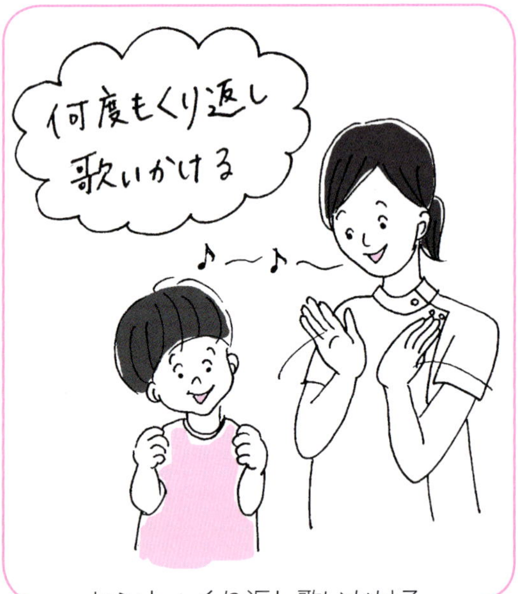

ヒント：くり返し歌いかける

発達段階に応じた声を使った音楽あそびの例とヒント

5. 知恵を育む音楽あそび

① 音楽あそびと知恵の育成

好きな歌の歌詞によって言葉を覚えたり，その歌のリズムに合わせて楽器を演奏したり身体を動かしたりと，音楽あそびでは楽しみながらいつの間にか子どもたちの知恵も育まれていきます．

対象児が就学年齢になると，学校で学習するために必要な３つの技能として，集中力，指示に従う能力，そしてアイコンタクトが重要になります．それらの技能を身につけることを目標に，対象児が好む音楽活動を利用しながら就学前技能を取得していきます．

② 感覚運動期に適した知恵を育む音楽あそび（表 5-9）

感覚運動期のレベルの対象児には，聴覚刺激を中心としたさまざまな感覚刺激を与える音楽あそびを提供します．さまざまな種類の音を使った音楽あそびの経験は，将来の音を聞き分ける能力を育みます．

③ 前操作期に適した知恵を育む音楽あそび（表 5-10）

感覚運動期で経験したことを，言葉を使用しながら学習する時期が前操作期です．この時期のレベルの対象児は，さまざまな概念も言語として把握していきます．

④ 具体的操作期に適した知恵を育む音楽あそび（表 5-11）

具体的操作期は，論理的な思考の発達による楽譜の理解，リズムやハーモニーの理解が可能になる時期です．

⑤ 障がい児と知恵を育むことを目的とした音楽あそびをするときのヒント

対象児にとってさまざまな経験のすべてが知恵としてインプットされます．楽しい経験は何度もくり返したがる子どもにとって，音楽あそびは適切な学習媒体と考えられます．対象児の好みを充分に把握したうえで，親しみのある素材と学習内容をバランスよく組み合わせて，興味をひくようにします．活動内容は短時間にし，子どもにわかるように明確に提示します．

表 5-9　感覚運動期に適した知恵を育む音楽あそびの例	
予測と結果あそび	予測と結果が含まれる歌をスタッフと歌いながらあそぶ．物の永続性などを養う．例）『いないいないばー』，『何かな？　○○でした』
音あてあそび	対象児の見えないところで音を出して，その音源を探させる．
リズムによる歌あそび	スタッフと一緒に手を叩いたりさまざまな楽器を鳴らす．手の操作性の向上や目と手の協調性の訓練につながる．
楽器あそび	スタッフの指示に従ってさまざまな音色や色彩の楽器を，音高，音量，リズムを変えて鳴らす．音の弁別能力向上の訓練につながる．

表 5-10　前操作期に適した知恵を育む音楽あそびの例	
音あてあそび	いくつかの楽器を鳴らして，その音源を探させたり，楽器の名前を答えさせる．音の高低やリズムを識別するあそびは聴覚の微調整機能を促進する．
音楽による分類あそび	音楽の要素（リズム，メロディや音の高低など）やさまざまな楽器を利用して，同じ色，形の楽器を選んだり，同じリズムやメロディなどを当てる活動から，色，形，数，対比，形状などの概念を学習する．
概念の学習と音楽あそび	例えば種をまいたら芽が出る，などの事象の時間的関連や空間的関連などを，歌唱や楽器活動，身体活動を経験しながら学習する．

表 5-11　具体的操作期に適した知恵を育む音楽あそびの例	
聴覚記憶あそび	短音の模倣からはじめ，次第に長い音やフレーズ，リズムなどを模倣させる．
学習内容と音楽あそび	馴染みの曲のシンプルな旋律に学習の内容をのせて歌う．学習内容の記憶が促進されるといわれている．
合唱，合奏あそび	楽譜のとおりに歌ったり，楽器を演奏したり，また，集団による音楽活動において自分の担当のパートをしっかりと記憶して再現する．こうした経験により，達成感とともに審美的な満足感も味わうことが可能になる．

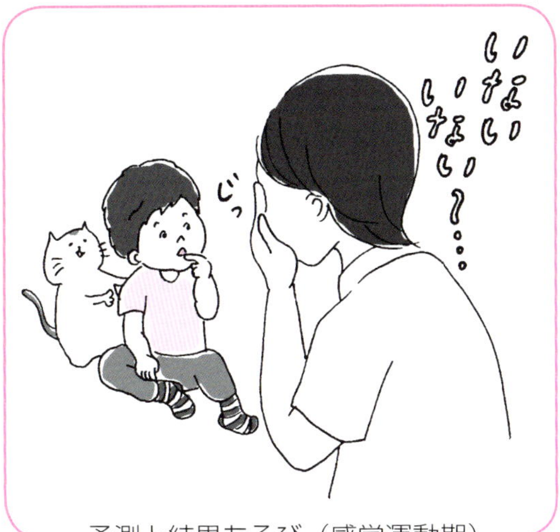

いない
いない～…
じっ

予測と結果あそび（感覚運動期）

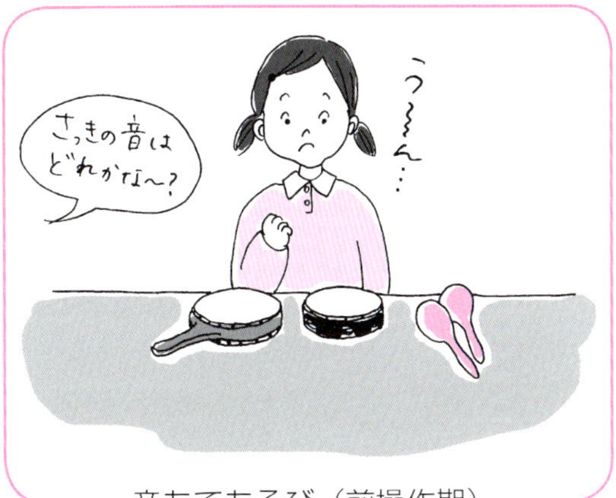

さっきの音は
どれかな～？
う～ん…

音あてあそび（前操作期）

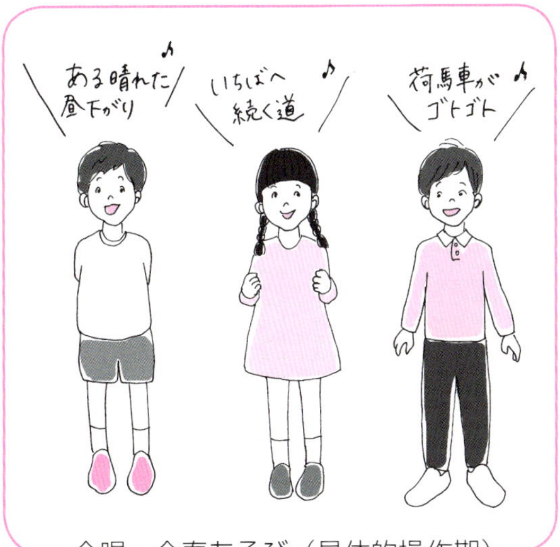

ある晴れた
昼下がり
いちばへ
続く道
荷馬車が
ゴトゴト

合唱，合奏あそび（具体的操作期）

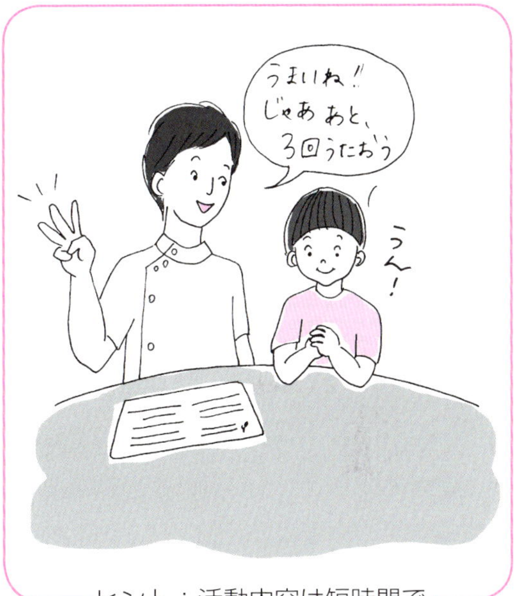

うまいね!!
じゃあ あと，
3回うたおう
うん！

ヒント：活動内容は短時間で

発達段階に応じた知恵を育む音楽あそびの例とヒント

6. みんなであそべる集団での音楽あそび

① 集団活動への参加と音楽あそび

障がいや疾病によっては，限られたメンバーとしか接触できない対象児も少なくありません．しかし，発達の過程において，同年代の子どもと活動を共にすることは対象児の社会性の向上においても大変重要です．音楽あそびでは，それぞれの対象児に適した音楽活動を，集団活動として楽しみながら経験することが可能になります．こうした柔軟性は音楽活動の特徴のひとつです．

② 前操作期に適した集団での音楽あそび（表 5-12）

子どもたちに社会性が芽生えてくるのが前操作期です．この段階の子どもは自己中心的活動（パラレルプレイ）から，指示に従う，順番を守る，物を共有する，協力するという社会的行動へ移行しはじめ，音楽活動の中にもそうした行動が見られるようになります．

③ 具体的操作期に適した集団での音楽あそび（表 5-13）

具体的操作期の段階の対象児は，共同活動に興味を感じ出す時期であるため，合唱や合奏などの集団音楽活動が適しています．

④ 障がい児と集団で音楽あそびをするときのヒント

他者の介入が苦手な障がい児でも，好みの音楽や楽器を媒介とした場合に，集団での音楽あそびへの参加が可能になる場合があります．注意点としては，アセスメントをしっかりとして対象児の鋭敏な感覚や儀式的行為，潜在的な問題行動を刺激しないよう配慮することです．

グループメンバーの発達レベルに差があっても，スタッフが工夫してそれぞれの対象児が自分のできる技能レベルで参加し，楽しみながら集団活動を経験できるようにします．音楽あそびを共有する経験は，メンバー同士が関心を持ち合い，お互いの信頼関係の構築につながっていく機会となり得ます．

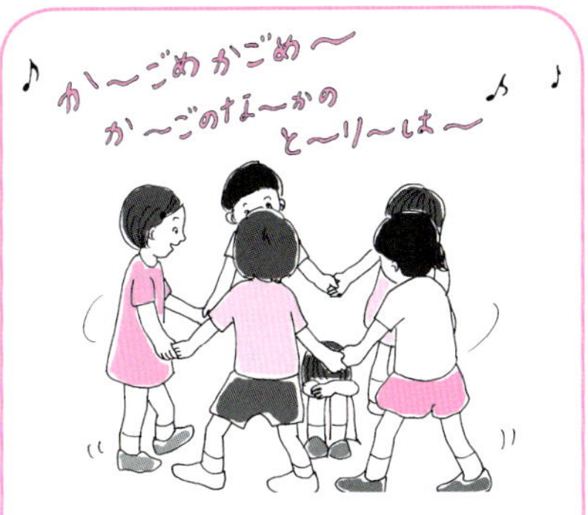
か〜ごめかごめ〜
か〜ごのな〜かの
と〜り〜は〜

伝統的な音楽あそび
（前操作期）
和やかな雰囲気づくりが
可能になる

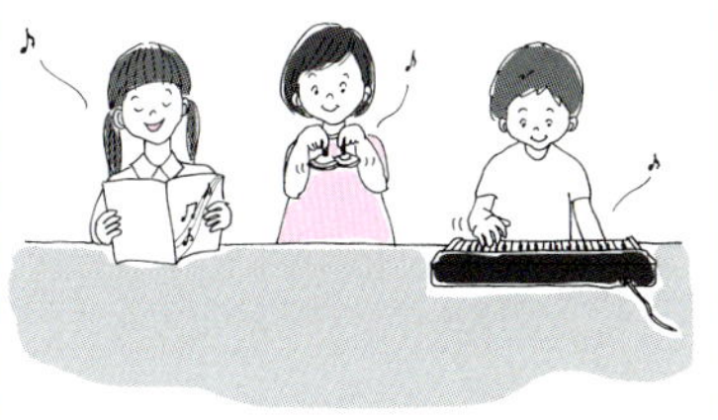

合唱・合奏あそび
（具体的操作期）
ハーモニーを楽しみ，満足感
や達成感を経験する

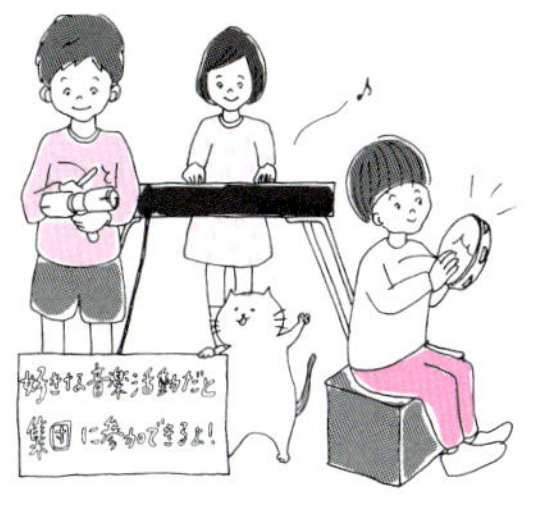
好きな音楽活動だと
集団に参加できるよ!

ヒント：音楽あそび
では好みの音楽や楽
器を用いる

発達段階に応じた集団での音楽あそびの例とヒント

表 5-12　前操作期に適した集団での音楽あそびの例

挨拶歌あそび	歌や楽器演奏のタイミングに合わせて，自分の挨拶の順番がきたらグループのメンバーに挨拶をする．順番を待つといった時間的関係を経験する．
伝統的な音楽あそび	『かごめかごめ』など，地域でよく知られている伝統的な集団音楽あそびがあれば，メンバー全員で行う．和やかな雰囲気づくりが可能になる．
順番歌あそび	音楽の枠組みの中でメンバーがひとりずつ順番に楽器を演奏したり身体を動かす．自分の順番での表現による自尊心の向上やメンバーの名前を呼んだり行動に注目する機会を提供する．
楽器による会話あそび	スタッフとメンバーとでやメンバー同士で，声や楽器で会話するかのように交互に演奏をする．子どもの相手に伝えたいという意欲を引き出す．
模倣あそび	音楽に合わせてメンバーの身体運動を模倣したり，お互いハイタッチをしたり，一緒にポーズをとったり手をつないだりする．

表 5-13　具体的操作期に適した集団での音楽あそびの例

リーダーあそび	ひとりずつ交替でリーダーになり，グループメンバーに対して歌や楽器演奏のゴーやストップなどの指示を出す．リーダーの役割を経験することを目的とする．
合唱・合奏あそび（即興）	即興で歌ったり楽器を演奏したりする．満足感や開放感を経験しやすい．
合唱・合奏あそび	自分が担当するメロディーや楽器を楽譜のとおりに歌ったり演奏する．他者との合唱や合奏ならではのハーモニーを楽しみ，満足感や達成感を経験する．
演奏あそび	即興や既成の曲を人の前で演奏する．自尊心の向上につながる．

7. 脳性麻痺児と音楽あそび

① 脳性麻痺とは

脳性麻痺の一般的な定義は，「受胎から新生児期（生後４週間以内）までに生じた，脳の非進行性病変にもとづく永続的な，しかし変化しうる運動および姿勢の異常である．その症状は満２歳までに発現する．進行性疾患や一過性運動障害，または将来正常化するであろうと思われる運動発達遅延は除外する（厚生省脳性麻痺研究班，1968年）」とあります（田原，2014）．運動や姿勢以外に言語や知覚・感覚等にも障がいが現れることが少なくありません．

② 脳性麻痺児の特徴

障がいの種類によって個人差がありますが，歩行動作において筋緊張やバランスの悪さ，筋コントロール能力の欠落などがみられます．また，知的な障がいや感覚器の障がいなどを重複して抱えている場合も少なくありません．

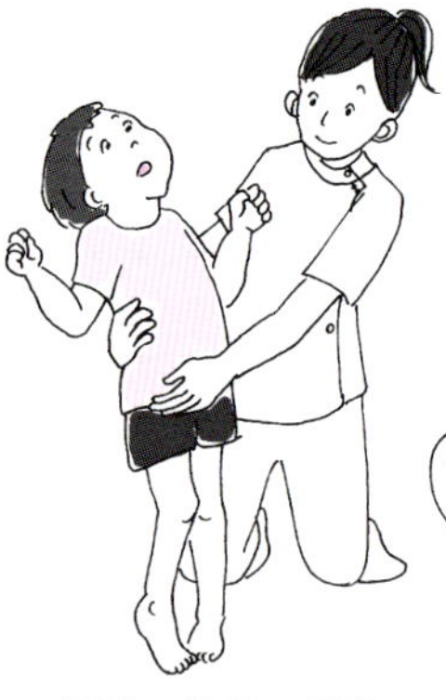

運動・姿勢の異常

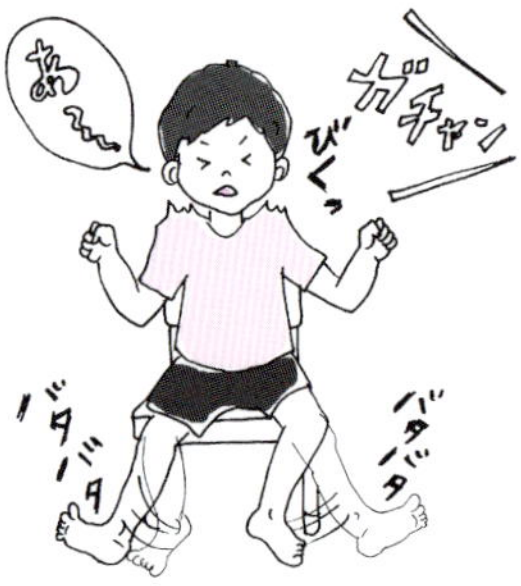

知覚・言語感覚の障がい

③ 脳性麻痺児に対する音楽あそび

脳性麻痺児が抱えるさまざまな問題点の改善は，教育，リハビリテーション，発達という３つの領域について，それぞれの専門職が連携しながら目標を設定して関わることが求められます．音楽あそびはそれぞれの目標達成のための，主体的および補足的な活動として活用することができます．

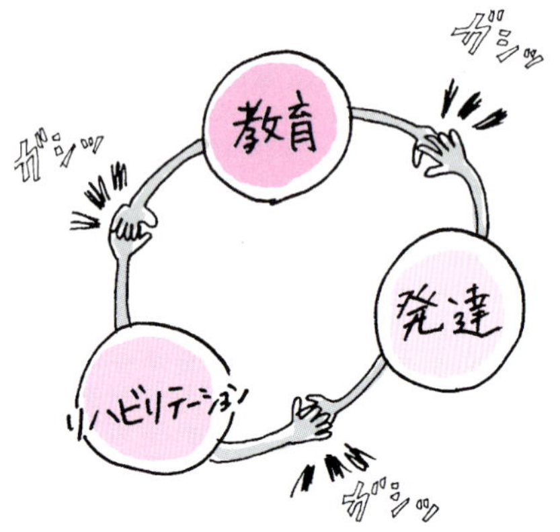

④ 運動技術の訓練と音楽あそび

運動技術の訓練に対象児が好む音楽を取り入れることで，対象児の緊張が緩和し楽しく参加することができます．対象児の訓練に対するモチベーションを上げるのにも有効です．

ゆったりとした音楽に合わせてストレッチをしたり，リズムに合わせて身体部位を動かしたり，粗大な動きを必要とする楽器演奏がそのまま訓練になる場合もあります．訓練内容に合わせて提供する音楽を選択します．訓練の流れを歌詞にして歌いながら実施すると，訓練の終わりを予期することができるために，対象児に安心感を与えることができます．

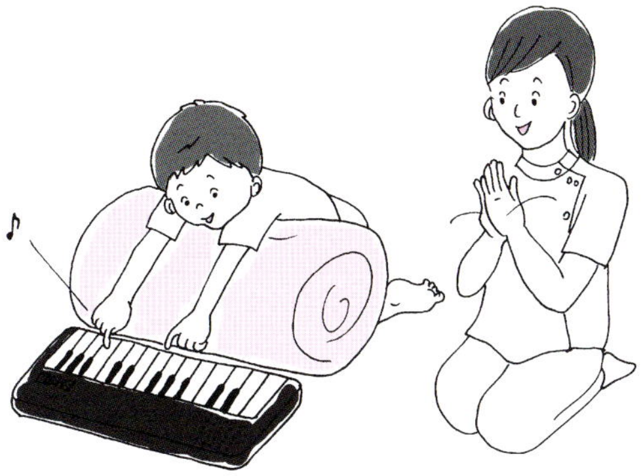

運動技術の訓練に音楽を取り入れる

⑤ コミュニケーション技術の訓練と音楽あそび

音楽がもつ音高，リズム，強弱は言語訓練にも応用可能です．非言語的コミュニケーションの訓練では，楽器による会話あそび（表 5-13，73 頁）のような楽器演奏を利用した音楽あそびが効果的です．

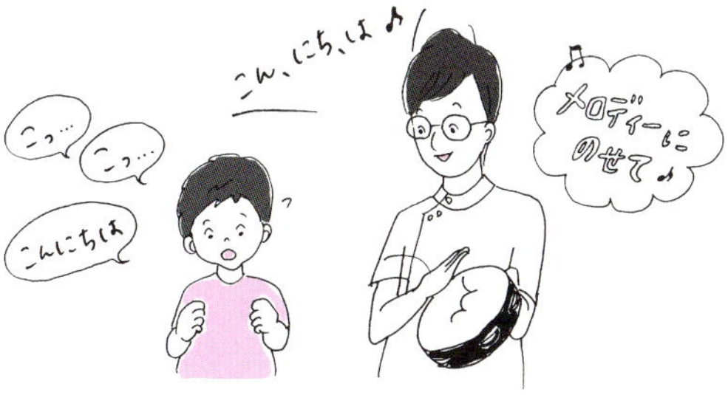
こんにちは♪
こっ…
こっ…
こんにちは
メロディーにのせて♪

音楽のリズムに合わせて言語訓練

⑥ 認知機能の訓練と音楽あそび

好みの歌を覚えたり，リズムを刻んだりすることは認知機能の訓練にもなります．また，「5．知恵を育む音楽あそび」（69 頁）で述べているように，音楽あそびには記憶を助ける効果も見込まれます．

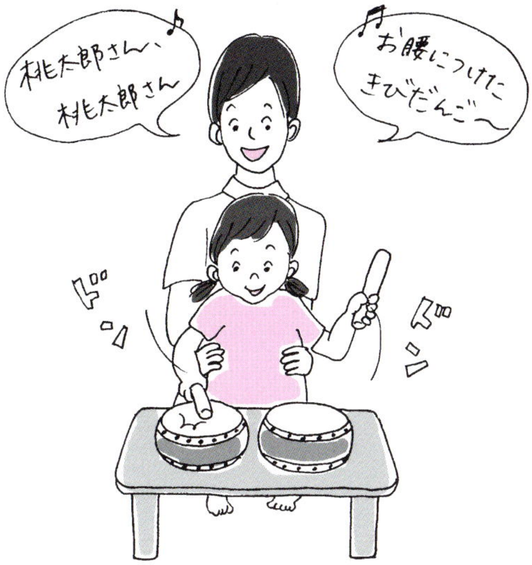
桃太郎さん、桃太郎さん♪
お腰につけたきびだんご〜

音楽に合わせてリズムを刻む

⑦ 社会性の向上と音楽あそび

「6．みんなであそべる集団での音楽あそび」（72 頁）で述べたように，対象児ができることに注目してそれを活かせるように楽器の演奏方法を工夫したり，楽曲をアレンジしたりすることによって，集団音楽あそびでの演奏も可能となります．メンバー同士が，お互いの演奏のやりとりを楽しむことを通して社会性の向上を促します．

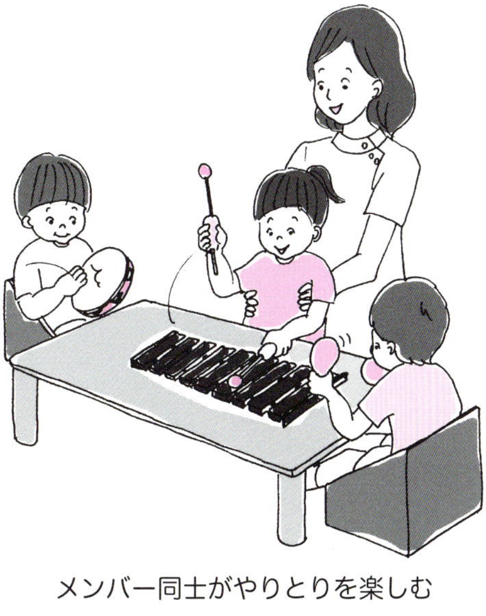

メンバー同士がやりとりを楽しむ

8. 注意欠如／多動性障害（ADHD）児と音楽あそび

① 注意欠如／多動性障害（ADHD）とは

ADHD（Attention-Deficit/Hyperactivity Disorder）とは，「年齢あるいは発達に不釣り合いな注意力，及び／又は衝動性，多動性を特徴とする行動の障害で，社会的な活動や学業の機能に支障をきたすものである（出典：文部科学省　ホームページ）」と定義されます．不注意優勢型，多動性－衝動性優勢型，混合型に分類されます．

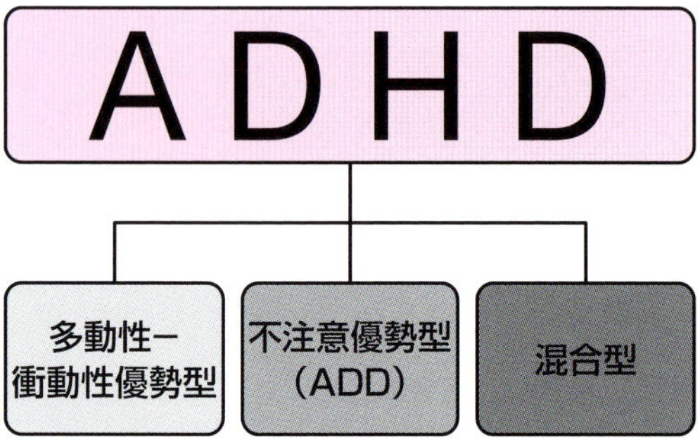

② ADHD児の特徴

ADHD児の特徴として，うっかりミスといった「不注意」，一時もじっとしていなくて動き回る「多動性」，欲求に従って行動してしまう「衝動性」やセルフコントロールの欠如などが挙げられます．一方で，ゲームや漫画といった興味があることについては，のめりこむ傾向がみられる場合もあります．

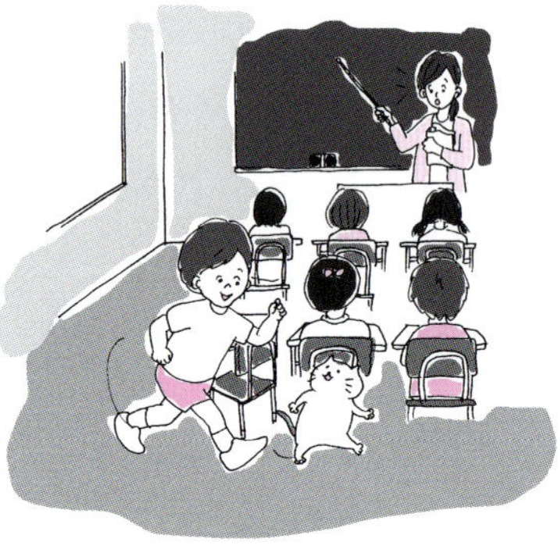

多動性

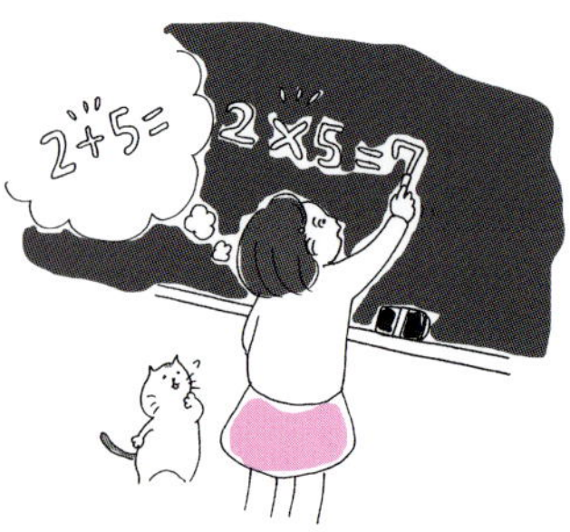
2+5=
2×5=7

不注意

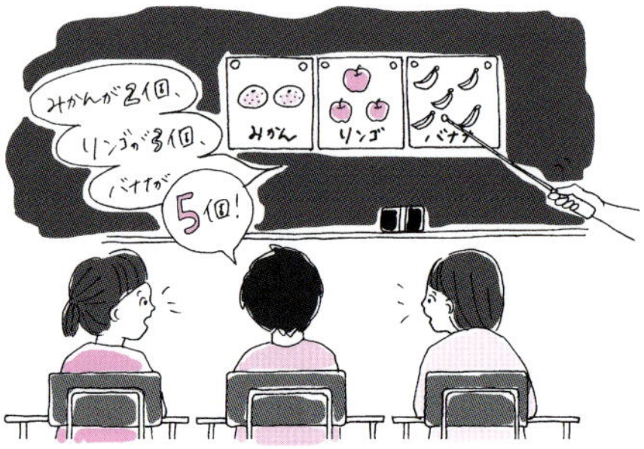
みかんが2個、
リンゴが3個、
バナナが
5個！
みかん
リンゴ

衝動性

③ ADHD 児に対する音楽あそび

ADHD 児が抱える「じっとしていられない」といったさまざまな問題行動の改善を目的に，音楽あそびを利用することがあります．音楽あそびを通して少しずつ自分の行動が変化するのを感じるようになると，問題行動により注意を受けることばかりが多かった ADHD 児は有能感を得ることができるでしょう．周囲の反応も変わります．

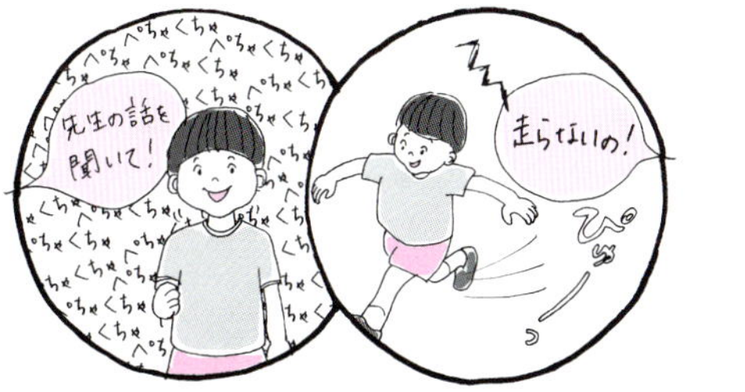
先生の話を聞いて！
走らないの！

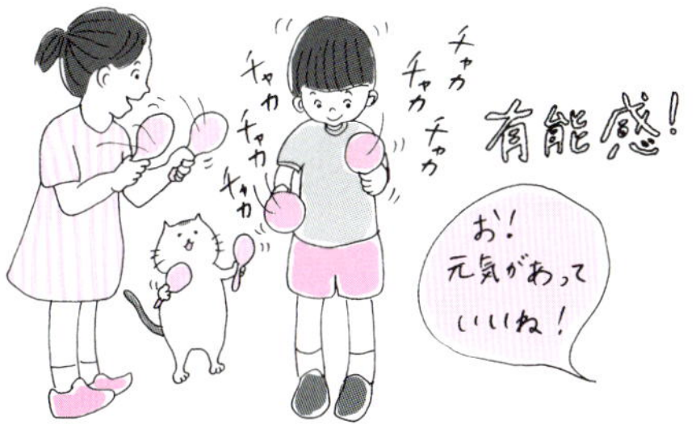
有能感！
お！元気があっていいね！

④ 参加時間と音楽あそび

対象児が音楽や楽器に興味がある場合は，わかりやすいルールで，比較的短時間で達成感が味わえる，「ゴー＆ストップ」のようなエネルギーレベルの高い活動を繰り返し提示してみます．ADHD 児は見通しのよい活動のほうが積極的に参加する傾向にあります．エネルギーの発散を伴った連続的な成功体験は，快の刺激として受け入れられます．気に入った音楽あそびは，少しずつ難易度を上げたり活動時間を延ばすなどして段階づけていきます． 段階づけを行うことで集中力の向上が期待でき，同時に落ち着いた場面の増加も見込むことができます．

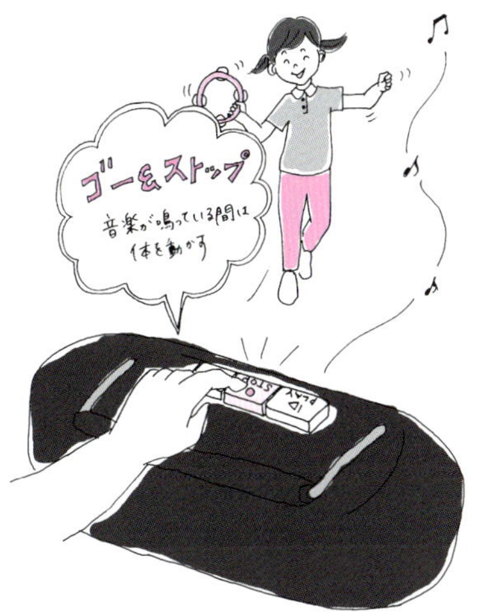
ゴー＆ストップ
音楽が鳴っている間は体を動かす

短時間で活動性の高いあそび
徐々に時間を延長する

⑤ 集団活動と音楽あそび

ADHD 児の多くは集団になじみにくいといわれています．その原因のひとつとして，周囲からの否定的な対応による自尊心の低下があります．集団による即興的な音楽あそびなどは，失敗を恐れることなく参加できるため，対象児に開放感や満足感を与え，集団活動の楽しみを経験させることができます．また，得意な活動を取り入れることにより，参加意欲の向上も期待できます．対象児が活動に慣れてきたら，他のメンバーとのやりとりの場面を少しずつ増やしていき，お互いの信頼性を高めます．

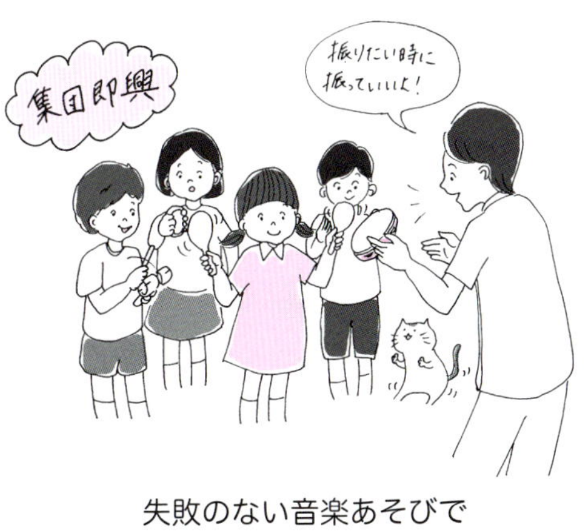
集団即興
振りたい時に振っていいよ！

失敗のない音楽あそびで
集団活動の楽しみを経験する

9. 学習障害（LD）児と音楽あそび

① 学習障害（LD）とは

LD（Learning Disability）とは，「基本的には全般的な知的発達に遅れはないが，聞く，話す，読む，書く，計算する又は推論する能力のうち特定のものの習得と使用に著しい困難を示す様々な状態を指すものである（出典：文部科学省　ホームページ)」と定義されます．主に言語性LD，非言語性LD，ADHDのような多動性が見られるLDに分類されています．障害は読字障害，書字障害，算数障害に分類されます．

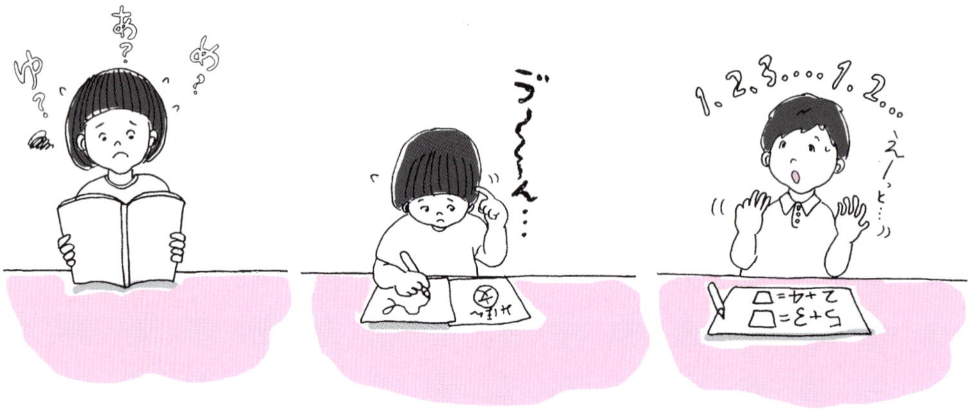

読字障害　　書字障害　　算数障害

学習障害の分類

② 学習障害（LD）児の特徴

LD児の特徴として，特定の能力の習得と使用の困難による学業の不振が挙げられます．そのために自信の喪失や無力感，劣等感といった二次的な心理問題を抱えている対象児も少なくなく，不登校などの原因のひとつであるともいわれています．

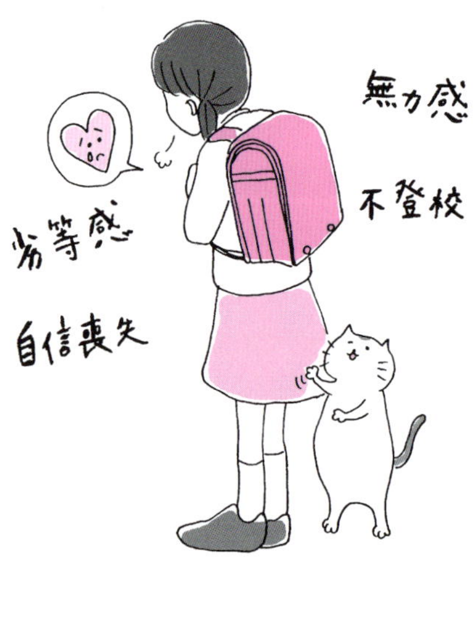

③ LD 児に対する音楽あそび

LD 児が抱える学習活動における問題の緩和や，集団における自尊心の向上を目的とした音楽あそびが可能です．多動性がみられる LD 児に対する音楽あそびは，前出の「8．注意欠如／多動性障害（ADHD）児と音楽あそび」（76 頁）を参考にしてください．

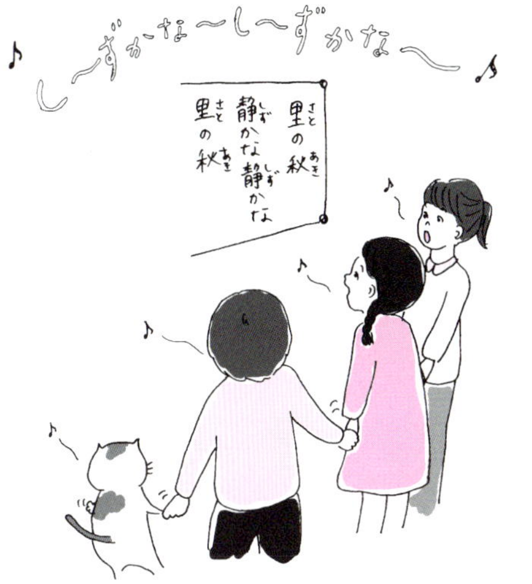

集団あそびによる障がいの改善や自尊心の向上

④ 学習活動と音楽あそび

前述したように，対象児の好む音楽素材を利用しながらの学習活動は，学習の習得に効果が見込めます（「5．知恵を育む音楽あそび」69 頁参照）．音楽を動機づけとして使用したり，集中力が上がるような音楽素材を提供したり，音楽あそびによる学習をスモールステップですすめていきます．指示どおりにできた際に強化刺激として音楽を提供するなども効果的です．LD 児が抱える問題点は対象児それぞれに特徴があるため，音楽の素材が効果的に使用できるかどうかを個々にしっかりとアセスメントしたうえで導入することが重要です．

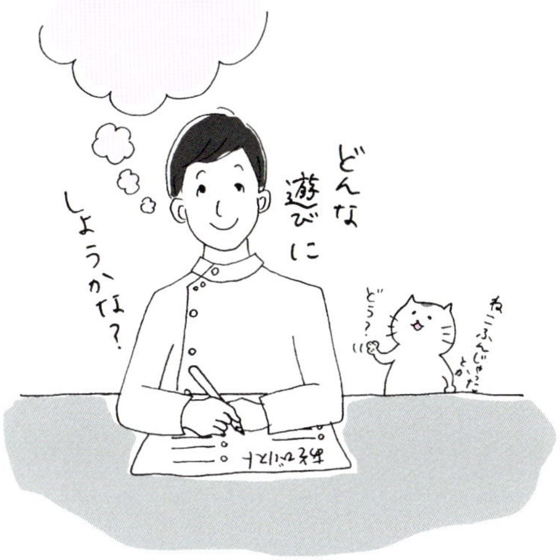

音楽あそびを利用して
学習の習慣・集中力・動機づけを改善

⑤ 自尊心と音楽あそび

LD 児の多くが抱えている低い自尊心の問題に対しては，ADHD 児への対応と同様に，即興的な音楽あそびが適しています．即興では失敗を恐れることなく参加できるため，開放感や満足感といった経験が見込まれます．また，対象児の得意な活動を取り入れることによる成功体験の増加によって，音楽あそび以外の活動に対する参加意欲の向上なども期待できます．

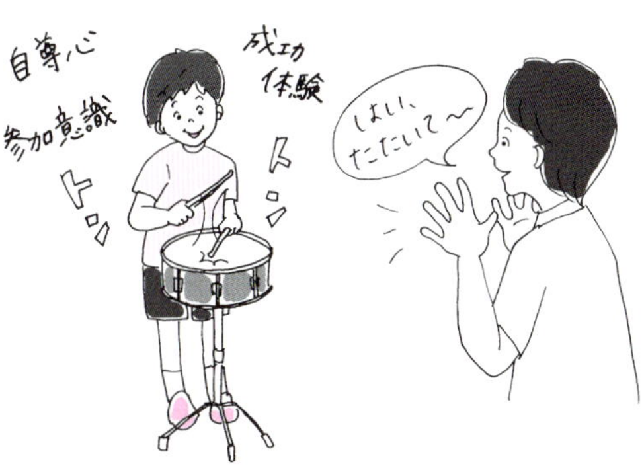

10. 障がい児に対する音楽あそびの実践上の心構え

① 対象児に適切な音楽素材を選択する

対象児の発達年齢をしっかりと見極めたうえで適切な音楽素材を選択することによって，音楽活動を通した対象児の変化が期待できます．対象児によっては，音質や音量などにはっきりとした好き嫌いがある場合があるので，実施前の音楽の嗜好についてのアセスメントは大変重要です．

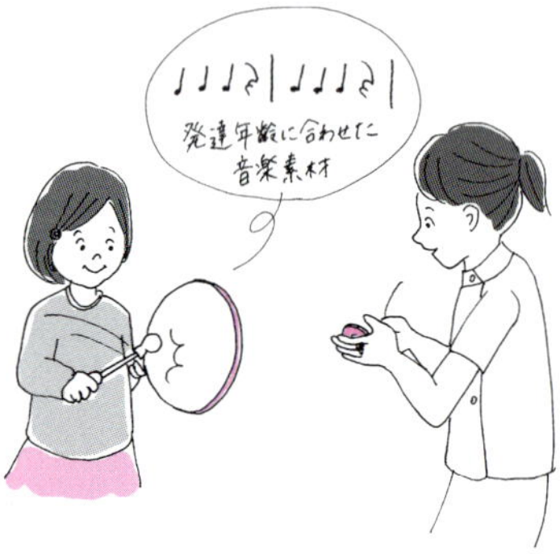
発達年齢に合わせた
音楽素材

音楽素材は発達年齢に合わせる

② 楽器の音色・音量に注意する

障がい児には聴覚の過敏な子どもも少なくないため，使用する楽器の音色や音量には注意します．また，安全で丈夫な楽器を使用することも重要な点です．

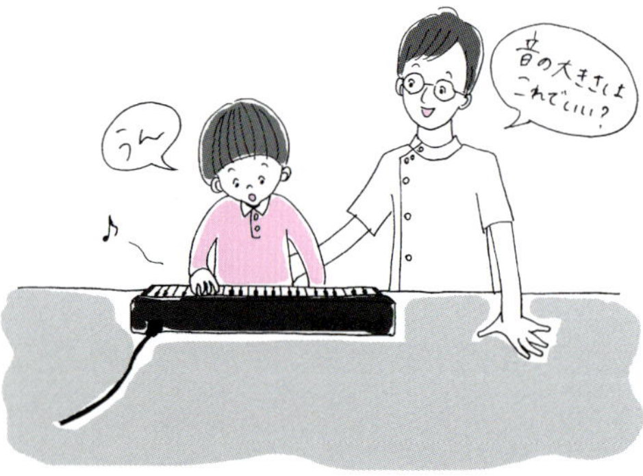
うん
音の大きさは
これでいい?

楽器の音色や音量に注意する

③ 視覚教材を効果的に使用する

音楽あそびでは対象児の活動内容への集中力の向上や理解を深めるために，視覚教材を適宜利用します．歌詞の内容に色や形があれば，その色や形の実物を提示したり，乗り物や動物があればその絵や写真などを使用した音楽あそびは，特に視覚優位の対象児には大変有効です．

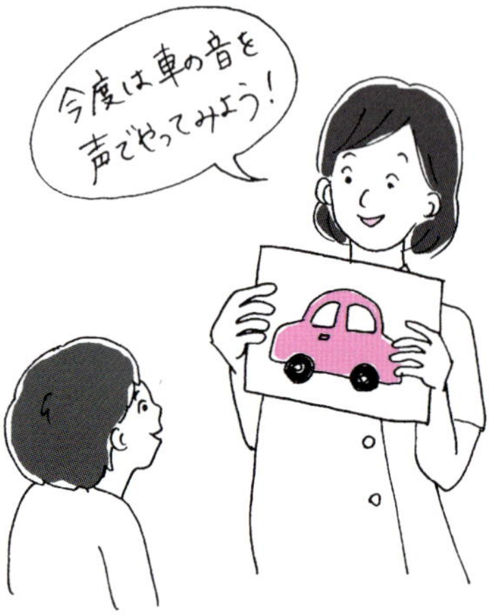
今度は車の音を
声でやってみよう!

④ 対象児に選択の機会を提供する

音楽あそびの中では，できるだけ多く，選択の機会を提供します．対象児本人が選ぶことで集中力やモチベーションが向上します．

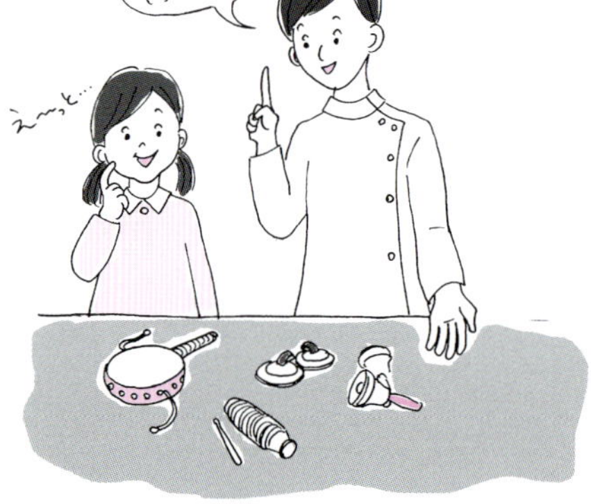
この中だったら
何がしたい?
え〜っと…

⑤ リーダーシップの機会を与える

集団音楽あそびの中で，対象児本人がグループメンバーに指示を出す機会やグループの中心になる機会を経験させてみましょう．

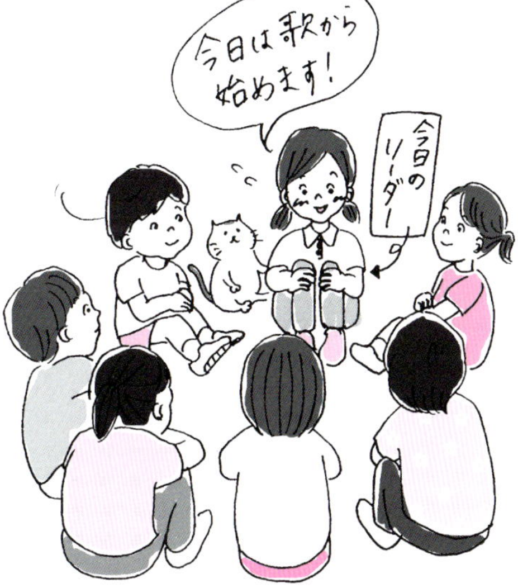
今日は歌から始めます！
今日のリーダー

⑥ 音楽活動の時間枠を決める

集中力の持続時間を考慮しながら，一つの活動の実施時間が長くならないように設定します．

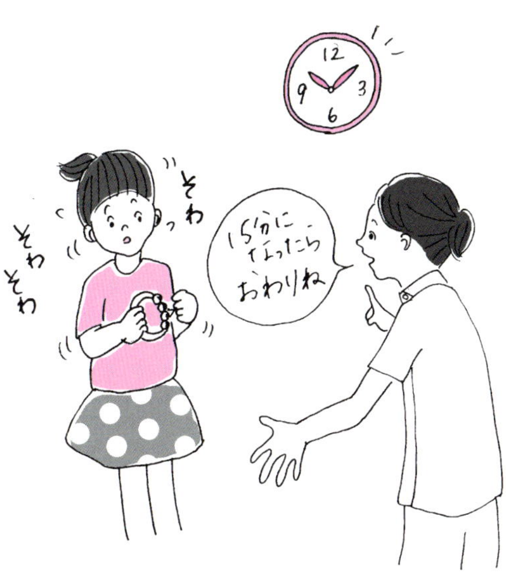
15分になったらおわりね
そわそわ
そわそわ

⑦ 音楽活動の内容と順番を決める

音楽あそびの中で複数の活動を実施する場合は，対象児ができるだけたくさんの種類の音楽経験ができるように計画します．刺激・鎮静や緩急など活動全体のダイナミクスを考えて，活動の順番を決定します．

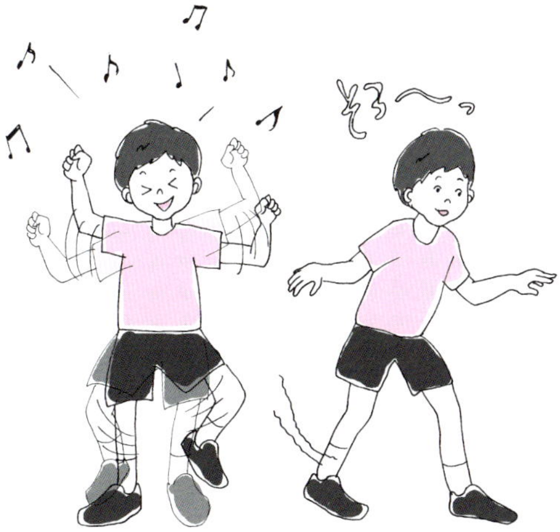
そろ〜っ

刺激的音楽と鎮静的音楽を
組み合わせる

⑧ 対象児のテンション等に合わせる

最初は対象児のもつテンション，リズム，スピードにスタッフが合わせることが重要です（同質の原理）．その後，徐々に目的に合わせてコントロールしながら活動を展開していきます．

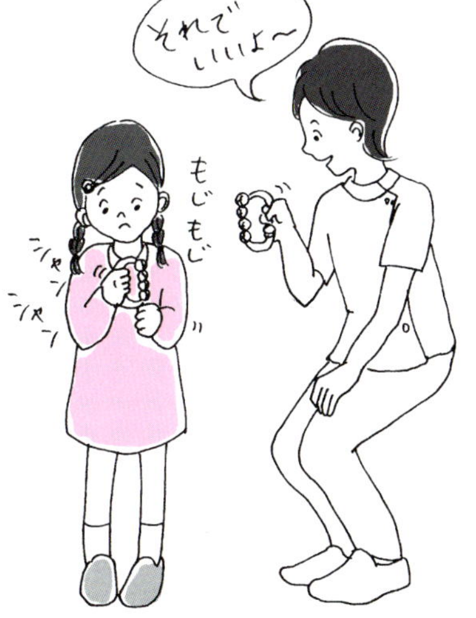
それでいいよ〜
もじもじ

⑨ 指示は短く，具体的なことばで行う

音楽あそびは，音楽によるノンバーバルな指示がたくさんあることが特徴です．したがって，指示は具体的にできるだけ短いことばでが鉄則です．

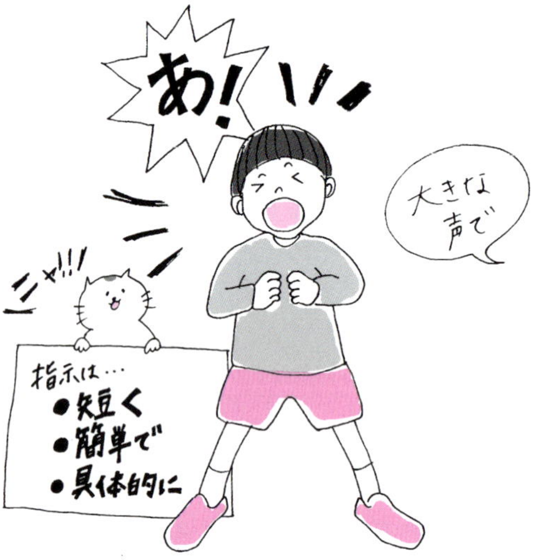
あ!!
大きな声で
ニャ!!!
指示は…
●短く
●簡単で
●具体的に

⑩ 十分な反応時間を与える

音楽あそびの中でできるだけ多くの成功体験が経験できるように，対象児に適した十分な反応時間を与えます．

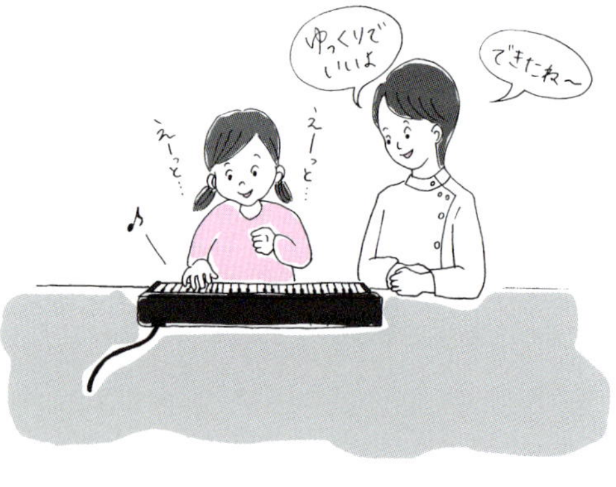
ゆっくりでいいよ
できたね〜
えーっと…
えーっと…

⑪ 強化刺激を提示する

対象児が指示のとおりにできた際には，その対象児にとって適切な強化刺激を，間をあけずにオーバーリアクションでかつ具体的に与えましょう．

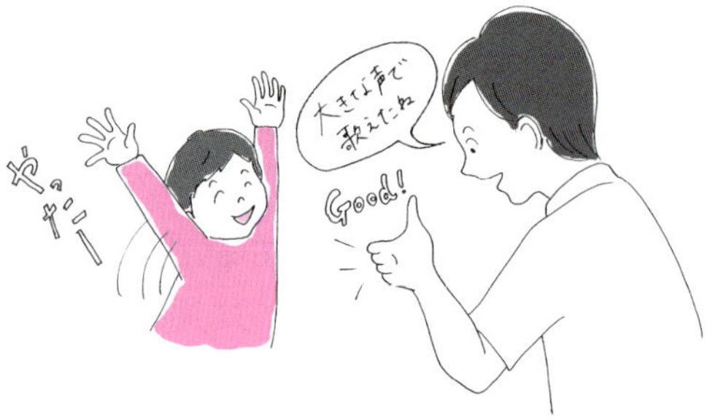
やったー
大きな声で歌えたね
Good!

良い行動はすぐにほめる

⑫ 参加者のノーマライゼーションを大切にする

集団音楽あそびでは，リーダーを含め参加者全員が同じレベルであるという意識がもてるようにサポートすることで，メンバーの一人ひとりがのびのびと活動に参加できるようになります．

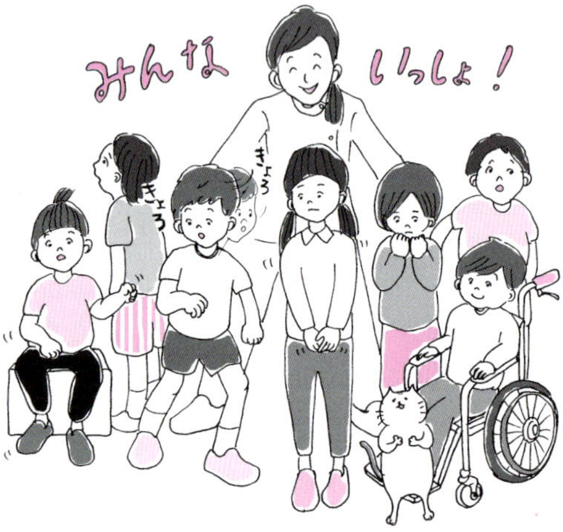
みんないっしょ!

参加者全員が同じレベル

⑬ 音楽の質とスタッフの資質について

スタッフの雰囲気は，活動全体の雰囲気に反映します．したがってスタッフは，対象児がリラックスして自分らしく音楽あそびができるような環境を設定することが重要です．また，対象児の行動に音楽によって柔軟に対応するためにも，スタッフの高い感性と音楽技術が求められます．

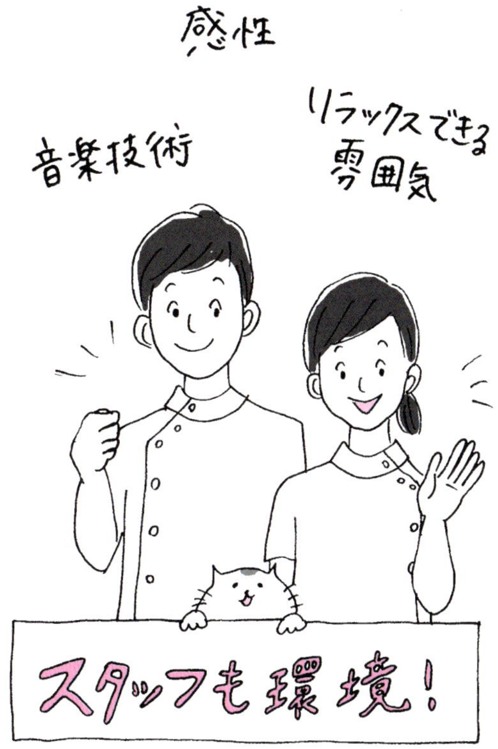

●引用・参考文献

・Davis WB, 他（著），栗林文雄（訳）：音楽療法入門－理論と実践．一麦出版社，2007
・文部科学省ホームページ：www.mext.go.jp/a_menu/shotou/tokubetu/004/008/001.htm（2014年５月15日閲覧）
・昇地勝人，他（編）：障害特性の理解と発達援助 第２版－教育・心理・福祉のためのエッセンス．ナカニシヤ出版，2006
・田原弘幸：A 脳性麻痺の定義．6 脳性麻痺総論．第Ⅱ部運動発達障害．田原弘幸，他（編），細田多穂（監）：小児理学療法学テキスト改訂第２版．南江堂，2014

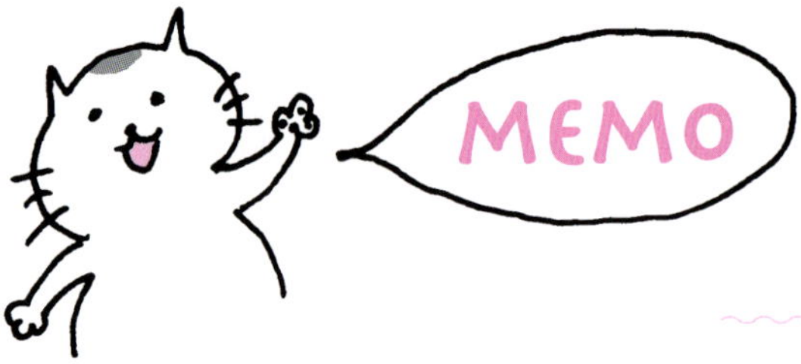
MEMO

第6章　こころの病と音楽

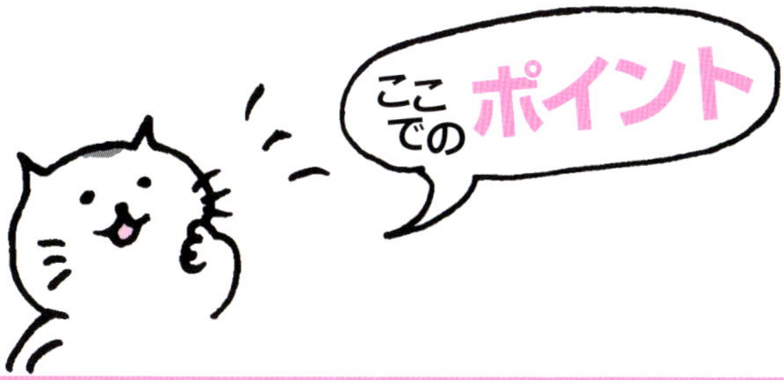

心を病む人に多くみられる特徴として，対人緊張や不安が強い，自己否定感が強い，自信がない，傷つきやすいなどがあります．そのためには，存在そのものを肯定し，気持ちに共感し，安心できる人間関係と環境を提供することが大切です．対象者の音楽の好みだけでなく，疾患の特徴や回復段階を把握したうえで，一人ひとりに合った活動形態や活動内容を考えます．

なお，本章では治療的な関わりが中心となる，医療領域での音楽活動について述べています．

1. こころ病む人と関わるときの心構え

① 存在を肯定する

外見，能力，社会的地位などの doing で自分の価値を判断している人が少なくありません．まずスタッフ自身が，人には存在自体に素晴らしい価値があることを自覚し，無条件に相手の存在を肯定する姿勢が大切です．これは，どれだけ人を受容できるかという自己チャレンジでもあります．

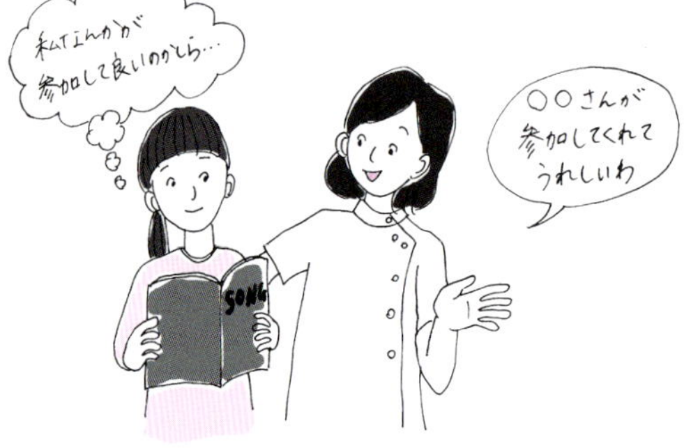

私なんかが参加して良いのかしら…
○○さんが参加してくれてうれしいわ
SONG

② セルフイメージを高める

自信喪失や自己否定感からセルフイメージを下げている人が少なくありません．ポジティブフィードバックに徹し，セルフイメージを高めることが大切です．

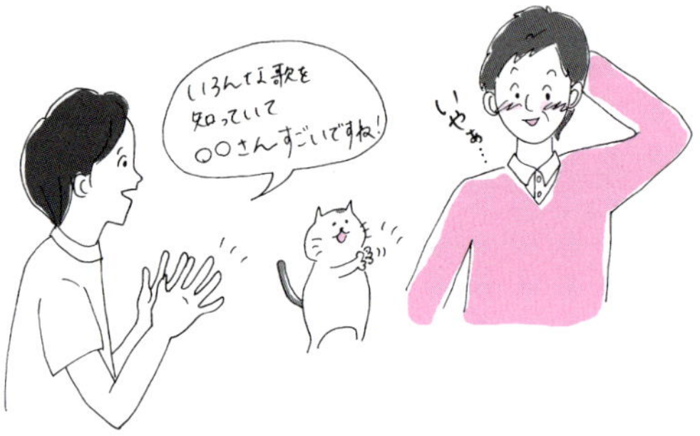

いろんな歌を知っていて○○さんすごいですね!
いやぁ…

③ 気持ちに共感

「誰も私のことをわかってくれない」と感じている人が少なくありません．これは「わかって！」という気持ちの裏返しです．わかろうとする姿勢を示すためには，対象者の言うことを否定せず受け入れ，気持ちに共感することが大切です．発言が事実かどうか，考え方が正しいか間違っているかを問題にするのではなく，気持ちを受け止めます．

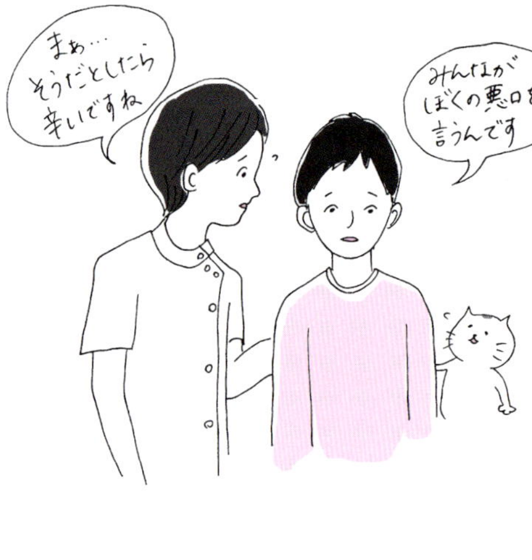

まぁ…そうだとしたら辛いですね
みんながぼくの悪口を言うんです

④ こころの声に耳を傾ける

本音は表出された言葉ではなく，飲み込まれた言葉に宿ることが少なくありません．その人の秘められた思いを知ろうとする姿勢が大切です．

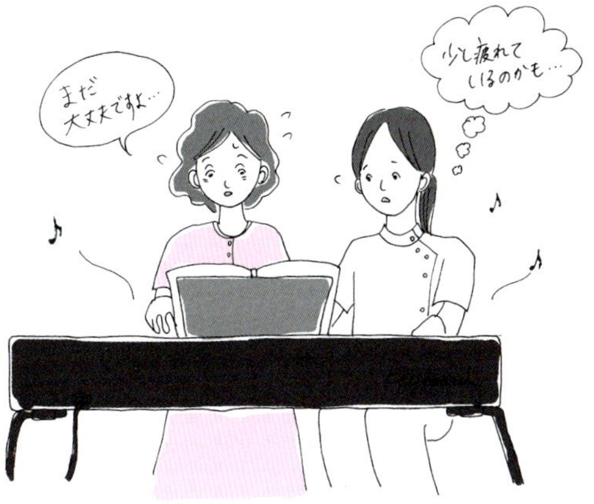
まだ
大丈夫ですよ…
少し疲れて
いるのかも…

⑤ 安心できる場の提供

自分の言動によって人から攻撃されるのではないか，拒否されるのではないかと不安を感じている人が少なくありません．ありのままの気持ちを表出しても，攻撃されたり批判されたりしないと思える安心できる人間関係と環境を作ることが大切です．

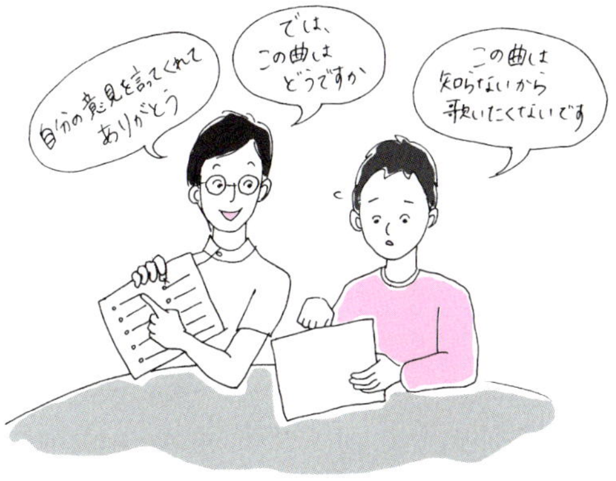
自分の意見を言ってくれて
ありがとう
では、
この曲は
どうですか
この曲は
知らないから
歌いたくないです

⑥ 成功体験の提供

自信や自己効力感を失っている人が少なくありません．失敗体験を回避し，成功体験を積み重ねることが大切です．

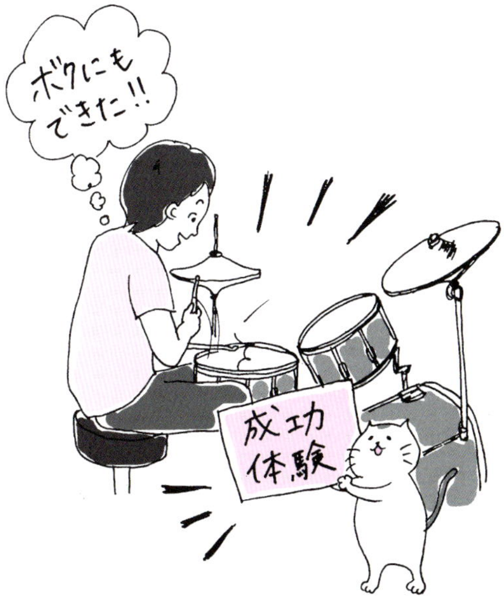
ボクにも
できた!!
成功
体験

⑦ 傷つきやすさへの配慮

ちょっとした言葉にも傷つきやすい傾向があります．スタッフが対象者の言動をつい責めたり批判したりしていないか，問題点ばかりを指摘していないか，上から目線で関わっていないかなど，自らの言動を振り返ることが大切です．

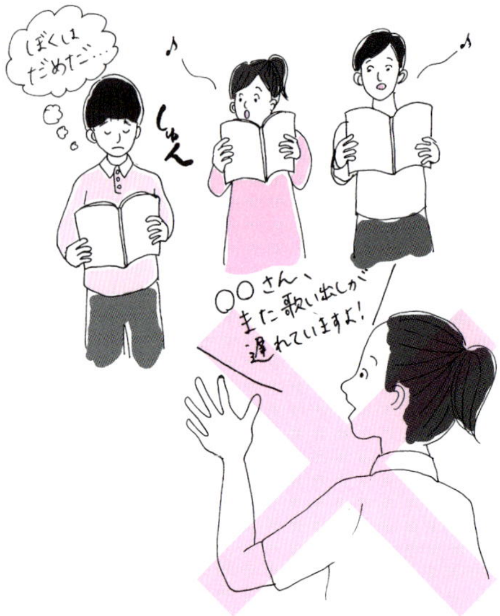
ぼくは
だめだ…
しゅん
〇〇さん、
また歌い出しが
遅れていますよ!

⑧ 回復過程に合わせて

病の回復には，急性期，亜急性期，回復期前期，回復期後期，維持期といった回復過程があります（表 6-1）．回復過程ごとに治療目的は異なります．音楽活動が導入されるのは，通常は亜急性期以降です．

疾患の種類にかかわらず共通して大切なことは，回復過程の初期は負荷がかからないようにし，回復過程が進むにつれて徐々に負荷を増やして，弱点を改善する方向に段階づけをすることです．

表 6-1　回復過程と活動

	急性期	亜急性期	回復期前期	回復期後期	維持期
目的	安静	安心感 衝動の発散 症状の軽減 生活リズムの回復	身体感覚の回復 楽しむ体験 現実検討	達成感の獲得 自信の回復 適応力向上	QOL の向上 余暇の充実 仲間との交流 地域との交流
形態		個人	集団	集団	集団
活動		刺激の少ない単純な活動	レクリエーション的活動 現実検討を促す活動	問題解決を促す活動	レクリエーション的活動 役割のある活動

⑨ スタッフ自身が傷つけられないために

自己否定感が強い人は他者否定感も強いことが少なくありません．患者の攻撃の矛先が治療者に向けられたり，患者から拒否されることもあります．

そのようなとき，治療者自身が傷つかない方法を知っておくことは重要です．カウンセラーの訓練の一つに「勇気くじき訓練」というものがありますが，理不尽な攻撃を受けたときは，勇気をくじかれない練習をしているのだと思えば，自分を守ることができます．

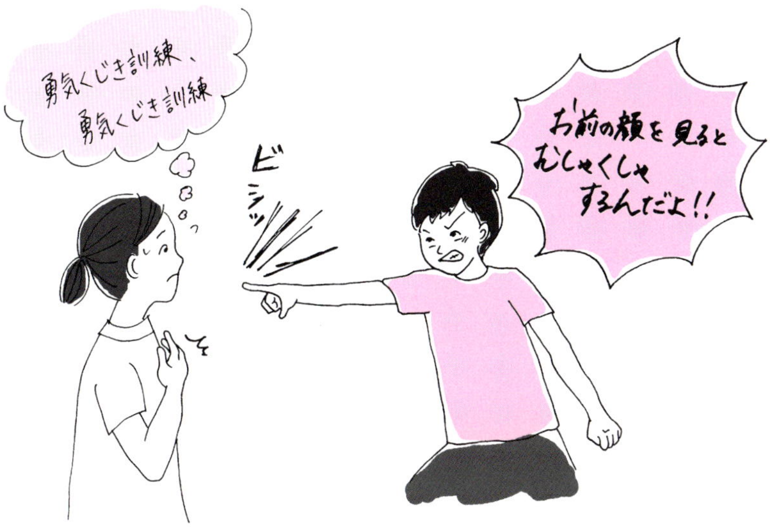
勇気くじき訓練、
勇気くじき訓練
ビシッ
お前の顔を見ると
むしゃくしゃ
するんだよ!!

理不尽な攻撃を受けたときは勇気くじき訓練と思おう

2. 統合失調症

① 特徴

陽性症状（幻覚，妄想など）と陰性症状（活動性低下，意欲低下，感情の平板化など）で生活のしづらさを抱えています．

- 予定外やあいまいな状況が苦手
- 複数の課題が苦手
- 周囲への関心が低下
- 活動意欲が低下
- 注意力・判断力が低下
- ストレスに弱い
- 疲れやすい
- 馴れるのに時間がかかる
- 被害的な妄想がある（被害妄想）
- 人はいないのに声が聞こえる（幻聴）

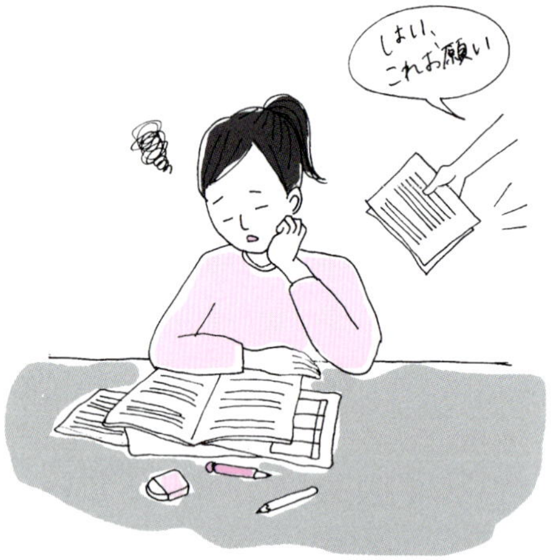
はい、
これお願い

統合失調症の患者

② 活動のポイント

1）活動は強要しない

音楽活動への参加を強要することは被害妄想などの症状の悪化や拒否につながるので禁忌です．参加の自由を保障します．見学だけという参加の形もあります．

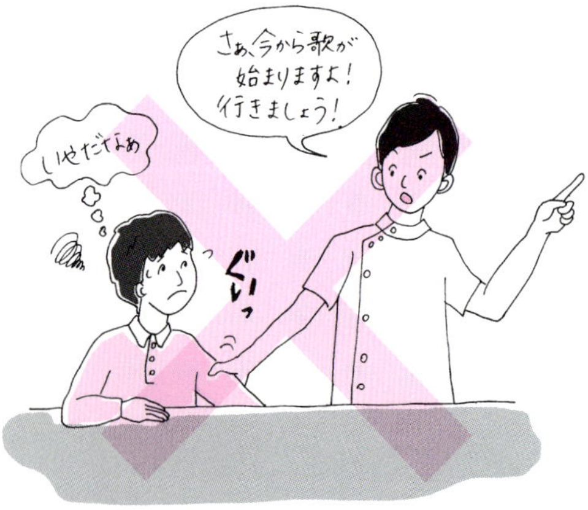
さぁ、今から歌が
始まりますよ！
行きましょう！
いやだなあ
ぐいっ

2）活動内容は毎回同じ

初めてのこと，予定外のこと，あいまいなことは苦手です．音楽活動の内容や流れも「いつもと同じ」が安心につながります．

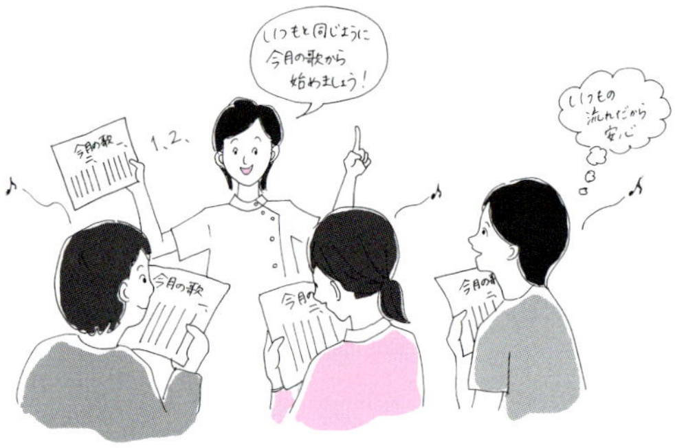
いつもと同じように
今月の歌から
始めましょう！
1、2、
いつもの
流れだから
安心
今月の歌

3）あいまいな表現は避ける

「少し」,「適当に」,「いつか」などのあいまいな表現は混乱し不安を引き出します.「5 分」,「あと 2 回」など数値化して明確に伝えます.

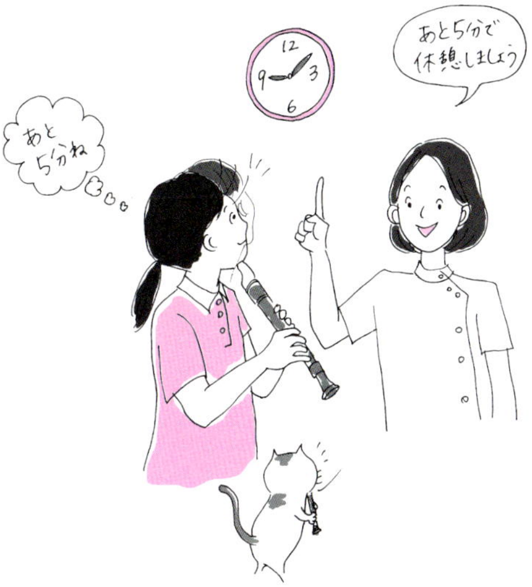
あと5分で休憩しましょう
あと5分ね
12
3
6
9

4）課題は 1 回に 1 つ

複数課題が苦手なため，指示は 1 回に 1 つが原則です．歌だけ歌う→手拍子を入れる→動作をつけるなど，段階づけをして少しずつ難易度を上げます．

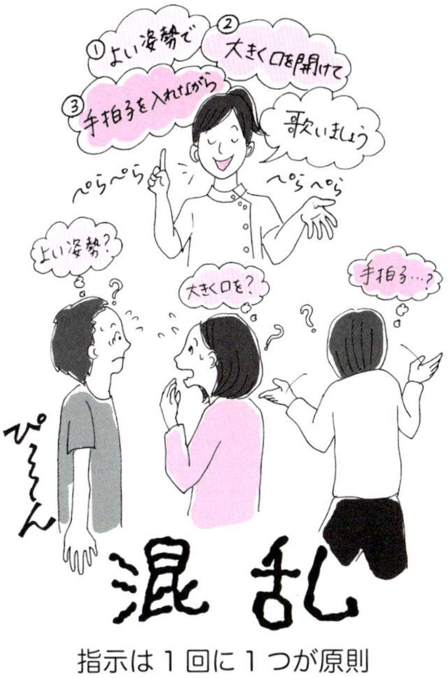
①よい姿勢で
②大きく口を開けて
③手拍子を入れながら
歌いましょう
ぺらぺら
ぺらぺら
よい姿勢?
大きく口を?
手拍子…?
ぴ〜〜ん
混乱
指示は 1 回に 1 つが原則

5）枠の明確な活動を

即興など自由度の高い音楽活動は，安易に用いると不安の助長や妄想などの活発化につながることがあります．メロディーやリズム，歌詞などが決まっている枠の明確な既成曲を用いるのが基本です．

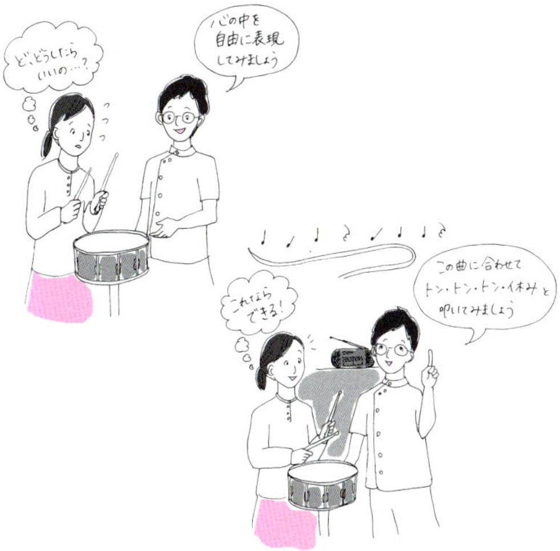
どうしたらいいの…?
心の中を自由に表現してみましょう
この曲に合わせてトン・トン・トン・休みと叩いてみましょう
これならできる!

6）安心できる治療環境を

自分と他人の境界があいまいなため，他者が侵襲してくるように感じやすい傾向があります．座る場所や途中の出入りは自由にし，温かく守られた安心できる治療環境を提供します．

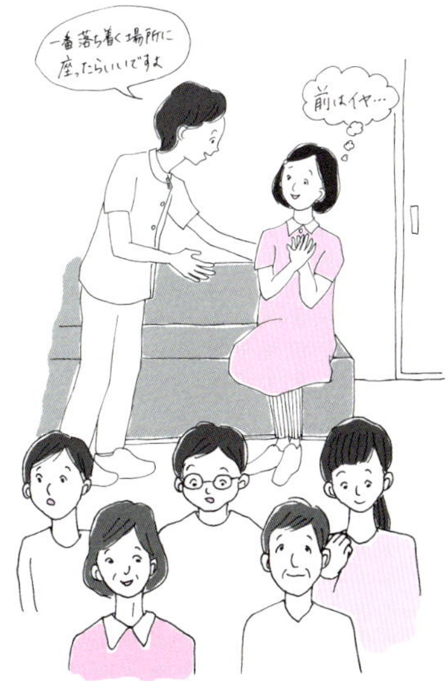
一番落ち着く場所に座ったらいいですよ
前はイヤ…

7）ゆったりと待つ

環境に慣れるのにも，演奏技術を身につけるにも時間がかかります．何をするにも治療者が考えるよりもはるかに長い時間経過が必要であると心得て，焦らず待つことが大切です．

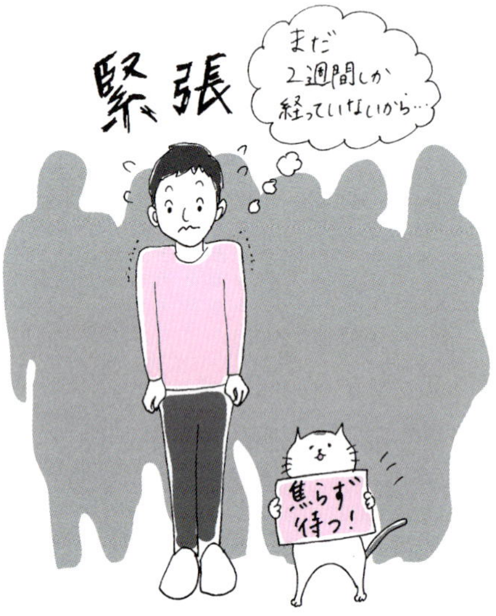
緊張
まだ2週間しか経っていないから…
焦らず待つ!

8）異常体験には触れない

幻聴や妄想の内容をくわしく聞くことは，ますます病的な世界へ誘導してしまうことになるので禁忌です．音楽という現実的な活動を通して，健康な世界へ引き戻すことを心がけます．

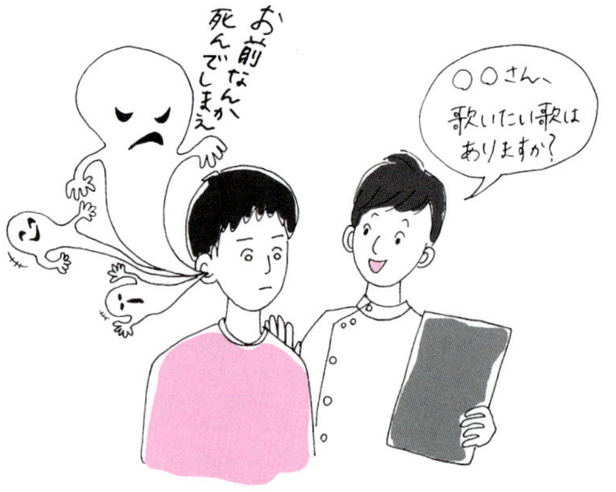
お前なんか死んでしまえ
○○さん、歌いたい歌はありますか?

現実の世界へ戻す

9）薬の副作用に配慮

眠気，倦怠感，口渇，発汗，手のふるえ（振戦），じっと座っていられない（アカシジア），動作緩慢（パーキンソニズム）などの不快な症状に理解を示し，配慮することが大切です．

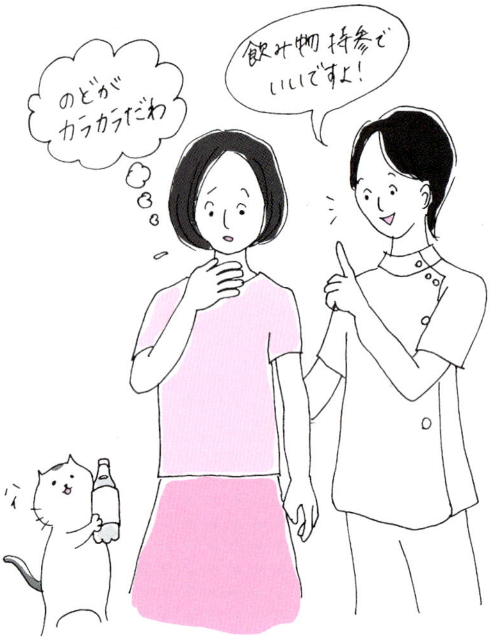
のどがカラカラだわ
飲み物持参でいいですよ!

3. 気分障害

① 気分障害とは

躁病相とうつ病相の両方が現れる双極性障害とうつ病相のみの単極性障害があります．近年，定型の（従来型）うつ病とは異なる特徴をもつ，非定型うつ病が問題となっています（非定型うつ病については⑪以降を参照）．

性格傾向として，仕事熱心，几帳面，生真面目，融通がきかない，凝り性，責任感が強い，社交的，気を遣いやすい，などがあります．

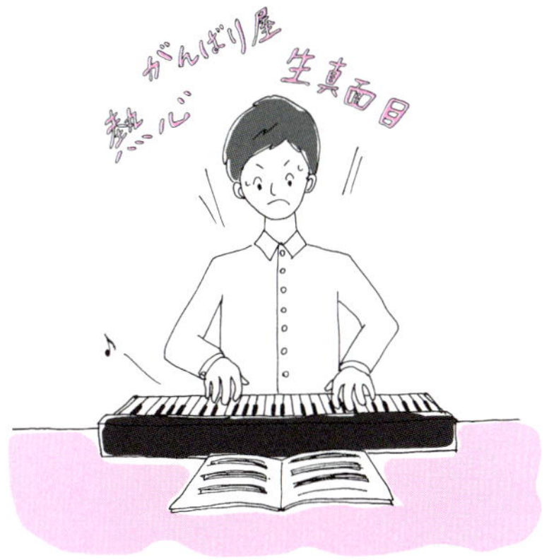

気分障害の患者の性格傾向

② 躁状態：特徴

多弁多動で集中力が低下し，自己中心的行動が目立ちます．他の患者に悪影響を与えることもあるので注意が必要です．

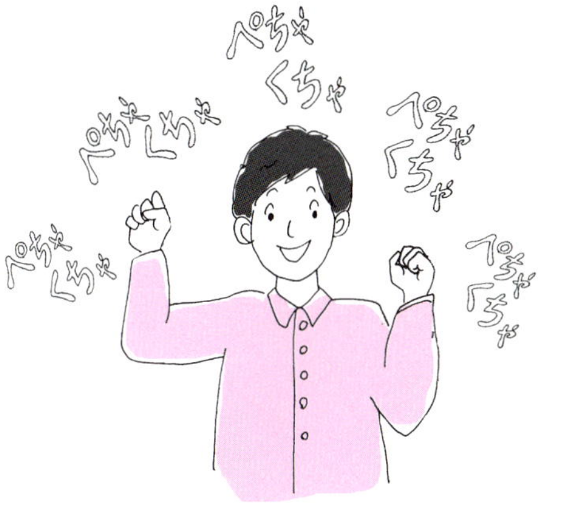

- 多弁多動
- 誇大的な妄想
- 高揚した気分
- 自己中心的な行動
- 注意が散漫
- 易怒的

躁状態の患者

③ 躁状態：活動のポイント

1）注目は禁止

刺激的な音楽や，集団の前で演奏するなどの注目を浴びる機会は避け，落ち着いた環境を提供します．

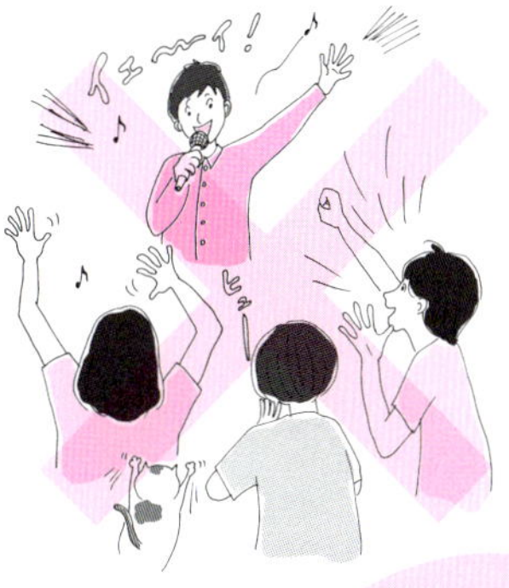

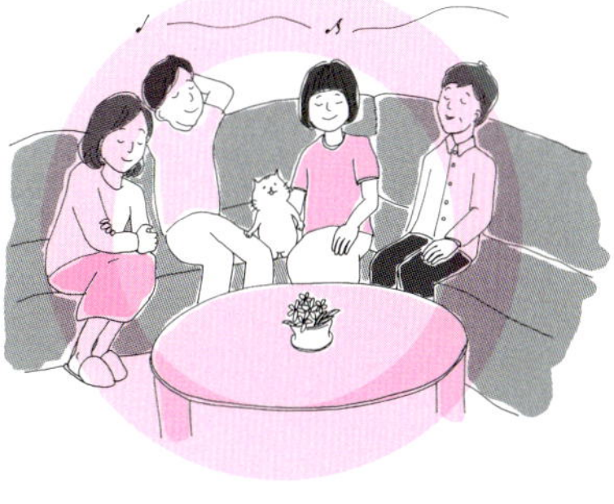

躁状態では注目は禁止

2）ルールは明確に

順番を待つ，活動の終了時間を守るなど，ルールを前もって明確に提示し，逸脱行為に対してははっきりと注意します．

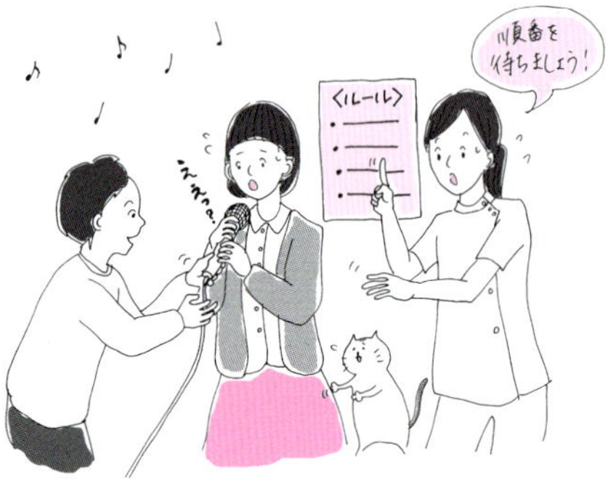

3）活動は短時間に

集中力が低下しているため活動時間は本人の状況に合わせて短めに設定します．

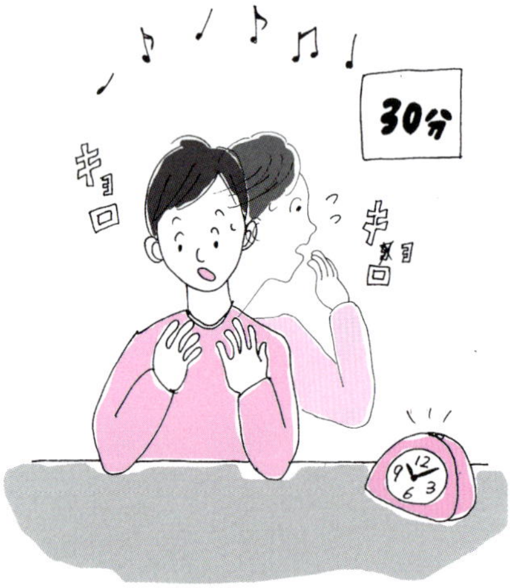

1 回の活動時間は短く

④ うつ状態：特徴

ものごとを否定的，悲観的，一面的に見る認知のゆがみがあります．また，気分が落ち込み活動意欲が低下します．回復過程が進むにつれ，がんばりすぎるなどの本来の性格傾向が現れます．

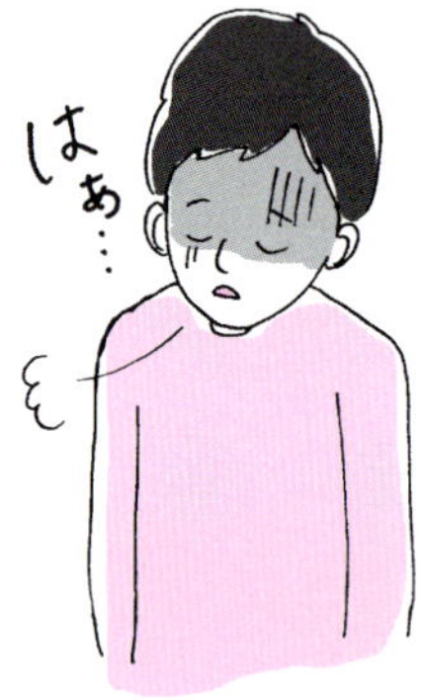

- 憂うつな気分
- 意欲の低下
- 活動性の低下
- 集中力の低下
- 決断力の低下
- 自責的
- 不安・焦燥感
- 自殺願望

うつ状態の患者

⑤ うつ状態：活動のポイント

1）「同質の原理」を適用

励まそうと明るい音楽を提供することは禁忌です．まずはその時の気分に同調したゆっくりと静かな音楽を提供し，徐々に明るく軽快な音楽に移行します．活動のペースや治療者の話し方なども患者に同調させます．

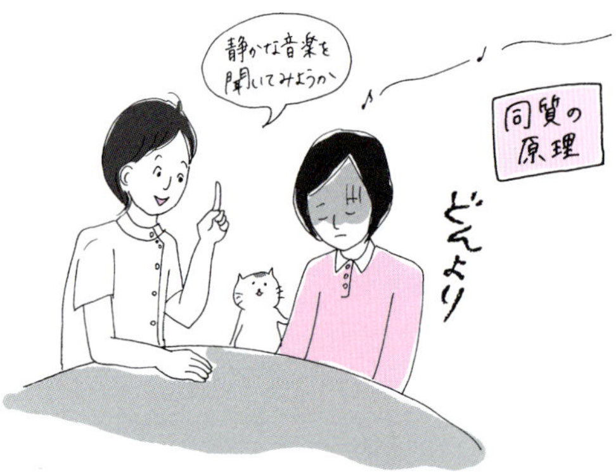

その時の気分に同調した音楽を提供する

2）治療者がリード

亜急性期は自己決定をすることができなかったり負担になったりします．音楽活動の内容や曲目は，希望を聞きながら治療者が決めます．この時期は創造的で自由度の高い活動も負担になりやすいので避けます．

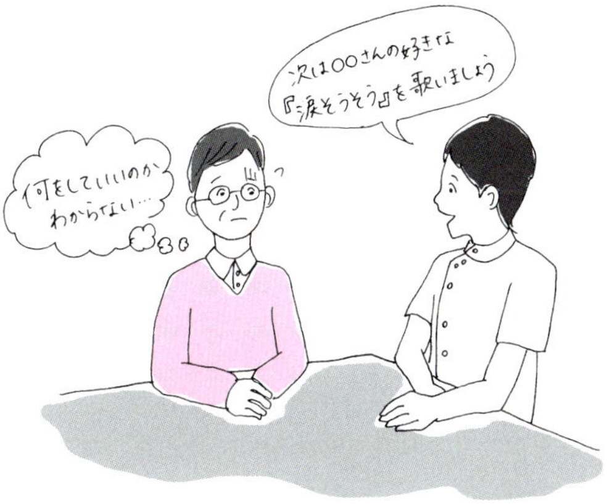
何をしていいのかわからない…
次は○○さんの好きな『涙そうそう』を歌いましょう

希望を聞きながら治療者がリードする

3）活動には休憩を

回復期前期になるとがんばりすぎるという本来の性格傾向が出てきます．「がんばって」という励ましは禁忌です．音楽活動を通して，活動と休息のバランスを取る練習や，力を抜いて楽しむ体験をし，がんばらなくても良いことを伝えます．

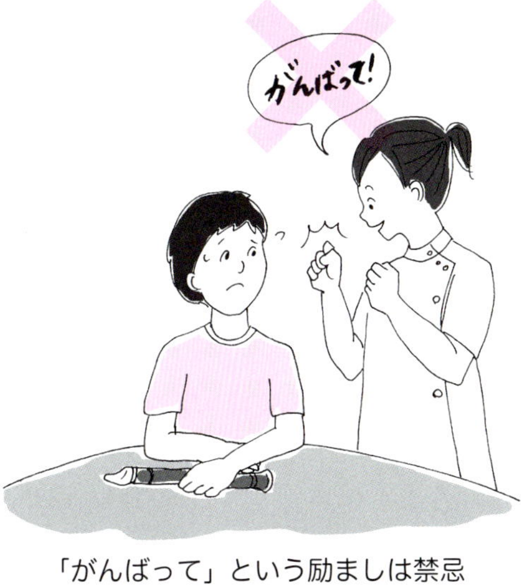
がんばって!

「がんばって」という励ましは禁忌

4）遊び心を育てる

真面目でがんばりすぎるためにストレスを抱えやすい傾向があります．回復期後期では自由に即興したり，意図的にテンポや音量を本来のものからはずしてみたり，身近な道具を楽器代わりに用いたりして，音楽活動を通して遊び心や適当で良いことを伝えます．

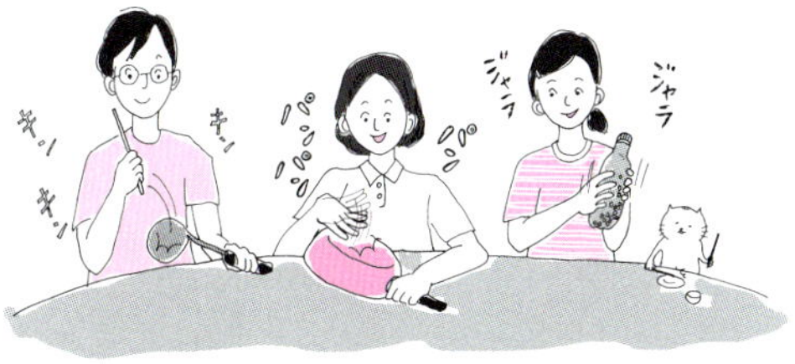

音楽を通して遊び心を育てる

⑥ 非定型うつ病：特徴

近年増えてきたうつ病のタイプで，好きなことならできる，過眠傾向がある，夜になると憂うつ感が強まるなど，従来型うつ病とは異なる特徴があります（表 6-2）．病と認識されにくく，単なる「わがまま」とか「気まぐれ」と誤解されることも少なくありません．

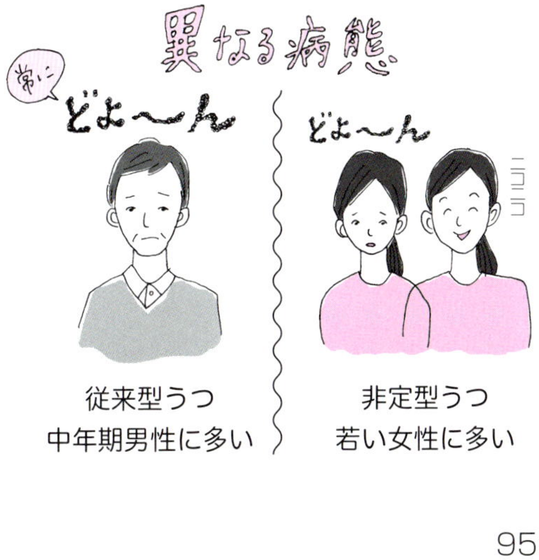

⑦ 非定型うつ病：活動のポイント

1）適度な運動

運動によって脳の血流が増えると，前頭葉や海馬という意欲や情動を支配する脳の機能が高まり症状が緩和されます．

音楽に合わせたストレッチやリズム楽器などで身体運動を取り入れることは有効です．

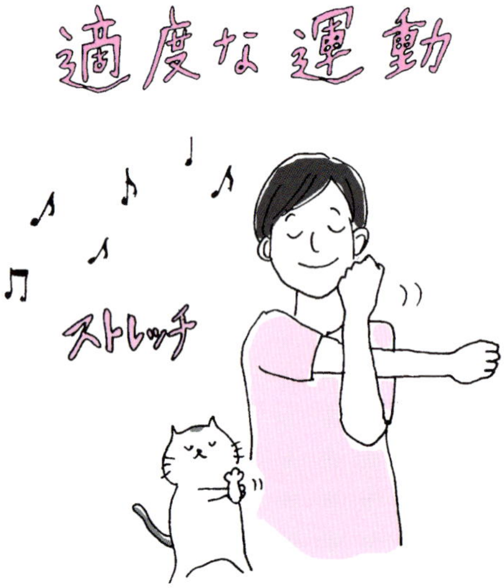
適度な運動
ストレッチ

2）リラクセーション

腹式呼吸や瞑想などにより「今ここで」「ありのまま」の自分を感じ，受け入れられるようにします．ヒーリング音楽を流しながら行うと心身のリラクセーションが促進され効果的です．

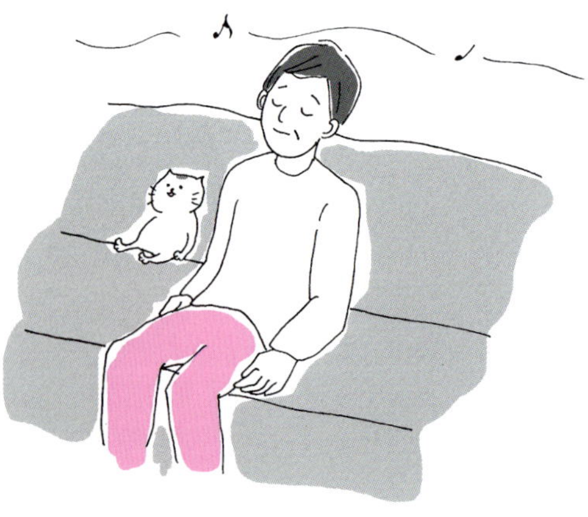

3）「いい子」からの解放

自分を抑圧し相手に気を遣いすぎる傾向があります．楽器演奏による発散や曲のリクエストなどで自己主張の練習をします．回復過程で一時的にわがままが増強することがありますが，順調な回復過程であるため冷静に対応します．

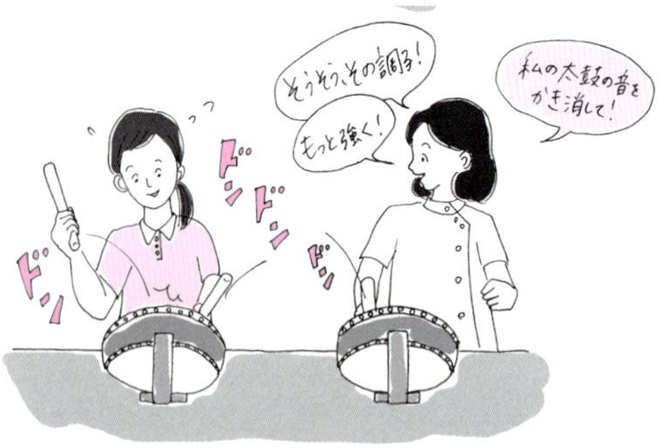
ドン
ドン
ドン
ドン
そうそう、その調子！
もっと強く！
私の太鼓の音をかき消して！

楽器演奏による発散・抑圧からの解放

表 6-2　従来型うつ病と非定型うつ病の特徴

	従来型うつ病	非定型うつ病
患者	中年期の男性に多い	若い女性に多い
病前性格	・真面目タイプ ・几帳面 ・責任感が強い ・マイナス思考 ・八方美人	・よい子タイプ ・自己主張をしない ・他人の目を気にする ・マイナス思考
気分	・集中力がなくボーッとする ・つねに落ち込んでいる ・やる気，興味が失われる ・趣味もできない ・自責の念が強い ・身だしなみにも気を使わなくなる	・集中力が散漫になる ・好きなこと，都合の良いことがあると明るくなる ・イライラしたり怒りっぽくなる ・ささいなことにくよくよ悩む ・他罰的になりやすい ・不安が強くなったりキレる
時間	・朝から午前中にもっとも憂うつ ・一日中憂うつな気分 ・夕方になると少しは良くなる	・夕方から夜にかけて憂うつ ・深夜にひとりで泣いたりする
食欲	・食欲減少 ・体重が減ることが多い ・性欲もなくなる	・過食 ・とくに甘いものを食べたがる ・体重が増えることが多い ・性欲が高まることがある
睡眠	・睡眠不足 ・朝早く目が覚めてしまう ・入眠できず，夜中に目が覚めて眠れなくなる	・過眠 ・いくら寝ても眠い ・1 日 10 時間以上寝る
その他	・倦怠感が強い ・体調に関係なくつねに低迷した状態 ・周囲にも具合が悪いとわかる	・手足が鉛のように重く疲労感が強い ・体調や気分の変化が大きく，感情のコントロールができない ・病だと気づかれにくい

出典：貝谷久宣監修『非定型うつ病のことがよくわかる本』（講談社）から転載（一部改訂）

4. 神経症性障害

① 不安障害：特徴

不安が中心症状にあります．発作が起こったらどうしようという予期不安が不安を増大させ，身体症状（パニック発作）に現れるものです．広場恐怖（乗り物，閉所，高所，人混みなど），社交恐怖（対人）も含まれます．

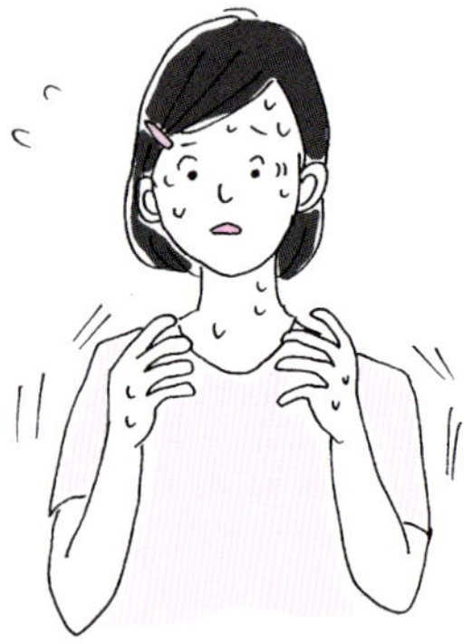

- 不安
- 緊張
- 動悸
- 発汗
- めまい
- 震え
- 口渇

不安障害の患者

② 不安障害：活動のポイント

1）安心の提供

参加の自由を保障し，安心できる環境を整えます．音楽活動中にパニック発作が起こったときは，携帯している抗不安薬があればすぐに服用させ，そばに寄り添い，大丈夫であることを伝えて安心させます．抗不安薬は常時携帯してもらっておくと，本人にとっても安心材料になります．冷たい水を飲む，ペパーミントのガムをかむ，ペパーミントのアロマを嗅ぐなどが，症状を緩和させることがあります（ペパーミントオイルは妊婦には禁忌）．

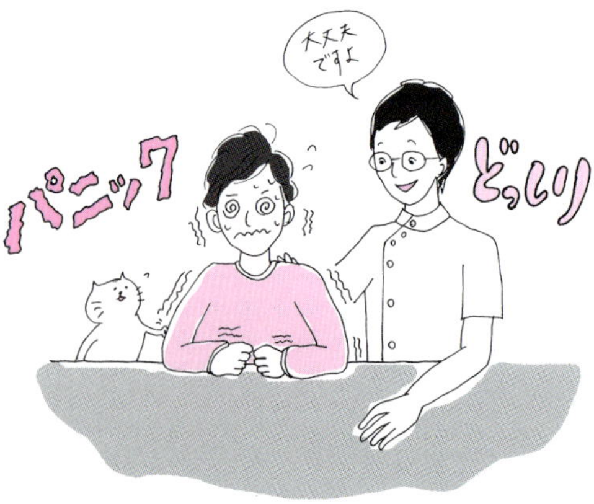

2）リラックス法の習得

ヒーリング音楽などの鎮静的音楽の鑑賞で心身をリラックスし不安を和らげます．またヒーリング音楽をBGMに用いて，腹式呼吸，自律訓練法などを行うのも効果的です．

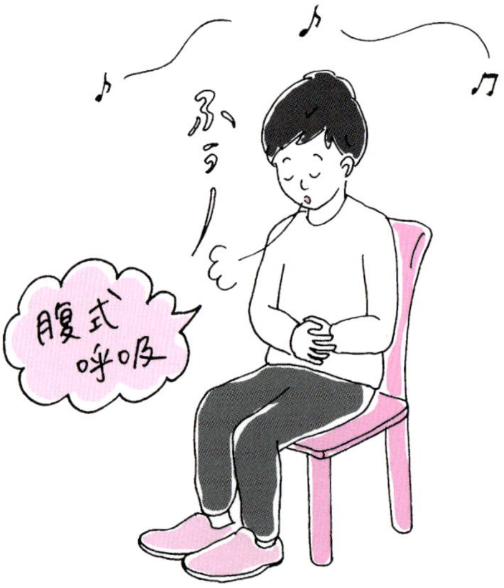

③ 強迫性障害：特徴

一例として，自分の手が汚れているような気がする強迫観念と，実際に手洗いを繰り返したり，鍵をしめたかどうかを何度も確認したりする強迫行為とがあります．本人も不合理だとわかっていますが抑えることができません．

・強迫観念
・強迫行為
・儀式的行動

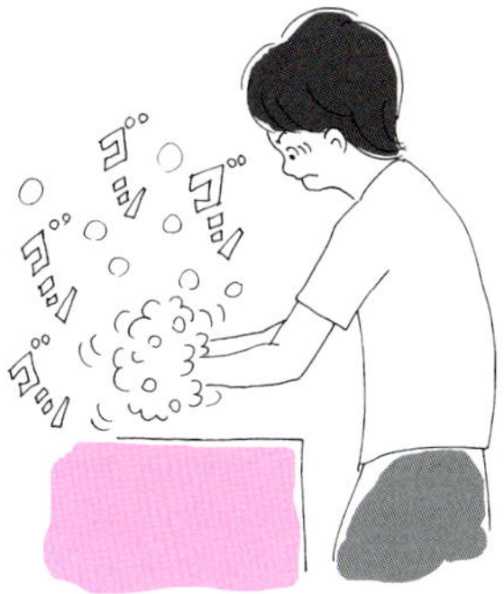

④ 強迫性障害：活動のポイント

1）強迫行為は止めない

強迫行為を無理矢理止めることは禁忌です．見守り，不合理だとわかっていてもせざるを得ないつらさに共感します．チームで共通の対応をしている場合は，それに従います．

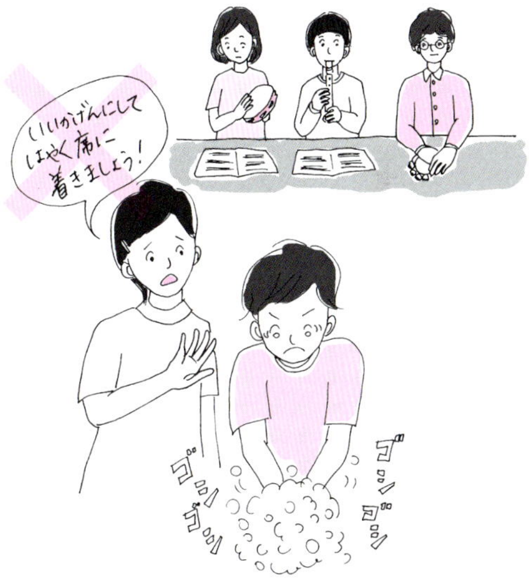

強迫行為をむりやり止めない

⑤ ストレス関連障害：特徴

ストレスが誘因となり身体症状に現れたものです．急性ストレス障害，心的外傷後ストレス障害（PTSD），適応障害などが含まれます．

・不安
・抑うつ
・現実感消失
・フラッシュバック
・睡眠障害
・易刺激性
・集中困難
・過度の警戒心
・過剰な驚愕反応

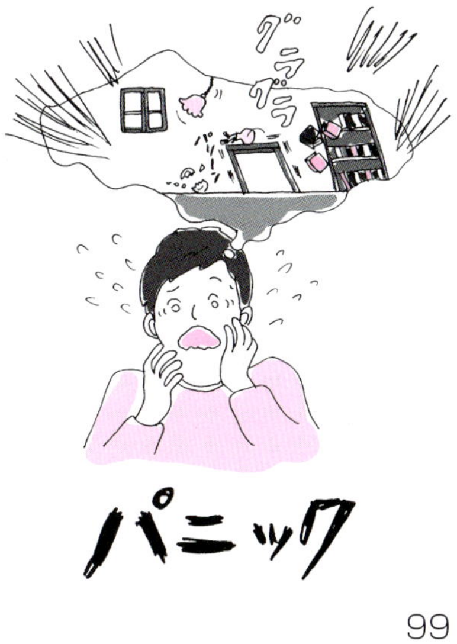

⑥ ストレス関連障害：活動のポイント

1）ストレス発散を

楽器演奏や即興演奏などを通してストレスを発散したり，抑圧された気持ちを表現する機会を作ります．

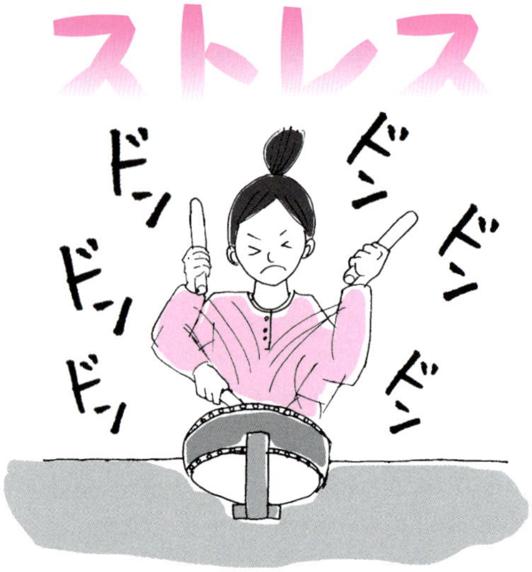
ストレス
ドン
ドン
ドン
ドン
ドン
ドン

楽器演奏などによるストレス発散

⑦ 解離性障害：特徴

心的外傷により記憶障害，意識障害，同一性障害（多重人格）など精神症状が現れます．

- 解離性健忘
- 解離性昏迷
- 解離性とん走
- 離人症

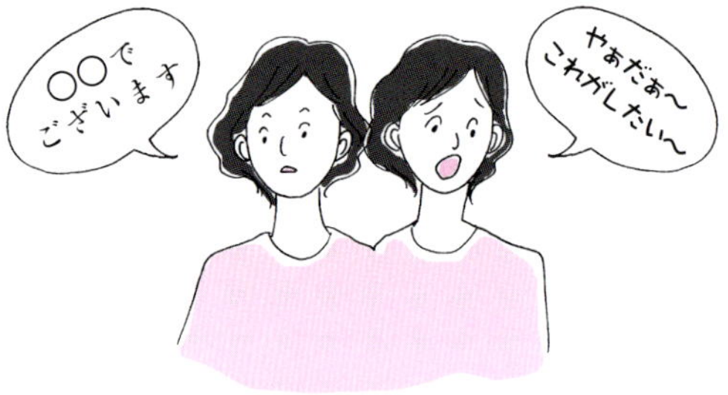
○○でございます
やあだぁ〜これがしたい〜

解離性障害の患者

⑧ 解離性障害：活動のポイント

1）記憶の回復はゆっくり待つ

健忘の内容は心的外傷と直結していることが多いため，不用意に記憶の回復を促すのは禁忌です．ゆっくり待ちます．

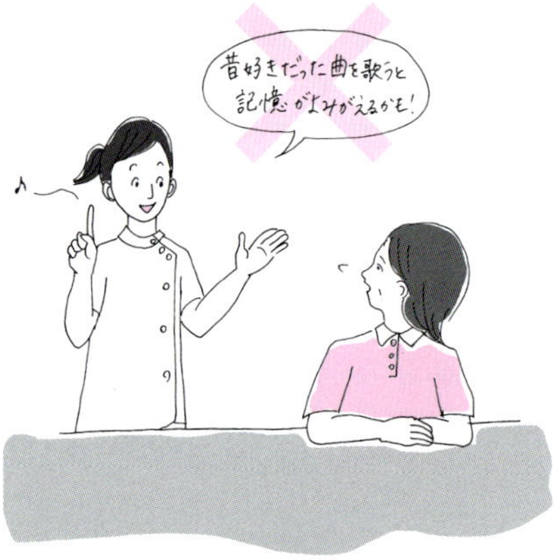
昔好きだった曲を歌うと記憶がよみがえるかも！

記憶の回復はゆっくり待つ

⑨ 転換性障害・身体表現性障害：特徴

転換性障害は心的外傷により身体麻痺，失立失歩，視覚障害，頭痛，けいれん発作など身体症状が現れるものを言います．

身体表現性障害には心気症，身体化障害，心因性疼痛などがあります．

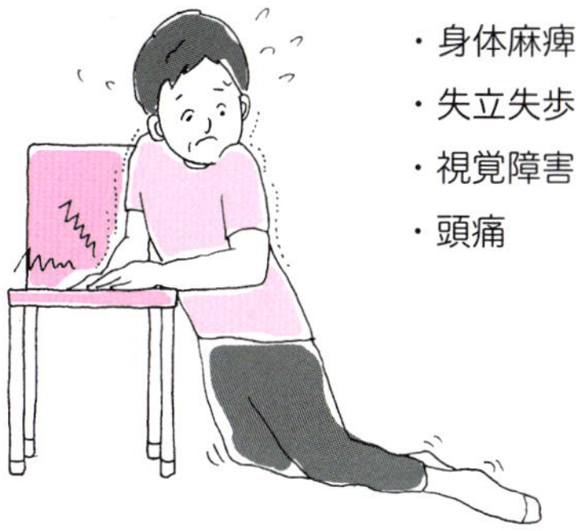

転換性障害・身体表現性障害の患者

⑩ 転換性障害・身体表現性障害：活動のポイント

1）身体症状への対応を優先

身体症状を軽視すると症状悪化につながることがあります．身体症状に対するアプローチをするのが原則です．

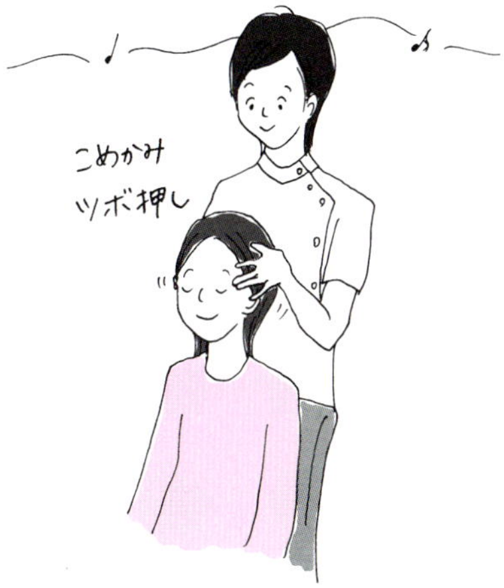

身体症状（頭痛など）へのアプローチ

2）自己表現できる機会を提供

即興演奏などの創造的な活動で，抑圧された感情を表出する機会を作ります．

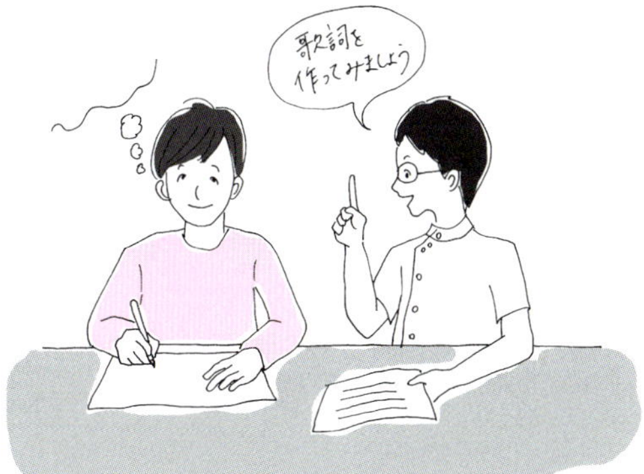

5. 自閉症スペクトラム障害

① 特徴

言語の遅れ，興味の偏り，感覚過敏，抽象的な言葉や相手の気持ちの理解ができない，見通しが立たないことへの不安が強い，などの特徴があります．そのためパニックを起こしやすくなります．

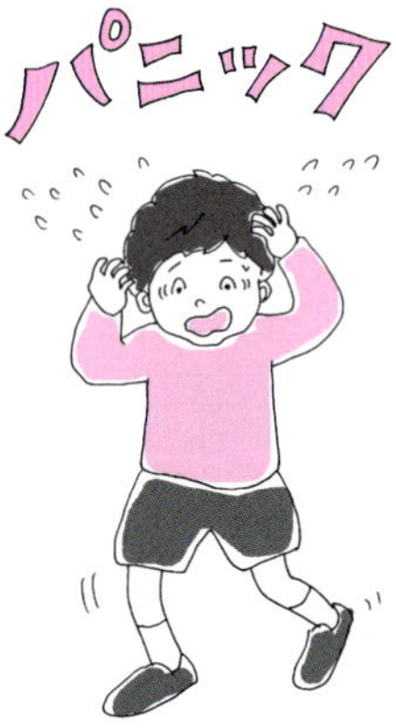
パニック

- 言語の遅れ
- 興味の偏り
- 感覚過敏
- 抽象概念がわからない
- 相手の気持ちがわからない
- コミュニケーション能力の低下
- 社会性の低下

自閉症スペクトラム障害の患者

② 音楽に関連した特徴

大音量が苦手，触られるのが苦手，音の高さや速さを周りと合わせるのが苦手，伴奏が大音量だと歌えない，音楽と指示が同時だと混乱する，などの特徴があります．

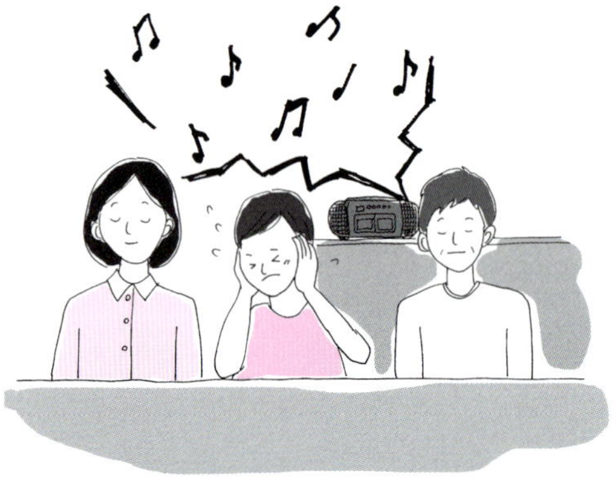

- 大音量が苦手
- 触られるのが苦手
- 音の高さや速さを周りと合わせるのが苦手

自閉症スペクトラム障害の音楽に関連した特徴

③ 活動のポイント

1）構造化する

余計な刺激が入らないように環境を整備します．

例）

- プログラムの流れが分かるように進行に合わせて印を移動させる．
- 他者との境界を色テープで区切る．
- 座る席や楽器の置き場所は常に一定にし，目印を付けて明確にしておく．

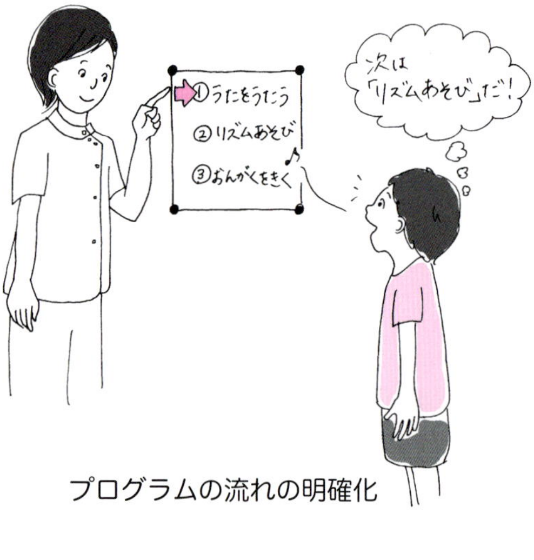
①うたをうたう
②リズムあそび
③おんがくをきく
次は「リズムあそび」だ!

プログラムの流れの明確化

2）文字や絵で伝える

聴覚による言語理解が弱いため口頭で伝えると理解できないことがあります．文字や絵などの視覚情報にして伝えることが大切です．

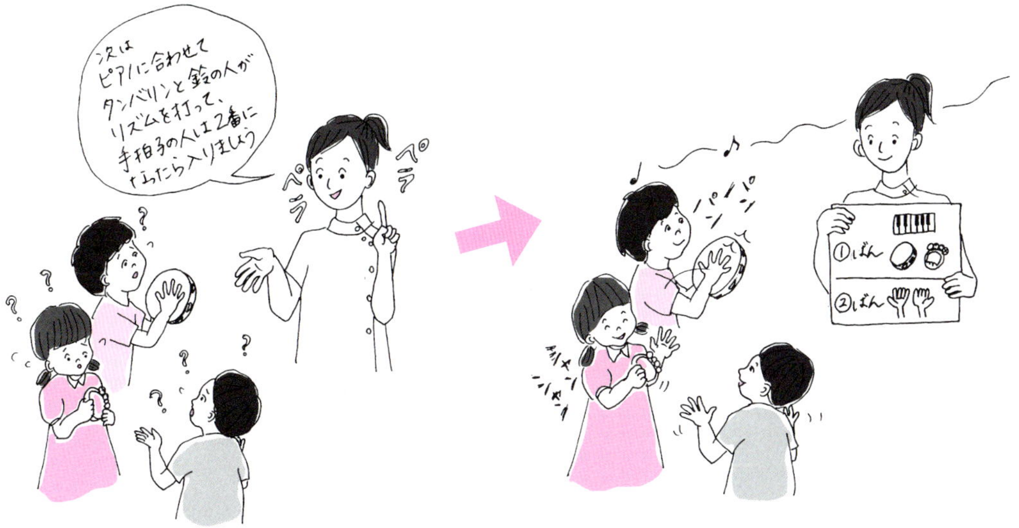
次は
ピアノに合わせて
タンバリンと鈴の人が
リズムを打って、
手拍子の人は2番に
なったら入りましょう
ペラ
ペラ
①ばん
②ばん

視覚情報にして伝える

3）指示は具体的で明確に

「あれ」「それ」「少し」などあいまいな表現や抽象的な表現を理解するのは苦手です．具体的な名称，数，場所を示します．

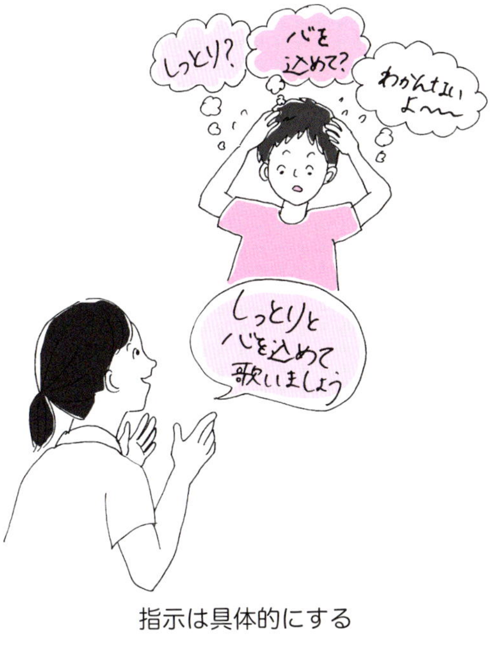
しっとり？
心を
込めて？
わかんない
よ〜〜
しっとりと
心を込めて
歌いましょう

指示は具体的にする

4）行動の矯正より長所を伸ばす

行動を無理に矯正しようとすることはストレスや傷つき体験になります．今ある能力を長所として十分に発揮できるような支援をします．

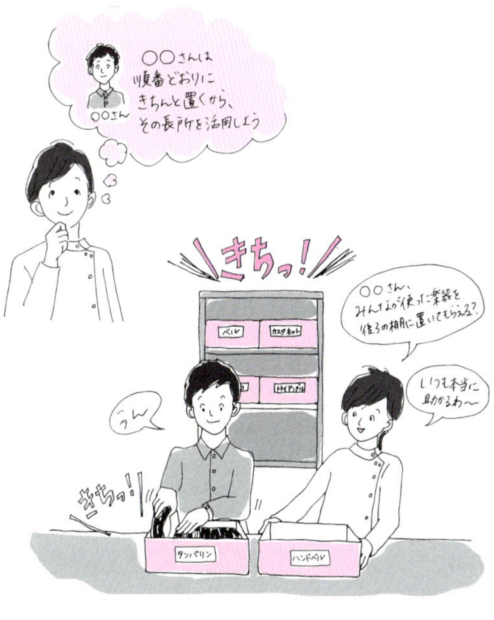
○○さんは
順番どおりに
きちんと置くから、
その長所を活用しよう
○○さん
きちっ！
○○さん、
みんなが使った楽器を
後ろの棚に置いてもらえる？
いつも本当に
助かるわ〜
ベル
カスタネット
トライアングル
タンバリン
ハンドベル

5）ポジティブフィードバックで自信を

周囲の障害への無理解からネガティブフィードバックを受けていることが少なくありません．良い行動をしっかり認め肯定することで，自信や自己肯定感につなげます．

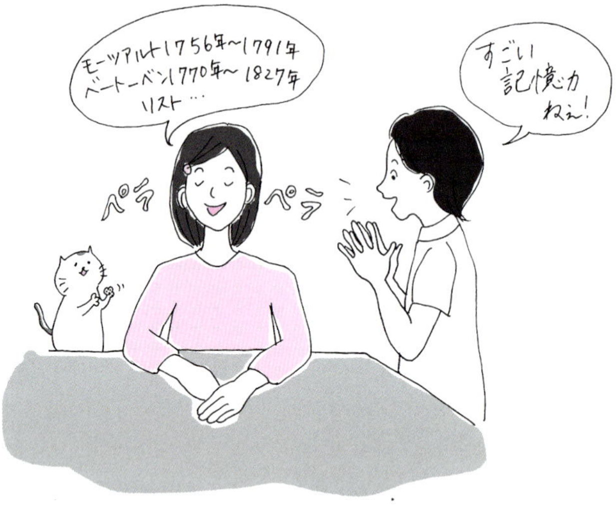
モーツアルト1756年～1791年
ベートーベン1770年～1827年
リスト…
ペラ
ペラ
すごい
記憶力
ねぇ！

自己肯定感を育てる

6. 音楽プログラムの例

① 音楽ストレッチ

形態：集団または個人

目的：リラクセーション効果，身体認知の向上など

方法：ゆったりとした歌詞のない音楽に合わせ，1 フレーズに 1 動作でストレッチングをします．伸ばしている部位に意識を向けさせ，気持ちよく伸びていることを味わうよう指示します．毎回同じ曲を用いることで，その曲を聞いただけで身体が反応するようになります．

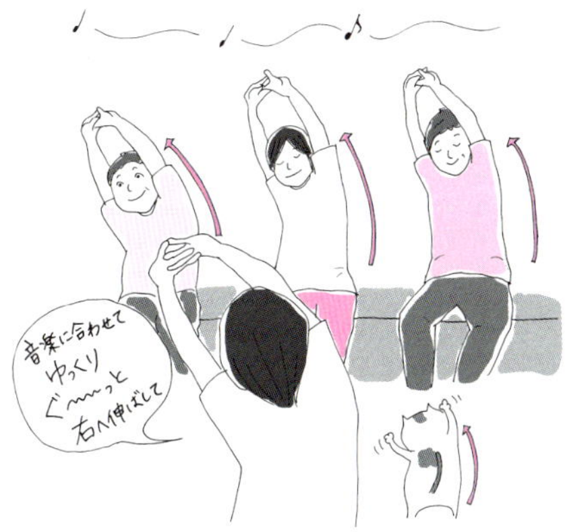
音楽に合わせて
ゆっくり
ぐ〜〜っと
右へ伸ばして

② テーマ歌合戦

形態：集団

目的：対人交流の促進，楽しむ体験など

方法：複数のグループに分かれ，「春の歌」などテーマを決めます．最初のグループが区切りのよいところまで歌います．次のグループはまだ歌われていない曲を歌います．グループ名をみんなで相談して決めるのも，交流の機会となります．

対人緊張の強い人も，ゲーム感覚で楽しんでいるうちにいつの間にか集団に溶け込めていたりします．

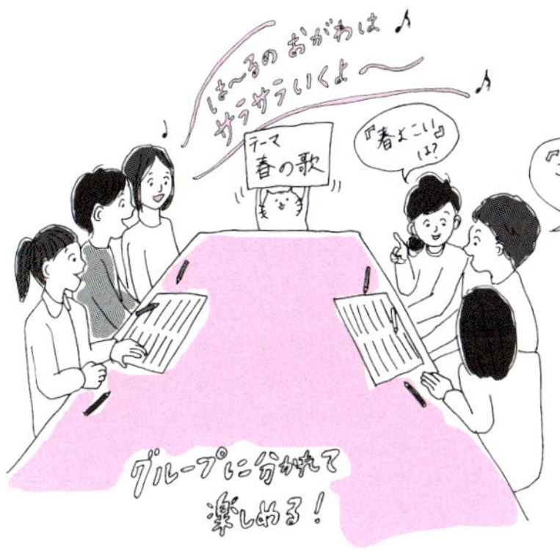
は〜るのおがわは
サラサラいくよ〜
テーマ
春の歌
『春よこい』は？
『さくら』は？
グループに分かれて
楽しめる！

③ 音のキャッチボール

形態：集団

目的：人とつながっている体験，非言語的コミュニケーションの機会など

方法：広い場所で行います．音程の異なるミュージックベルやトーンチャイムを各自が持って，それぞれが離れて立ちます（障害によっては座っても可）．最初の人を決め，その人が他の誰かに向かって楽器を 1 回だけ鳴らします．音を投げかけられたと感じた人は，次の誰かに向かって音を投げかけます．それを繰り返します．

楽器の鳴らせ方を変えると，音色の空間的広がりに変化が出てとても美しいものです．

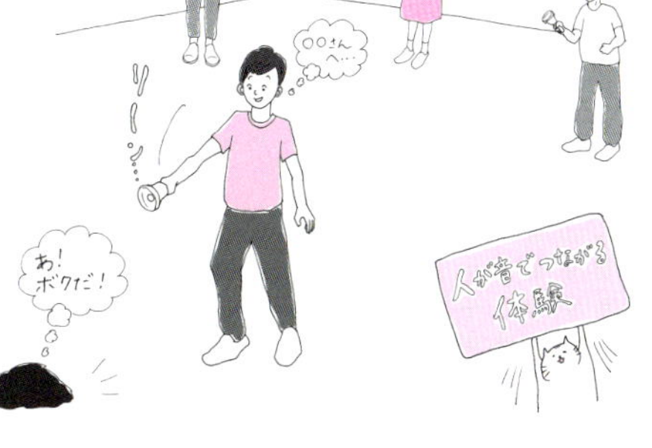
リーン
〇〇さんへ…
あ！
ボクだ！
人が音でつながる
体験

④ 音楽即興

形態：個人または集団

目的：内的感情の発散，自己表現の機会，自信の回復など

方法：ピアノ，打楽器，声など好みのものを用いて，気持ちのおもむくままに自由に音を出します．なじみの曲に合わせて自由にリズム楽器を演奏するなど，工夫次第で何でもできます．

初心者には簡単な条件をつける方がやりやすいかもしれません（第10章「音楽活動で必要なちょっとした（でも重要な）音楽技術」を参照）．

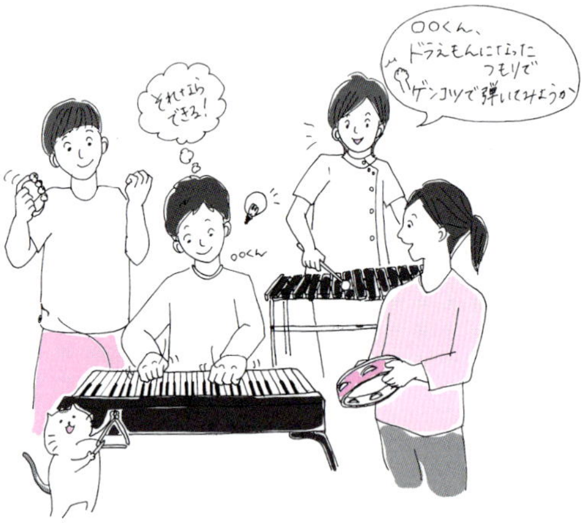
それなら
できる！
〇〇くん、
ドラえもんになったつもりで
ゲンコツで弾いてみようか
〇〇くん

自由に楽器演奏する（初心者には簡単な条件をつけてあげるとよい）

⑤ COBRAもどき

形態：集団

目的：集団交流の機会，楽しむ体験など

方法：ジョン・ゾーンが考案したゲーム感覚の即興『COBRA』の簡易版です．

例）に挙げたような記号を1枚の紙に1種類描き，記号に対応する演奏方法を決めます．次に指揮者を選びます．指揮者は参加者たちがよく見える位置に立ち，記号を描いた紙を提示します．各自楽器を持った参加者は記号に合わせて即興演奏します．

例）⬆ だんだん音を大きく

! 短く切って（スタッカート）

☺ 女性のみ参加

➡ なが～く伸ばすなど

× 演奏をピタッと止める

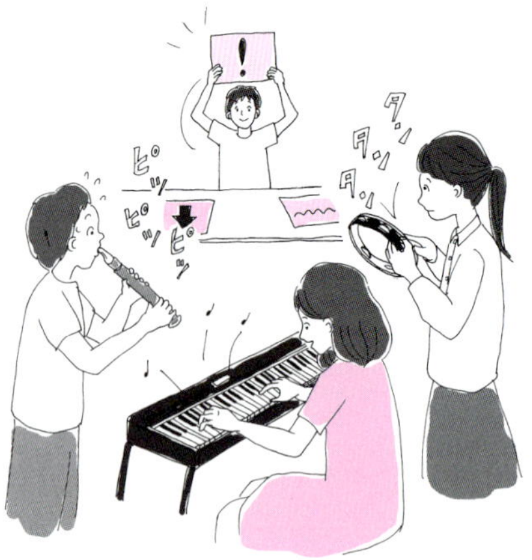
!
ピッ
ピッ
ピッ
タッ
タッ
タッ

記号に合わせて即興演奏する

⑥ ラップ大作戦

形態：集団

目的：自己表現の機会，内的発散の機会，仲間作りなど

方法：参加者が創作した歌詞をラップのリズムに乗せて歌います．打楽器でリズムを入れるとさらに楽しいでしょう．

治療者が音楽技術を持っていなくても行うことができるという長所があります．

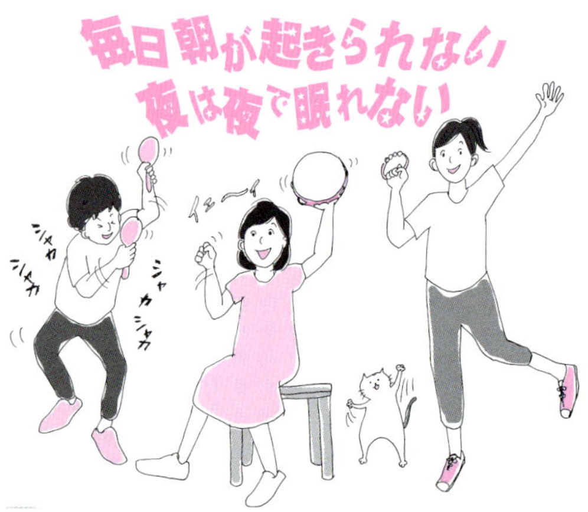
毎日朝が起きられない
夜は夜で眠れない

創作した歌詞をラップのリズムに乗せて歌う

⑦ ささやき合唱団

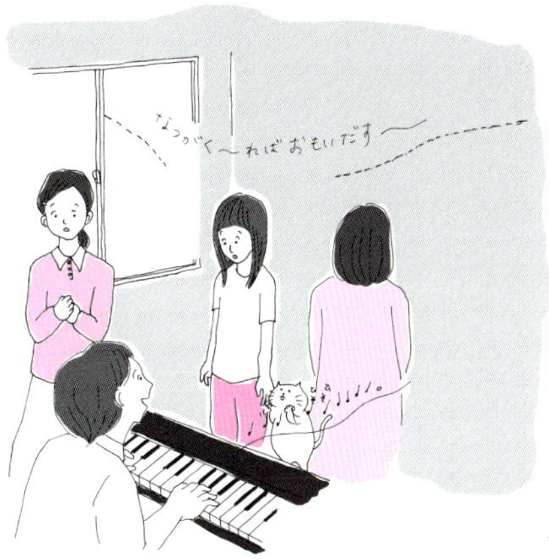
なつかし〜くーればおもいだす〜

できるだけ小さな声で歌うユニークな合唱団

形態：集団

目的：安心の保障，受け入れられる体験，自己肯定感の育成など

方法：ささやくようにできるだけ小さな声で歌うユニークな合唱団という設定にします．参加者の位置も，一番安心できる場所を参加者自身が選んでよいようにします．集団でかたまらなくてもよいし，壁に向かって座っても構いません．自信がない，恥ずかしい，目立つことが苦手な人たちに適しています．無理をしないで「ありのまま」でいることをスタッフが受け入れることで，存在の肯定につながります．

⑧ 音やぶり合唱団

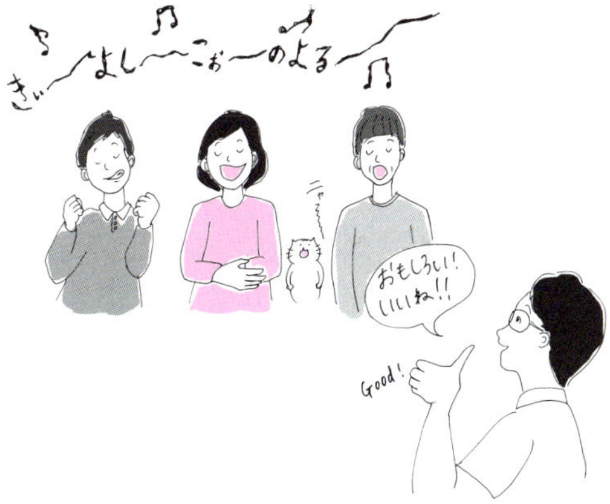
きぃ〜よし〜こぉ〜のよる〜
ニャ〜〜
おもしろい！
いいね!!
Good!

音をはずすことが高く評価される合唱団

形態：集団

目的：安心の保障，受け入れられる体験，自己の解放，自己肯定感の育成，自信の回復，楽しむ体験など

方法：ビミョウにあるいはハデに音がはずれてもよい，型やぶりならぬ音やぶり合唱団という設定にします．音をはずすことが高く評価される変わった合唱団です．合奏団でも応用できます．

失敗を笑いに転換することで失敗体験を回避します．また，どんな演奏をしても良い評価を受ける体験を通して，安心感を育てたり，完璧主義から解放したりします．

⑨ 音の風景

形態：個人または集団

目的：想像力の向上，楽しむ体験，仲間作りなど

方法：スタッフあるいは参加者が日常生活のなかの音を前もって録音し発表します．参加者は何の音の風景かを推理します．再生するときは音が全員に届くように配慮します．

「○○さんが歯を磨く音」など，おもしろいものが出てくる可能性が…．場が和みます．対抗戦にすることもできます．

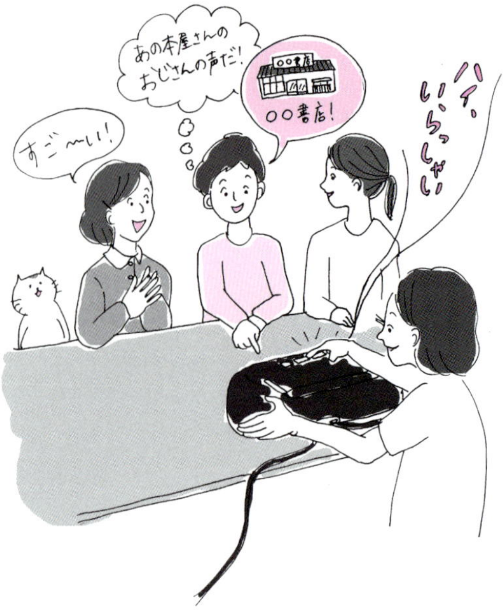

すご〜い!
あの本屋さんのおじさんの声だ!
○○書店
○○書店!
ハイ、いらっしゃい

何の音の風景か推理する

⑩ ソングライティング

形態：集団

目的：自己表現の機会，自己愛の満たし，仲間作りなど

方法：参加者が創作した歌詞に，参加者とスタッフが共に話し合いながらメロディーを付けます．完成したら参加者全員で歌います．自分の作詞が曲になることで自己愛が満たされ，喜びにつながります．

録音してみんなで聴くとさらに満足感が高まります．CD に残してもよいでしょう．

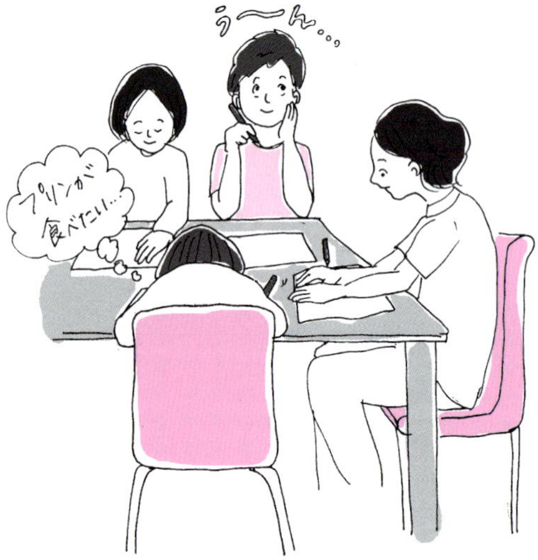

う〜ん…
プリンが食べたい…

みんなで創作活動

第7章　生きるよろこび
―緩和ケアと音楽活動―

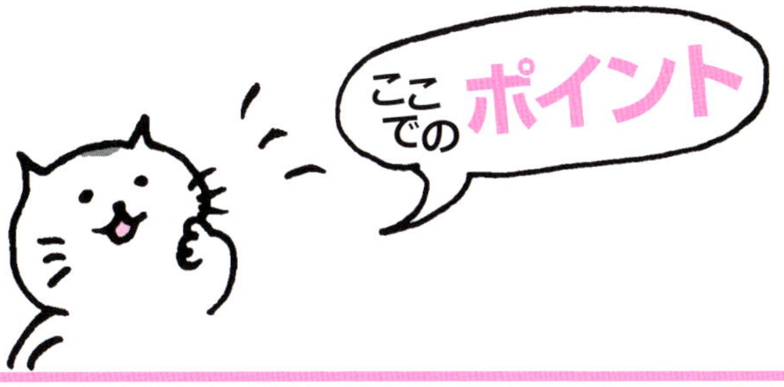

緩和ケアにおいては病気中心のケアではなく，その人がその人らしく在る「全人的医療」が基本概念です．人生の最後の時間を大切な人と自分らしく過ごせるよう，医療ではカバーできない部分を音楽がカバーすることの可能性について提案していきます．

※ 本章では「患者」「音楽療法士」という名称を用いています．

1. 緩和ケアの現状

① 緩和ケアとは

2002 年に提唱された WHO（世界保健機関）による緩和ケアの定義では，「緩和ケアとは，生命を脅かす疾患による問題に直面している患者とその家族に対して，痛みやその他の身体的問題，心理社会的問題，スピリチュアルな問題を早期に発見し，的確なアセスメントと対処（治療・処置）を行うことによって，苦しみを予防し，和らげることで，QOL を改善するアプローチである（出典：NPO 法人日本ホスピス緩和ケア協会ホームページ)」とあります.

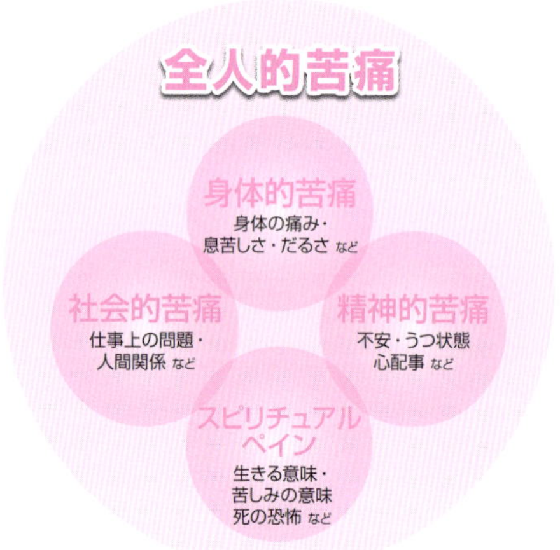
全人的苦痛
身体的苦痛
身体の痛み・
息苦しさ・だるさ など
社会的苦痛
仕事上の問題・
人間関係 など
精神的苦痛
不安・うつ状態
心配事 など
スピリチュアル
ペイン
生きる意味・
苦しみの意味
死の恐怖 など

緩和ケアでは身体的疾患と全人的苦痛と呼ばれる 4 つの痛みに向き合う

② 緩和ケアをめぐることば

緩和ケアに類することばは時代とともに変化してきました.

1）ターミナルケア

1950 年代からアメリカやイギリスで提唱された考え方で，人が死に向かっていく過程を理解して，医療のみでなく人間的な対応をすることを主張しました（出典：NPO 法人　日本ホスピス緩和ケア協会ホームページ).

2）ホスピスケア

1960 年代からイギリスで始まったホスピスでの実践を踏まえて提唱された考え方で，死にいく人への全人的アプローチの必要性を主張しました（出典：NPO 法人日本ホスピス緩和ケア協会ホームページ).

3）緩和ケア

1970 年代からカナダで提唱された考え方で，ホスピスケアの考え方を受け継ぎ，国や社会の違いを超えて人の死に向かう過程に焦点をあて，積極的なケアを提供することを主張し，WHO がその概念を定式化しました（出典：NPO 法人日本ホスピス緩和ケア協会ホームページ).

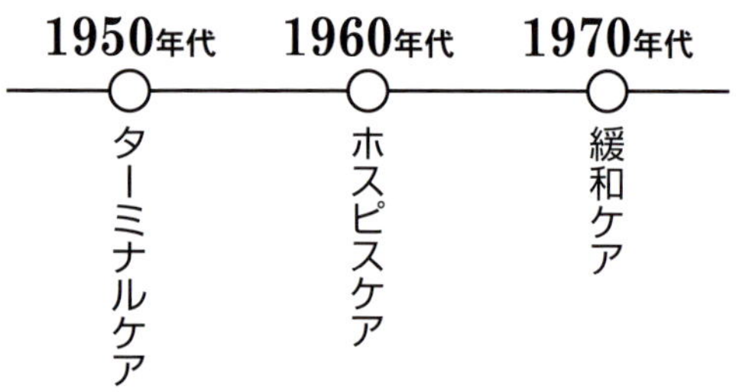

③ 緩和ケアの数

2012 年現在，日本全国における医療保険制度による承認施設としての緩和ケア病棟の数は 257 施設，病床数は 5,101 床です．また 2012 年現在のがん診療連携拠点病院 397 病院のすべてに緩和ケアチームが設置されています（出典：（公財）日本ホスピス・緩和ケア研究振興財団，ホスピス緩和ケア白書 2013）．

④ 緩和ケアの対象者

現在の日本の医療保険制度による承認施設の緩和ケアの対象者は，悪性腫瘍（以下，がん）と後天性免疫不全症候群（以下，AIDS）の患者のみです．特にがんはわが国の３人に１人が亡くなっている疾患であることから，対象者の多くを占めています．しかし，それ以外にも筋萎縮性側索硬化症（ALS）などの難病，加齢などによって発症したさまざまな症状など，緩和ケアを必要とする患者の声によって，対応する対象範囲は広がっていくことが考えられます．

また，緩和ケアでは，患者本人だけに限らず，患者のご家族や大切な人を含む介護者全員を対象としてアプローチしていきます．

⑤ 緩和ケアの患者の年齢

緩和ケアが関わる患者は，生まれたばかりの乳児から 100 歳を超える高齢者までと，幅広い年齢層が考えられますが，2011 年のデータによるとがんに罹患する年齢は 60 歳代より増加傾向にあるため，緩和ケアが関わる患者の年齢人口もそれに準ずると考えられます（出典：独立行政法人国立がん研究センターがん対策情報センター　がん情報サービス最新がん統計ホームページ）．

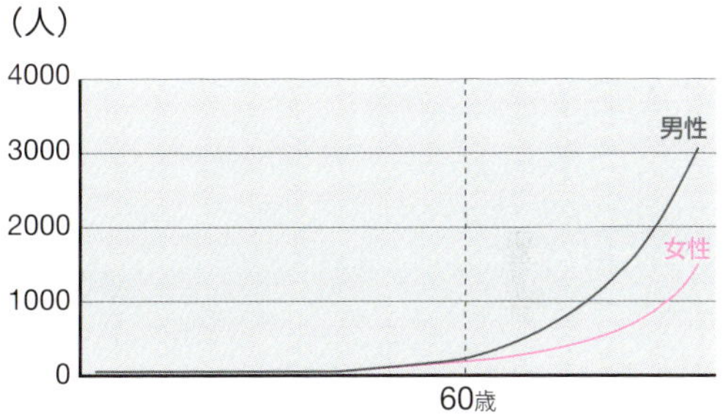

がんの罹患する年齢

（資料：独立行政法人国立がん研究センターがん対策情報センター）

⑥ チームアプローチ

緩和ケアの基本はチームアプローチです．チームは一般的に，医師，看護師，薬剤師，栄養士，理学療法士，作業療法士，介護職，音楽療法士，ソーシャルワーカー，ケアマネジャー，臨床心理士，宗教家，ボランティアなどによって構成されます．しかし，あくまでチームの中心は患者と家族です．

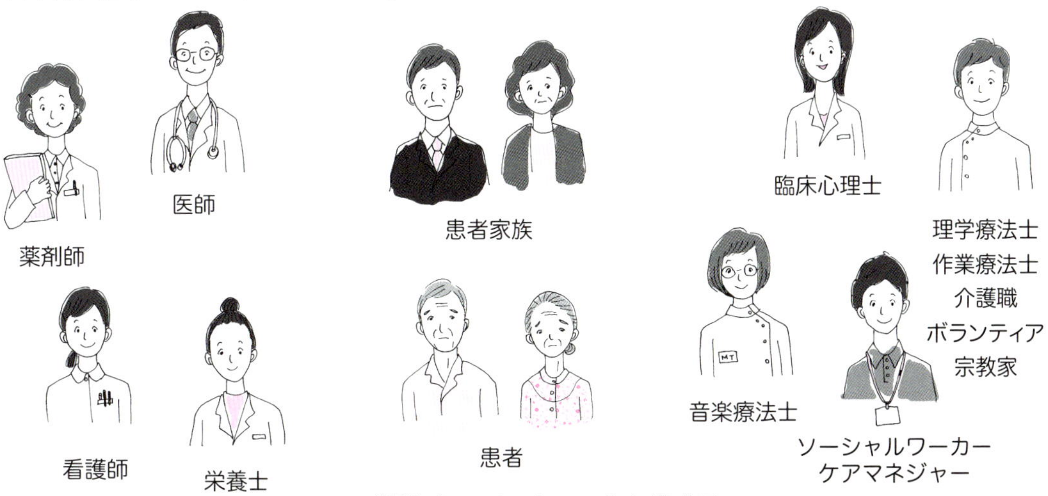

「緩和ケアチーム」の主な構成員

⑦ 緩和ケアの形態

緩和ケアを提供する場所は，主に病院，ホスピス，在宅です．

形態でいえば，a）ホスピス緩和ケア病棟，b）一般病棟での緩和ケアチーム，c）ホスピス緩和ケア外来，d）在宅ホスピス緩和ケア，e）デイ・ホスピス緩和ケアなどがあります．

患者とその家族が人生の最期をどこで迎えたいかによって，選択することが可能です．

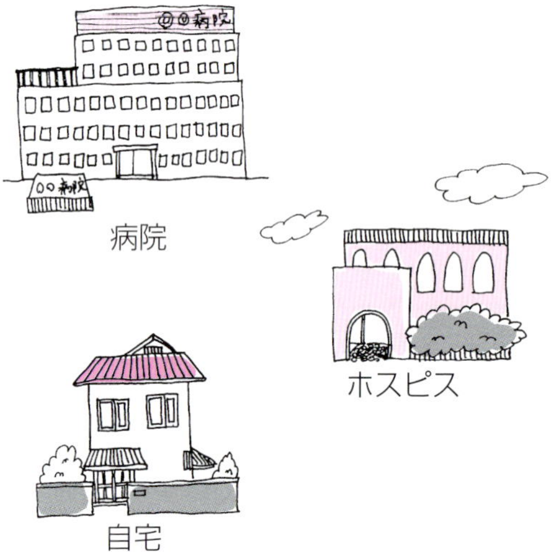

⑧ 緩和ケアの役割 1

生命を尊重し，死を自然なことと認めたうえで，患者が死を迎えるまで人生を積極的に生きていけるようにします．

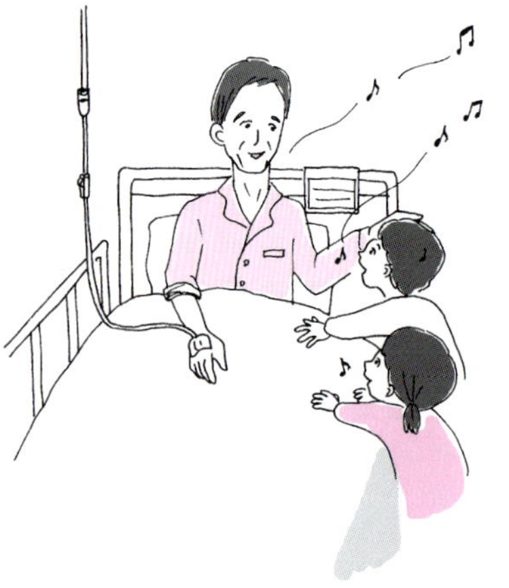

最期まで積極的に生きられるように援助

⑨ 緩和ケアの役割 2

患者とその患者の家族の身体的痛みや心理的痛み，社会的痛み，スピリチュアルな痛みによる苦痛症状を，全人的に緩和していきます．

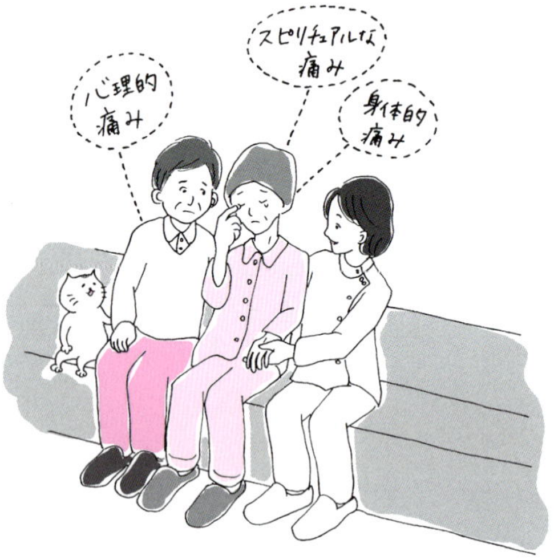

さまざまな痛みに対し全人的に関わる

⑩ 緩和ケアの役割 3

患者とその患者家族に対して，病気によってこれから経験すると考えられるさまざまな出来事について学習する機会を設けたり，死別後の生活などに適応できるようなカウンセリングの実施など，ニーズに応じて幅広いケアで支えていきます．

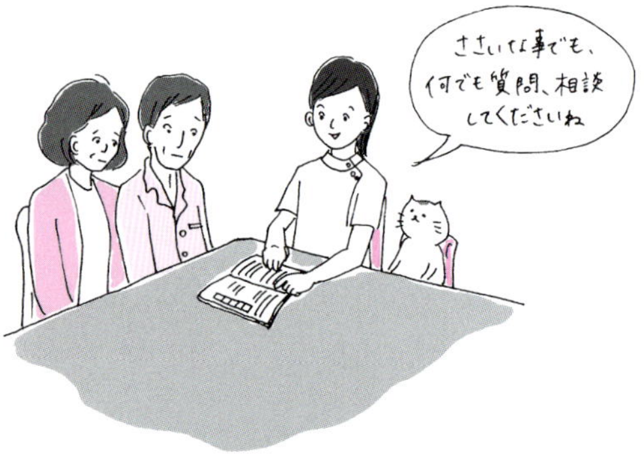

これからの生活の不安を
緩和できるようサポート

2. ホスピスの歴史

① ホスピスの起源

ホスピスとは，もともとは中世ヨーロッパで旅で疲れたり，途中で病気になった巡礼者を宿泊させた小さな教会や修道院のことを指したといわれています．

それらは「憩いの家」とよばれていました．

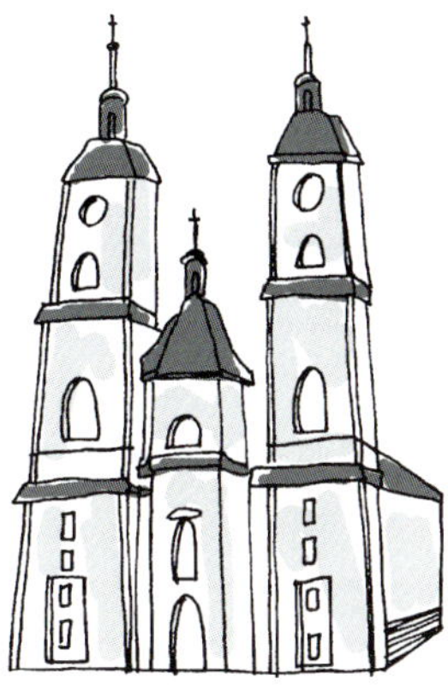

ホスピスとは小さな教会や修道院を指していた

② 中世の巡礼者のための「憩いの家」で行われていたこと

「憩いの家」では巡礼者には誰にでも寝床と食物が与えられました．特に病気になったものは手厚く看病をしてもらい，治らない場合でも最期まで温かく世話をされ看とられたそうです．

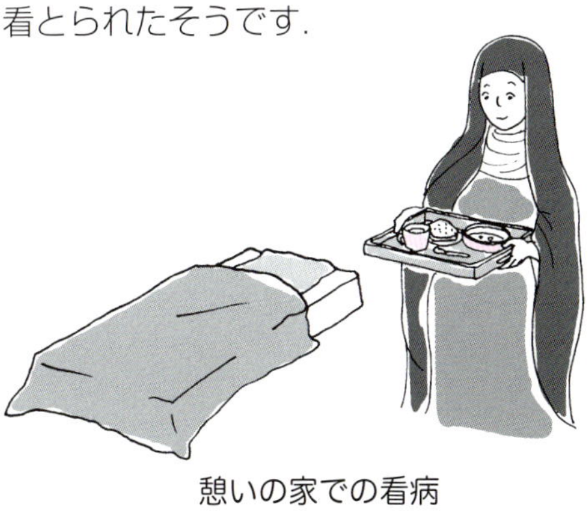

憩いの家での看病

③ その後のホスピス

アイルランドに近代的ホスピスの原型となる病院が 1834 年に建てられ，その後オーストラリアやインドなどをはじめ，他の国にも広がっていきました．

④ 最初の近代的なホスピス

治療と延命を目的とする現代医療に疑問を持った医師のシシリー・ソンダース博士によって 1967 年に英国のロンドン郊外に建てられた聖クリストファー・ホスピスは，最初の近代的なホスピスといわれています．

ホスピスでは末期の患者の全人的な苦痛に対し，組織的にケアを行うことを目指しており，この設立をきっかけにホスピス運動が世界に広がりました．

⑤ 日本におけるホスピス

日本におけるホスピスは 1973 年に淀川キリスト教病院（大阪市）の医師柏木哲夫が，死にゆく患者への組織的ケアをがん患者に導入したことに始まります．

日本の最初のホスピスは，1981 年に聖隷三方原病院（静岡県浜松市）で院内病棟型ホスピス（聖隷ホスピス）が開設，1984 年に同じく院内病棟型ホスピスとして，淀川キリスト教病院ホスピスが開設されました．

3. 緩和ケアにおける対象者の痛みと音楽活動

① 緩和ケアの対象者が抱える身体的痛み

末期がん患者の７割に身体的痛み，特に激しい痛みがあるといわれています．そのほか，倦怠感，腹部の張り，吐き気など，疾患によってさまざまな身体的痛みが患者を苦しめています．できるだけ普通の生活が営めるように疼痛をコントロールしていくことは，患者のニーズであり緩和ケアにとっても中心となる治療です．

音楽には痛みを緩和する効果があるといわれているため，音楽活動が補完療法として導入されることがあります．

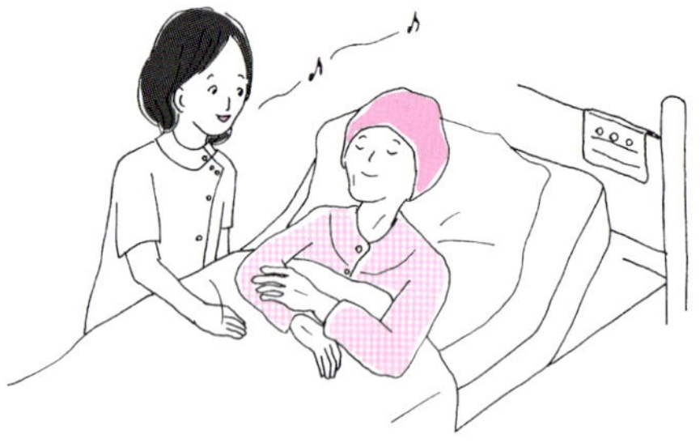

音楽には痛みを緩和する効果がある

② 緩和ケアの対象者が抱える心理的痛み

死を間近に感じた緩和ケアの患者は，抑うつ気分，不安や緊張，イライラ，恐れ，孤独感などの感情を抱えています．また死によって自分の存在が消えてしまうことへの不安もあります．心理的な痛みは患者のみならず，家族などを含む周囲の人も同様に感じるといわれています．心理的な痛みは身体的な痛みを増幅させる場合もあるため，それらを緩和していくことは大変重要な治療課題です．

音楽活動は，音楽によるリラクセーション効果や患者の気分転換が期待されるため，音楽活動を介した心理的痛みを緩和を目的として導入されます．

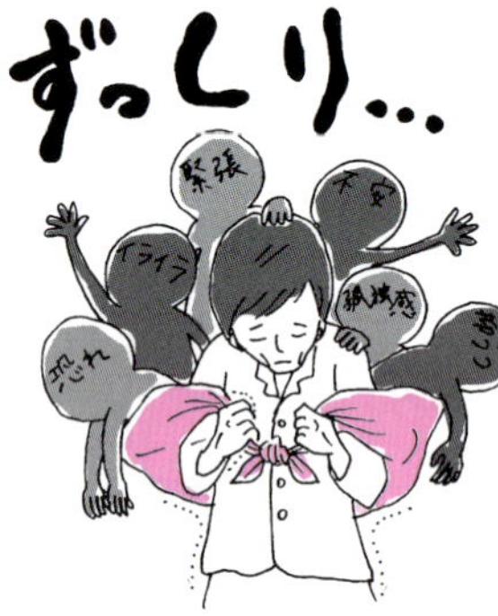

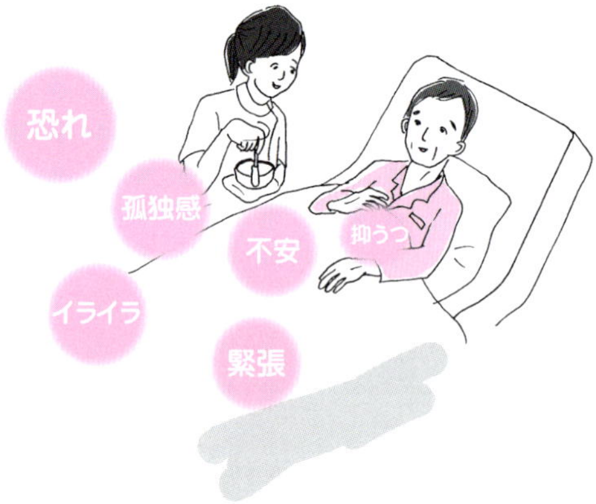

音楽による心理的痛みの緩和

③ 緩和ケアの対象者が抱える社会的痛み

緩和ケアの対象者には仕事から離れざるを得ない，行きたい場所に行けない，会いたい人に会えないといった状況が生じます．家庭内での役割が遂行できなくなり，家庭内の問題，経済的な問題，あるいは遺産の問題などに直面することもあります．このように社会との隔離や社会的存在の喪失を体験するとき，患者やその患者家族などが強い孤独感にさいなまれる場合があります．

対象者の社会的痛みの緩和のために，音楽活動が患者と社会をつなぐ架け橋になる場合もあります．

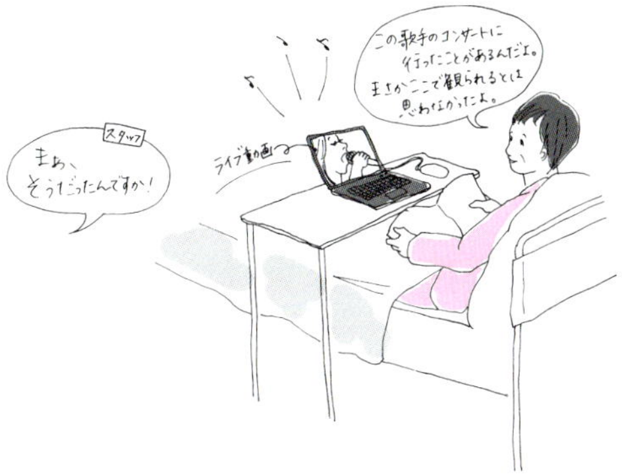
スタッフ
まあ、
そうだったんですか！
ライブ動画
この歌手のコンサートに
行ったことがあるんだよ。
まさかここで観られるとは
思わなかったよ。

音楽で社会とつながる

④ 緩和ケアの対象者が抱えるスピリチュアルな痛み

スピリチュアルは霊的と訳される場合もあり，スピリチュアルな痛みは魂の痛みともいわれます．死を身近に感じると，スピリチュアルな痛みが生まれ，この世とは違う世界のことを考えたり（例：死んだらどうなるのか），何かわからないけれども私たちの運命を操るような大きな存在に向かって語りかけたり（例：神様，なぜ私がこのような病気になったのでしょうか？）するようになる人もいます．スピリチュアルな痛みを緩和していくことは，残された時間を充実して，これまでの人生を振り返って考えてみたり，自分の現状を受け入れて過ごすために，患者にとってもその家族にとっても重要です．

音楽などの芸術は思考過程を経ずに直接感情に働きかけるため，魂を揺さぶられるような体験を提供することができます．そのような体験が対象者自身が自分の存在を肯定的に受け入れるきっかけとなる場合があり，それはスピリチュアルな痛みの緩和につながります．宗教家や臨床心理士，音楽療法士などの専門家によるサポートをスピリチュアルケアといいます．

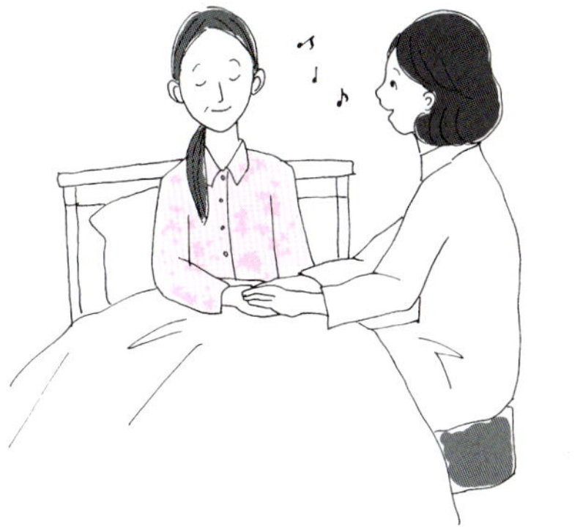

音楽は魂に直接届く

⑤ グリーフケアと音楽活動

グリーフケアとは，喪失に対する深い悲しみ，その中でも家族を失ったときの悲しみに対するケア，死別の悲しみに対するケアといわれるものです．グリーフケアには，家族に対する状況説明の際の予期悲嘆や，死別までのプロセスにおける心理的なサポート，死別後に起こることを想定しての思い出づくり，また家族の死別を経験された遺族の方の集まり（遺族会）などにおいて，音楽活動が行われることがあります．

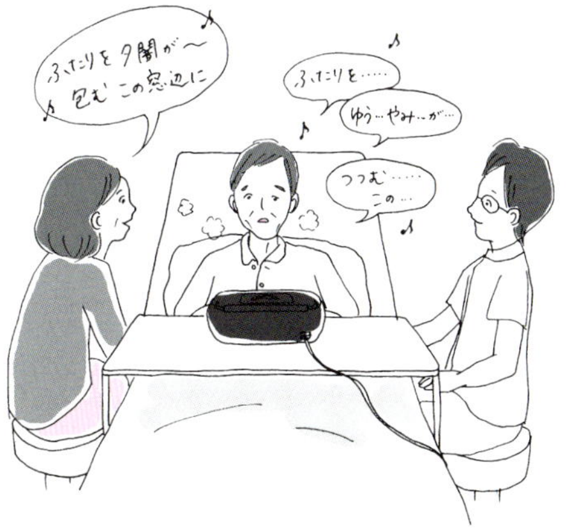
ふたりを夕闇が～
包む この窓辺に
ふたりを……
ゆう…やみ…が…
つつむ……
この…

思い出の歌を一緒に歌うことが
グリーフケアになることがある

4. 緩和ケアにおける音楽の役割

① 音楽は痛みや不快感を軽減する

音楽は，穏やかで安心を与えるリズムを通して痛みを緩和し，緊張した顔や身体の筋肉をリラックスさせます．

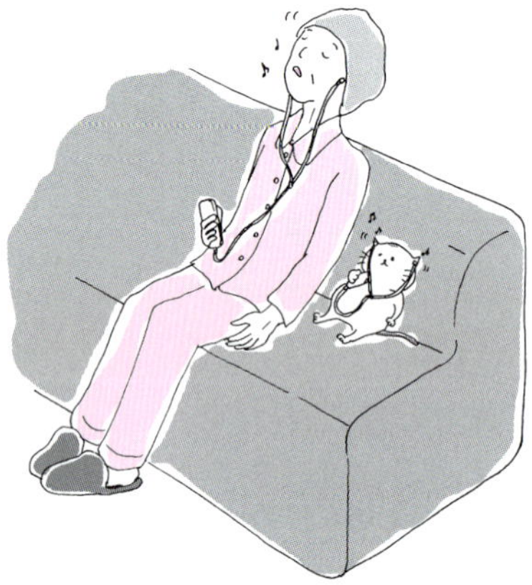

② 音楽はリラクセーションの手段となる

好きな音楽を聴いたり，可能であれば歌ったり楽器を演奏したり，音楽に合わせて身体を動かしたりすることは，気持ちを紛らわせたり，前向きな思考にさせたり，心をリラックスさせたりします．

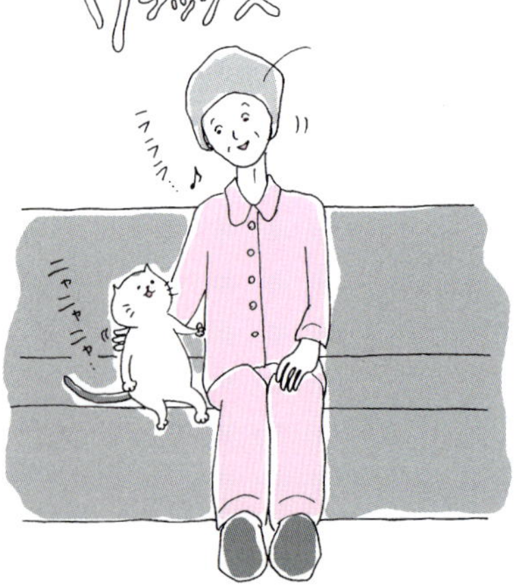
リラックス
ニャーニャー…

③ 音楽はコミュニケーションの手段となる

一緒に歌ったり演奏したり，同じ音楽を聴いたりという行為の共有はお互いの交流を深めてくれます．このように音楽はさまざまな様式で，患者とその周囲の人とのコミュニケーションを促すツールとなります．

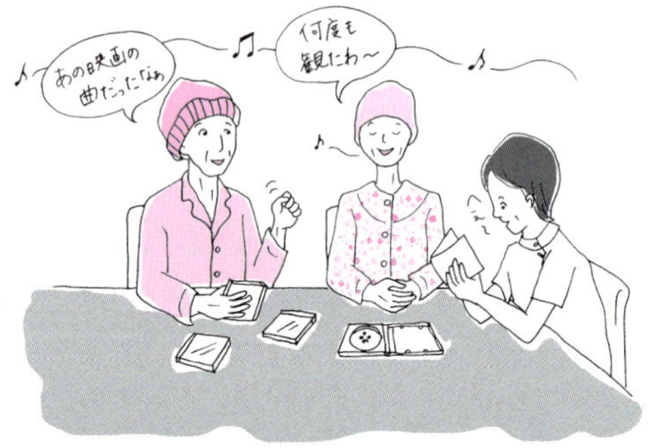
あの映画の曲だったなぁ
何度も観たわ～

④ 音楽はことばによる表現を助ける

患者は家族に心配をかけまいとしたり，医療者へ気を遣ったりして，思っていることを素直にことばにできず感情を抑圧していることも多いものです．音楽は複雑な感情や奥深く秘めた気持ちを，ことばの代わりに表現してくれます．

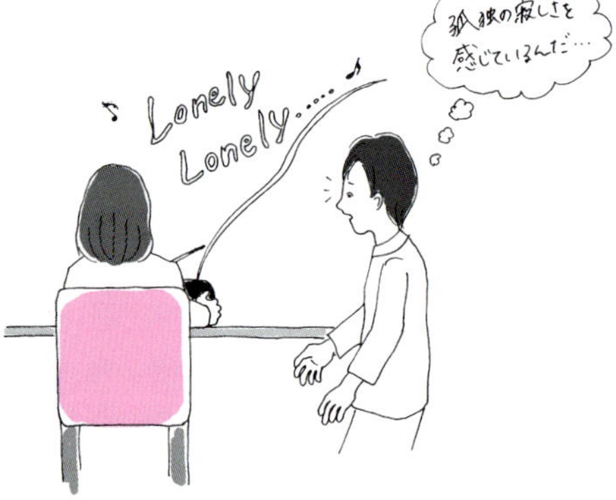
Lonely
Lonely.....
孤独の寂しさを感じているんだ…

⑤ 音楽は人生の思い出の振り返りを助ける

今までの人生のさまざまな場面で関わった音楽に再び触れることで，そのときの場面を思い出し，自分の人生が価値のあるものであったという確信を助ける手段となる場合があります．

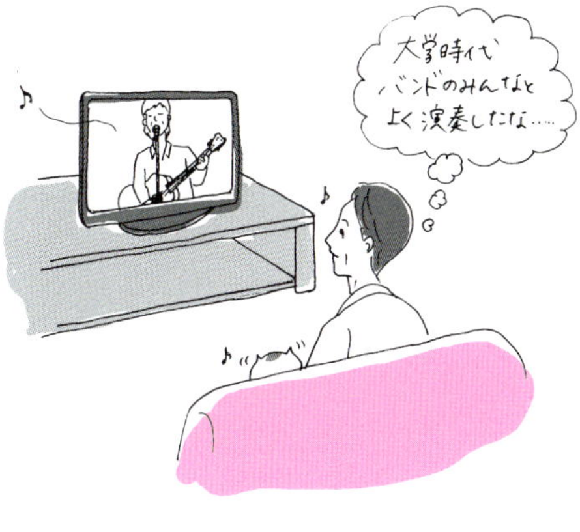

⑥ 音楽は自分自身との対話を助ける

揺れ動く自分自身の気持ちを代弁してくれる歌詞やメロディーラインの音楽を聴いたり，表現したりすることで，自分自身を冷静に客観視でき，気持ちが落ち着く場合があります．

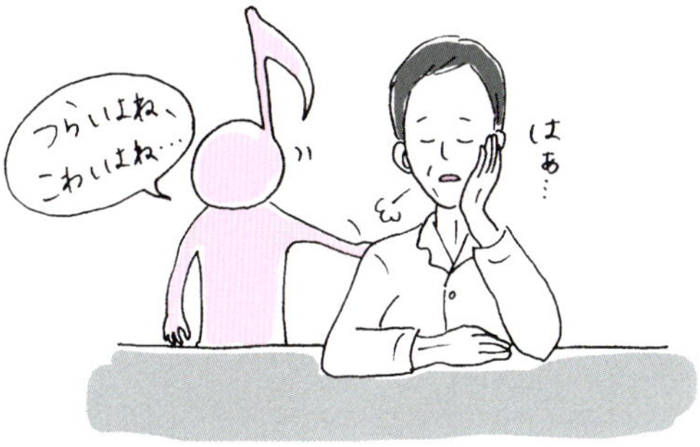

⑦ 音楽はスピリチュアルな気持ちを刺激する

今までの人生で大切にしてきた曲や人生に対する想いを代弁している歌詞の曲を聴いたり，歌ったり，演奏したりする音楽活動は，死へのプロセスにおいて残された時間を充実して過ごすために，自分のこれまでの人生についてのふりかえりや現状を把握して受容するためのサポートをするといわれています．

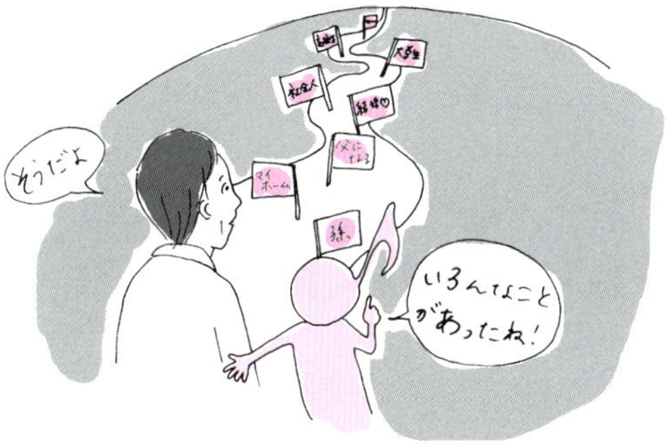

⑧ 音楽は残される人々にとって思い出となる

患者とその患者の家族との間で，あるいは患者にとっての大切な人の間で共有された音楽経験は，お互いにとって大切な思い出となり，それは後に，残される人々が自分たちの人生を前向きに生きていくきっかけになる場合があります．

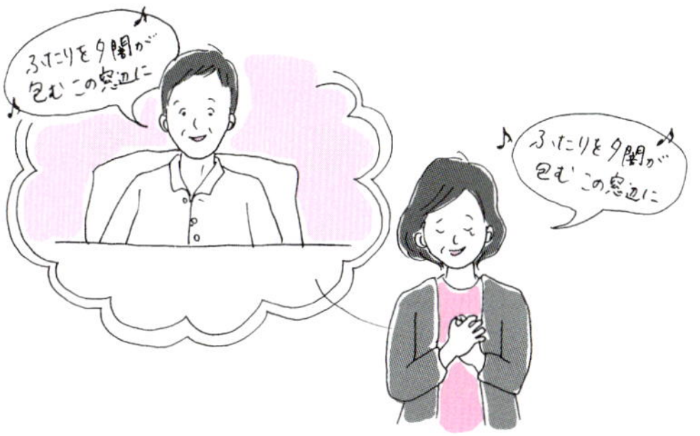

5. 緩和ケアにおいてスタッフができる音楽活動

① 歌いかけとアロママッサージ

患者が好む曲や思い出の曲などをやさしく歌いかけながら施行するアロママッサージは，痛みの緩和に対してとても効果的な場合があります．家族や大切な人からの歌いかけであれば，さらに効果が増すでしょう．また患者の好む曲をBGMとして流しながら実施してもよいでしょう．

アロマの選択にあたっては，効能だけでなく患者の好みにも配慮します．マッサージの強さや実施時間にも十分配慮する必要があります．

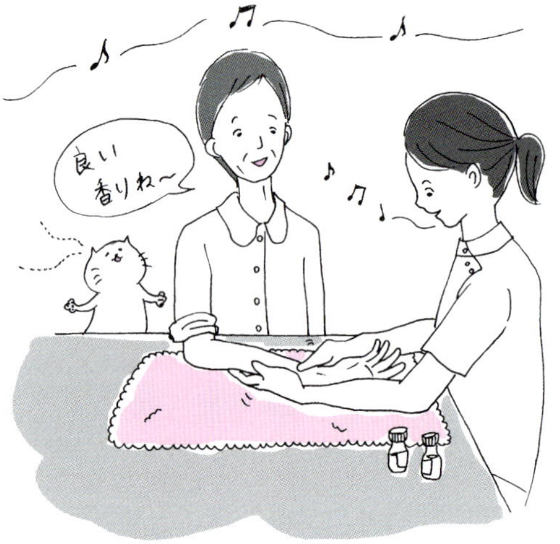

② 歌いかけとタッピング

患者が好む曲や思い出の曲のリズムに合わせて，患者の適切な身体部位をやさしくタッピングしながら歌いかけます．また，患者とその患者の家族が一緒に歌う機会があれば，場面に応じて歌詞カードを準備したり，楽器を使用して伴奏を提供したりします．

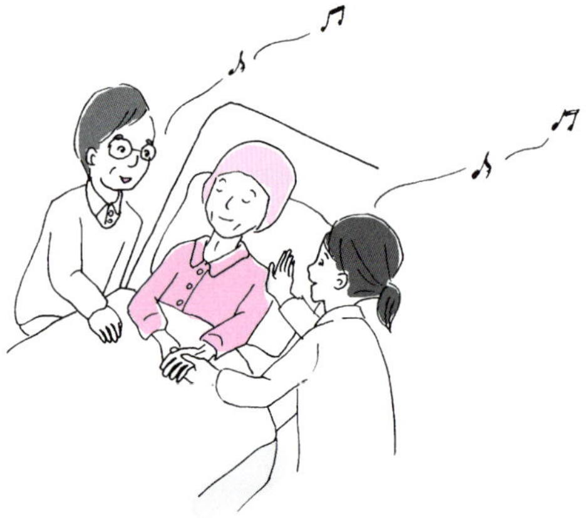

③ 音楽鑑賞

患者の聴きたい曲を一緒に聴くだけでも，十分に意味のあるスピリチュアルケアとしての音楽経験の共有になります．波の音や鳥の鳴き声などの自然の音を一緒に聴くのも効果的だとされているので，自然の音を含んだCDなどを利用してみてもよいかもしれません．

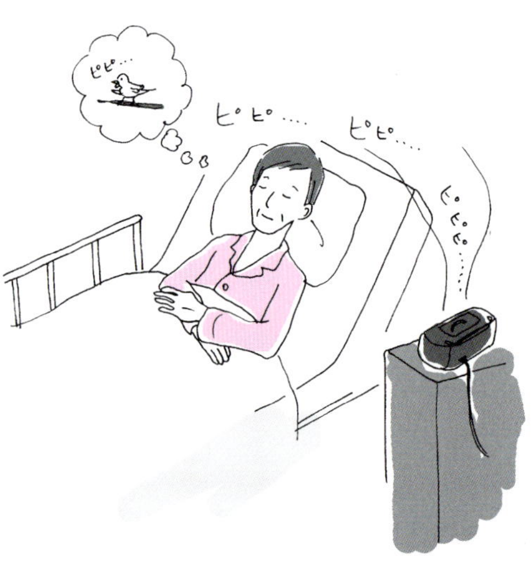

④ 作詞・作曲

患者が表現することばを書き留めてそれにメロディーをつけたり，既存の曲にあてはめて替え歌にすることは，家族や周囲の人が患者の気持ちを共有するのに役立ちます．

また，でき上がった曲を一緒に歌うことによって絆がより深まり，それが家族や大切な人のグリーフケアにつながることも考えられます．患者が音楽経験者の場合，可能であれば本人の演奏経験のある楽器を使用しながら，患者の自作曲の制作をサポートしてみます．

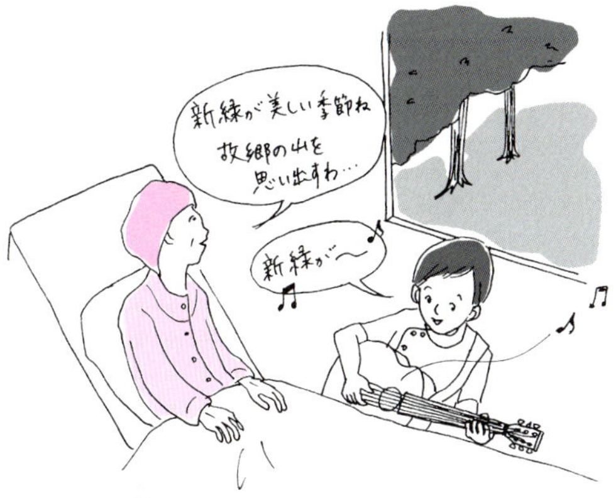
新緑が美しい季節ね
故郷の山を
思い出すわ…
新緑が～

⑤ 楽器演奏

患者が希望すれば，無理がない程度に楽器を演奏することをサポートしてみます．ベッドサイドで行う場合は，用意する楽器は簡単に音が出て，それほど重くなくて持ちやすい，ベッドサイドでも演奏しやすいポータブルなものがよいでしょう．

筆者の経験では緩和ケアの患者は，アコースティックな音色の楽器を好まれることが多いようです．可能であれば楽器が置いてある場所に移動して演奏してもらうことも，よい気分転換になるかもしれません．

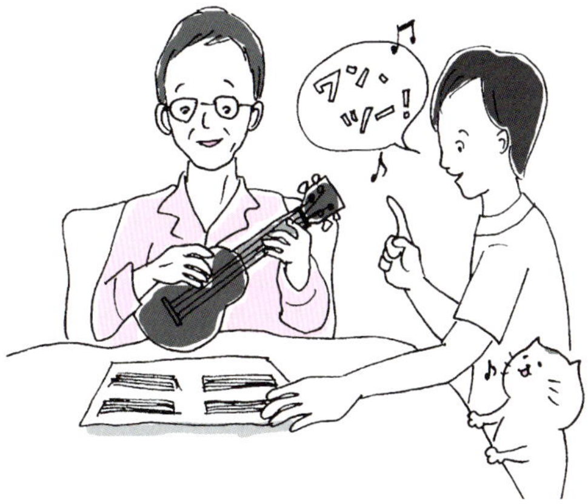
ワン，ツー！

⑥ 即興演奏

自由な即興演奏としてそのときの患者の気持ちとして表現された歌や声，あるいは身体の一部や楽器を使用したリズムなどを表現してもらうこともよいでしょう．

また，患者の表現する音楽のサポートとしてのジャムセッションのような複数人による即興的な合奏も，患者にとってスピリチュアルな音楽経験を共有する体験になるかもしれません．

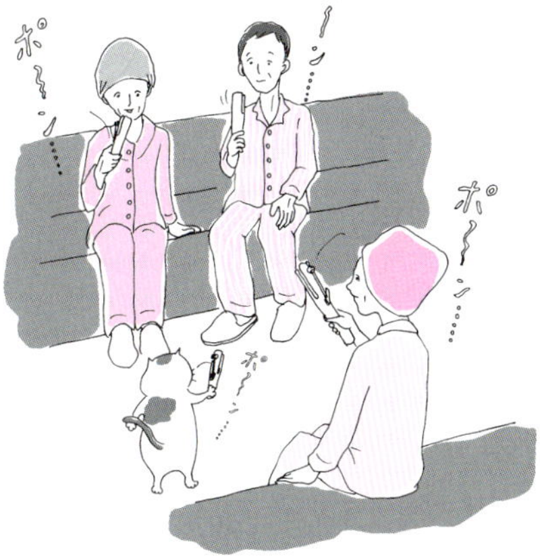
ポ～ン……
ポ～ン……
ポ～ン……
ポ～ン……

自由にトーンチャイムを鳴らしているだけでいつのまにか１つの曲になっていく

⑦ 音楽による身体運動

患者に無理がないレベルでリズミカルな音楽に合わせて可能な範囲で身体を動かすことも，雰囲気が変わったり，気持ちがすっきりする効果があります．選曲にあたっては患者の好みや体調に十分に配慮した曲にし，実施時間の長さにも注意します．

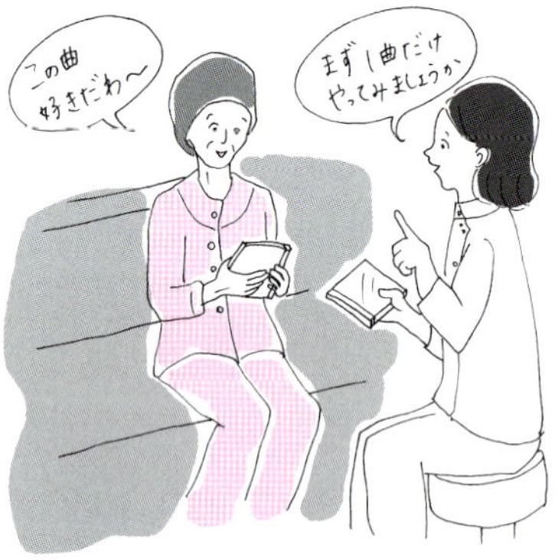

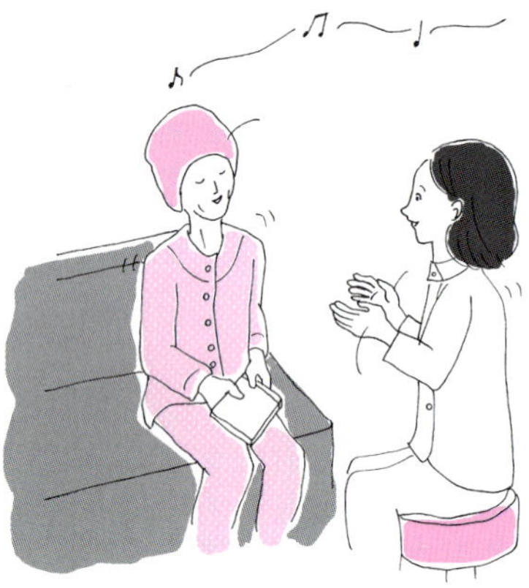

⑧ 音楽会の開催

患者に無理がない範囲で，本人と本人の家族や大切な人との思い出づくりなどを目的とした音楽会を開催することも意義があります．音楽会は人が集まるきっかけになるだけでなく，思い出の音楽や患者の人生の振り返りにつながる音楽，気持ちを代弁している音楽を全員で共有することができます．

また，お互いの気持ちを伝える機会にもなります．その様子を記録に残してプレゼントすることもできるため，このような音楽会そのものがグリーフケアともなります．

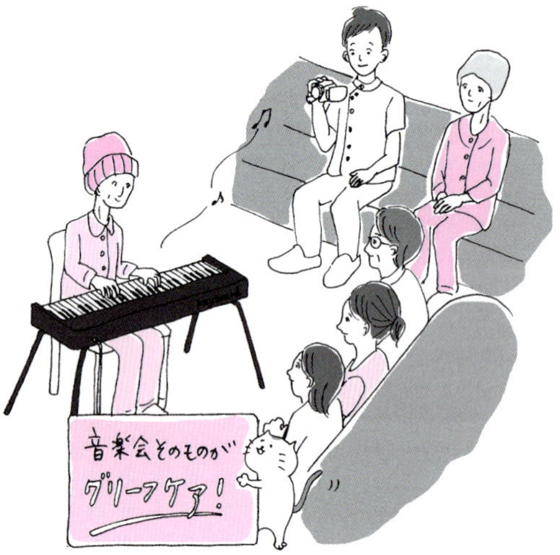

6. 緩和ケアにおける音楽活動実践上の留意点

① 音楽が好きな人が対象であること

患者が音楽が好きであることが大前提です．音楽について特に想いがない患者に音楽活動を無理強いすることはありません．

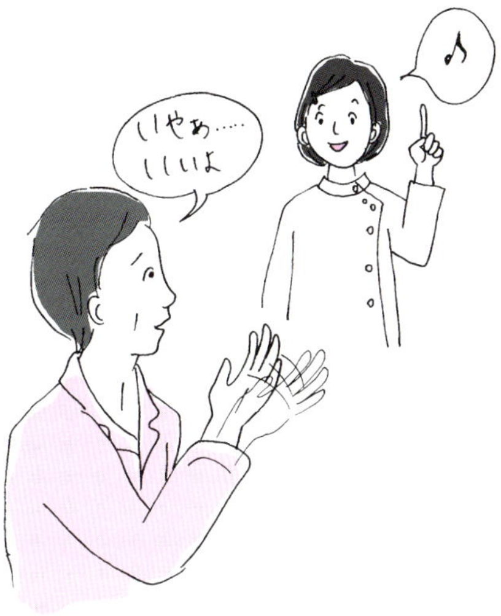
いやあ……
いいよ

② 音楽プログラムの決定について

患者とその患者の家族のニーズに合わせた選曲や活動内容であることが重要です．緩和ケアでの音楽活動に決まったプログラムはありません．活動内容は患者の体調に合わせることが最優先されます．プログラムの設定にあたっては，患者の希望を聞き，しっかりと査定をしたうえで，ケアチームとも情報を共有しながら慎重に決定していくことが大切です．

特に，スピリチュアルな痛みの緩和のためには，患者とよくディスカッションすることが重要です．

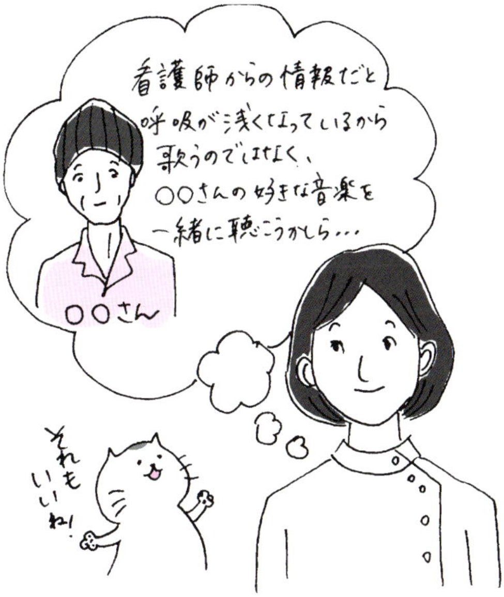
看護師からの情報だと
呼吸が浅くなっているから
歌うのではなく、
〇〇さんの好きな音楽を
一緒に聴こうかしら…
〇〇さん
それもいいね!

③ 音楽活動の形態

個人活動か集団活動かは本人の希望に合わせます．集団活動の場合，家族（家族なら誰でもよいわけではありません），大切な人，友人といった参加メンバーの選択も大変重要です．

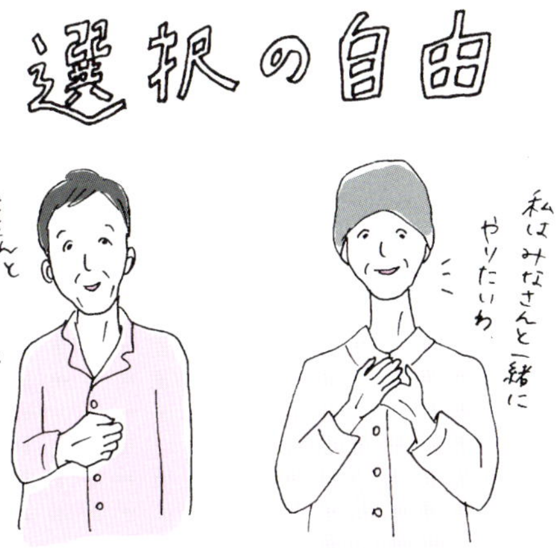
選択の自由
母さんと
2人でなら……
私はみなさんと一緒に
やりたいわ

④ 実施場所について

活動の内容や目的によって，病室でクローズドとして実施するのか，デイルームなどでオープンに実施するのか，また，自宅であればどの部屋のどの位置で行うのかといった，場所の選択も重要です．また，音はもれますから，他の患者のストレスにならない場所や音量であることに注意します．

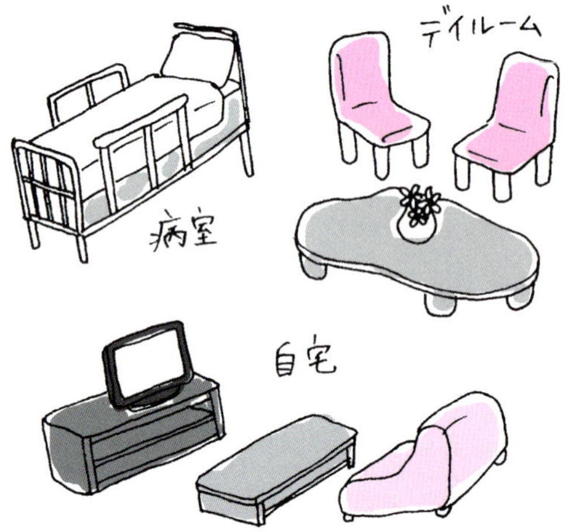

⑤ 実施する頻度について

患者の健康状態や，自宅であればその環境に応じて，そのつど実施頻度を見直しながら決定するのが望ましいと考えられます．

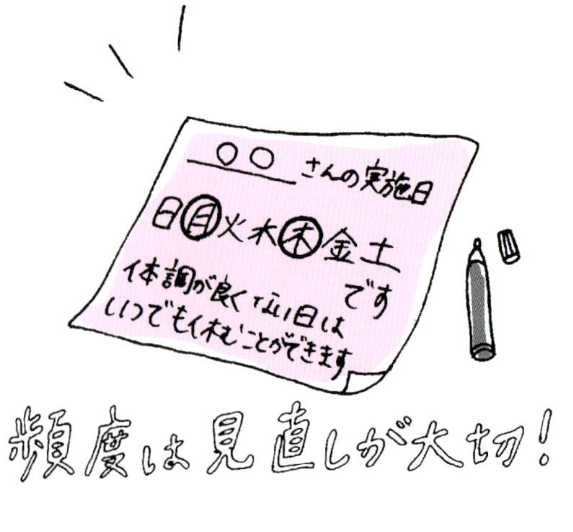
○○さんの実施日
日月火水木金土
です
体調が良くない日は
いつでも休むことができます
頻度は見直しが大切!

⑥ 実施する時間帯について

患者の健康状態や１日の生活リズムに支障がないような時間帯と実施時間を選択します．

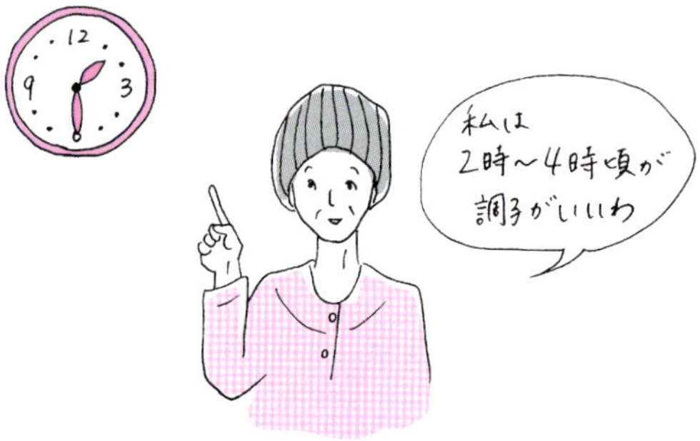
12
9
3
6
私は
2時〜4時頃が
調子がいいわ

⑦ 楽器の選択について

患者が楽器演奏を希望した場合は，患者の体力や筋力，障がい等に応じて楽器の向きや持ち手などに工夫を加えることで，本人が演奏しやすくなる場合があります．ベッドサイドで実施する場合は，活動しやすいポータブルな楽器も便利です．

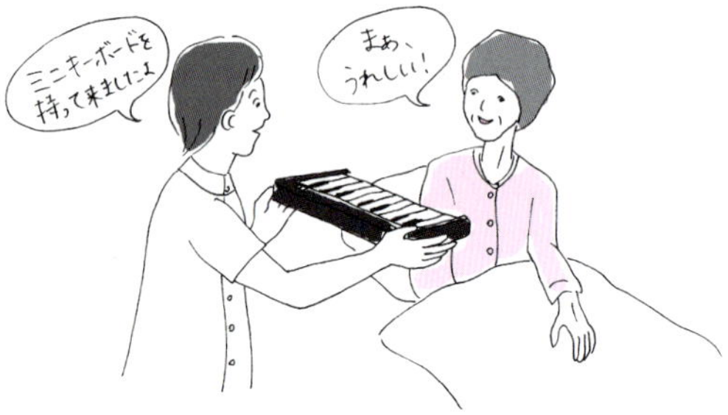
ミニキーボードを持って来ましたよ
まあ、うれしい!

⑧ 臨機応変な対応について

緩和ケアの患者の健康状態は，突然変化することも予測されます．常に体調の変化には気をつけて観察することが大切です．またその瞬間その瞬間のニーズに応えるといった，臨機応変な対応が重要になります．

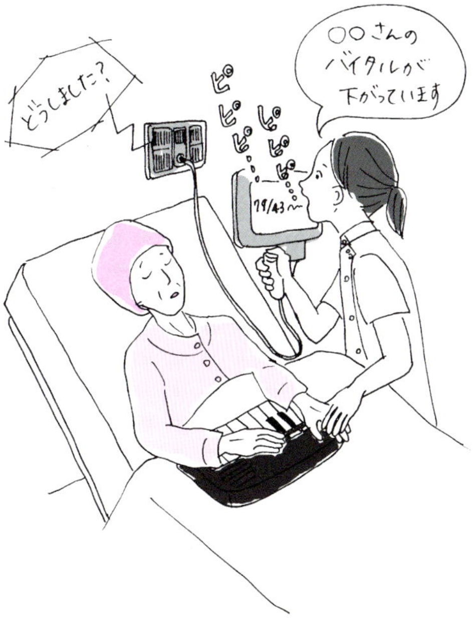

⑨ 音楽の質と音楽提供者の資質について

緩和ケアの患者は神経が過敏になっており，心身のストレスを感じやすい状態にあり，一歩間違えば騒音にもなりかねません．演奏技術によっては，効果を上げるどころか苦痛を与えてしまうこともあります．音楽活動の対象者には，プロの音楽家や耳の肥えた音楽愛好家がいる場合もあります．人生最期に充実した時間を提供するためには，音楽という素材についての確かな理解と十分な音楽技術のトレーニングが不可欠でしょう．

相手がどのような音楽を必要としているかを瞬時にくみとり，そのニーズに合った質の音楽を提供できるスタッフの資質が，緩和ケアでは特に重要になります．

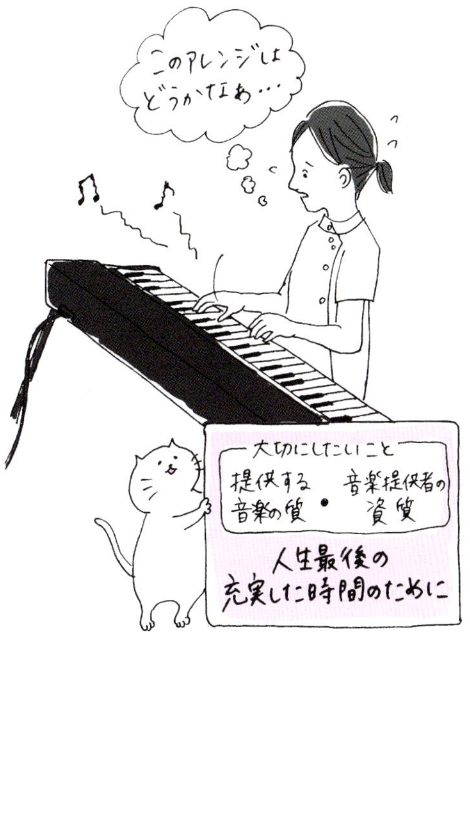
このアレンジは
どうかなあ…
大切にしたいこと
提供する音楽の質
音楽提供者の資質
人生最後の
充実した時間のために

引用・参考文献

・Davis WB，他（著），栗林文雄（訳）：音楽療法入門―理論と実践．一麦出版社，2007
・Debarah S：歌の翼に　緩和ケアの音楽療法．春秋社，2004
・独立行政法人国立がん研究センターがん対策情報センターがん情報サービス最新がん統計ホームページ：http://ganjoho.jp/public/statistics/pub/statistics01.html（2014年5月15日閲覧）
・NPO法人日本ホスピス緩和ケア協会ホームページ：http://www.hpcj.org/index.html（2014年5月15日閲覧）
・Susan M（著），進士和恵（訳）：ホスピスと緩和ケアにおける音楽療法．音楽之友社，1999

第8章　失語症・失音楽症と音楽活動

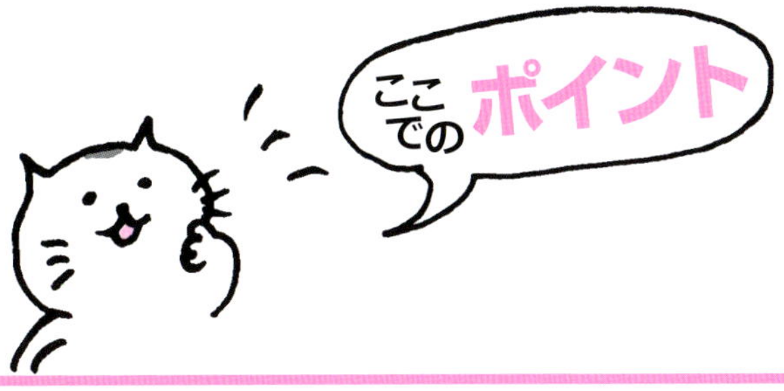

脳が損傷を受けた結果として歌唱，演奏，音楽の聴き取り，楽譜の読み書きなどさまざまな音楽活動に障害が出現します．これらの音楽障害を「失音楽症」と呼んでいます．この失音楽症は言語の障害（失語症）と深い関係があります．

この章では脳における音楽機能について，言語機能と関連づけて紹介します．

1. 失語症とは

① 失語症とは

失語症は，言語中枢がある左大脳半球の損傷に伴って生じる高次脳機能障害の一つです．話すことを中心に，ことばの理解，文字の読み書きなどが障害されます．

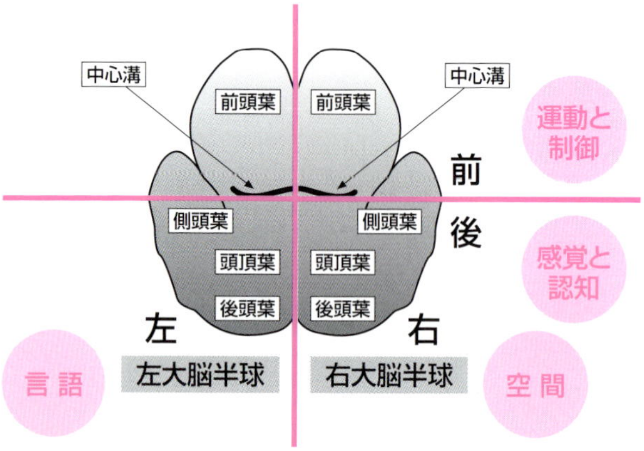

② 失語症の分類（種村，2011a）（表 8-1，8-2）

表 8-1　失語症の分類

非流暢型失語	運動失語 超皮質性運動失語 全失語
流暢型失語	健忘失語 伝導失語 超皮質性感覚失語 感覚失語

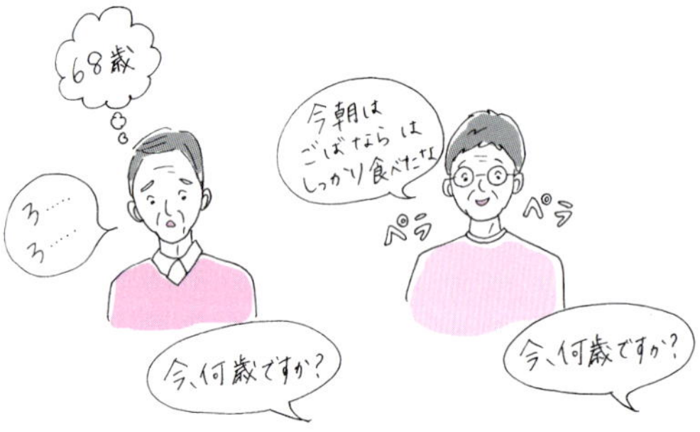

運動失語　　感覚失語

1）運動失語（ブローカ失語）

ことばを理解する障害は軽いのですが，ことばの表出が強く障害されます．また，助詞・助動詞などの文法関係を理解することが困難です．発語は短くとぎれがちです．心の中では言いたい音がはっきりしているにもかかわらず，ことばにすると音の誤りがあります．

主に左半球前頭葉（ブローカ野）の損傷で出現します．

2）感覚失語（ウェルニッケ失語）

ことばを理解する障害が重く，音の聴き取りと意味の理解の両面とも障害されます．

ことばはよく話せますが，あらゆる種類の言い誤りがたくさん出現します（「2. 失語症の症状と対応のポイント」128 頁参照）．

主に左半球側頭葉（ウェルニッケ野）の損傷で出現します．

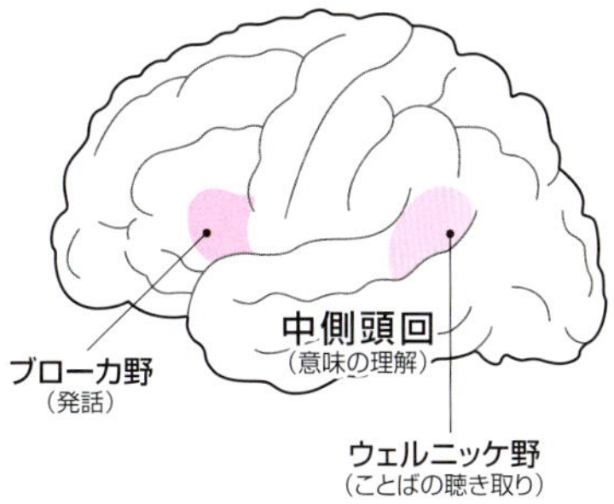

言語中枢

3）全失語

言語機能が全般に障害されますが，ことばの理解は多少残され，単語であれば理解できます．話しことばの障害は重く，話されることばの意味を推測することも困難です．

左半球の広い損傷によって出現します．

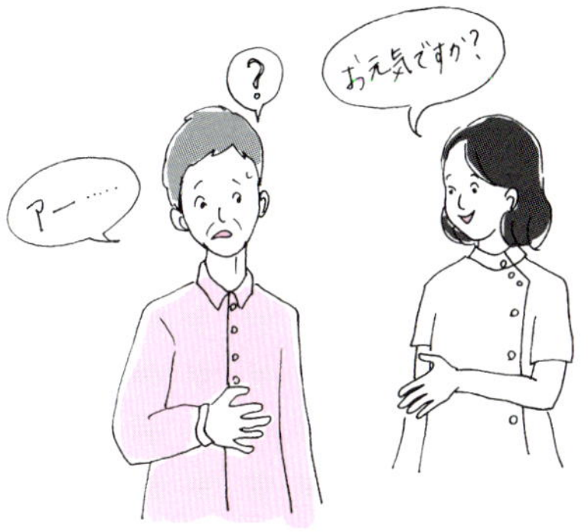
?
お元気ですか?
アー……

全失語

4）健忘失語

ことばを思い出すことが困難で，話すときに代名詞を使う傾向があります．そのため聴いている人には理解されにくいのですが，質問することで確認できます．話しことばはなめらかです．

他のタイプの失語症から改善してきた場合に出現します．

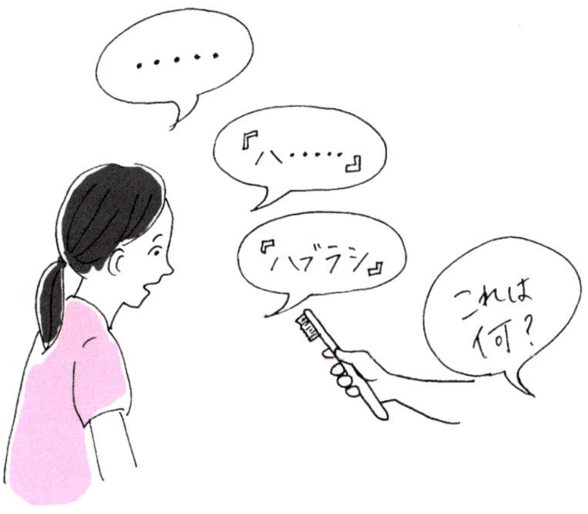
・・・・・
『ハ……』
『ハブラシ』
これは何？

健忘失語

表 8-2　各失語型の特徴

失語型	流暢な発話	発話の誤り	聴覚的理解	復唱
運動失語（ブローカ失語）	×	構音の歪み，助詞などの脱落	△文法的理解障害	×
超皮質性運動失語	×	発話の発動性の低下	○	○
全失語	×	有意味な発話なし	×	×
健忘失語	○	喚語困難，迂言	○	○
伝導失語	○	音韻性錯語	○	×
超皮質性感覚失語	○	意味性錯語	×	○
感覚失語 （ウェルニッケ失語）	○	音韻性・意味性錯語	×	×

注：流暢な発話とは発話が長く，発音の誤りがないことを指す．迂言とは目標の語を話すことができず，その語について説明すること．音韻性錯語は目標語に類似した音に言い誤ること．意味性錯語は目標語と意味的に類似した語を表出することを指す．

2. 失語症の症状と対応のポイント

① 聴くことの障害と対応のポイント

言語理解のプロセスは下図のような流れになっています．

語音の聴き取り
↓
意味の理解
↓
文法的理解

言語理解のプロセス

1）音の聴き取りの障害

例えば「パン」と「晩」のように似た音の違いが聴き取れません．

ゆっくり言う，一緒に口を動かしてもらう，何回も繰り返して聴いてもらうと有効です．

ことばのメロディー（抑揚）は理解できるので，怒っているのか，命令なのか，などはわかります．話しかける際には強弱や声の抑揚を豊かに表現することを心がけます．

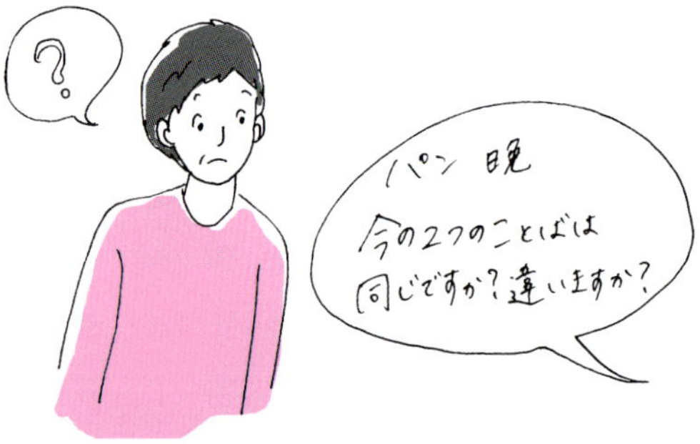
?
パン 晩
今の2つのことばは
同じですか？違いますか？

2）意味の理解の障害

よく使われることば，具体的なことばは理解されやすく，あまり使われないことばや抽象的なことばは理解が困難です．わかりやすいことばを選んで話しかけたり，わからない場合にはわかりやすいことばに言い換えて話しかけます．

検査ではわからなかったことばが，会話の中では理解できることもあります．またジェスチャーや関係する物品などがあればすぐにわかります．

わかりやすいテーマを選んで，話題の一つひとつが理解できているかを確認しながら話します．

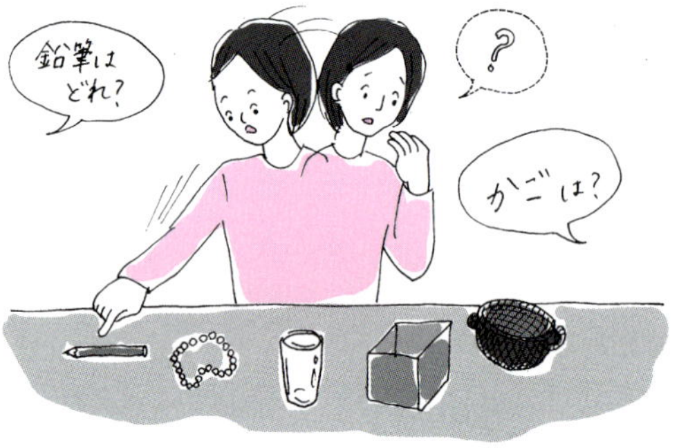
鉛筆は
どれ？
?
かごは？

3）文の理解の障害

一つひとつのことばはわかっていても，助詞や助動詞などの関係を示すことばが理解できないために，文全体の意味がわかりません．

最初に主語，次いで目的語，最後に動詞，といった通常の順序で話すようにします．

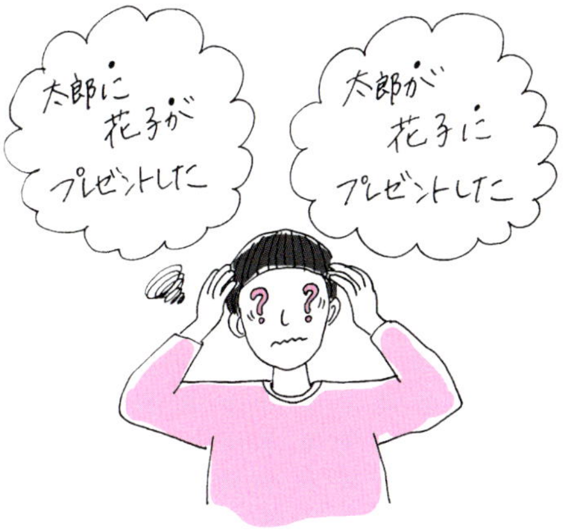

話しかけは主語＋目的語＋動詞の順で

4）談話の理解の障害

「これ」,「彼」などの代名詞が指している事柄が理解できないことがあります.

代名詞はなるべく使わないようにします.

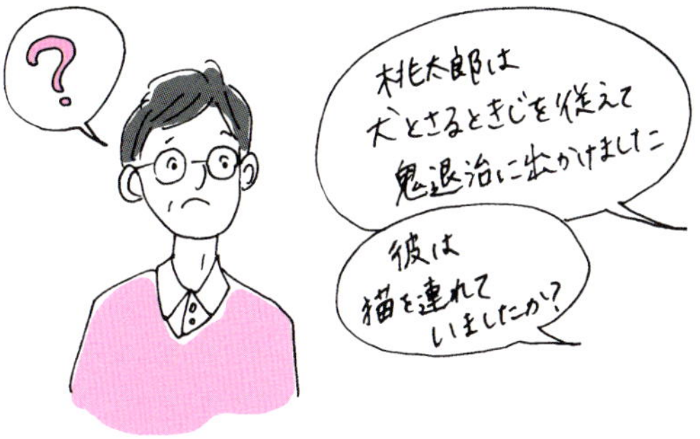

②　話すことの障害と対応のポイント

1）音の言い誤りの障害

ことばを話すときの舌や唇などの発音器官の動きがスムーズでないために，発音が歪んだりはっきりしなかったりします.

これらの音の誤りは，ことばの出だしに多く見られ，話し始めることが困難になります.

落ち着いてゆっくり話してもらったり，ゆっくり言い直してもらうようにします.

発音を間違っても多くの場合，内容は通じるので，発音の間違いにあまりこだわらないようにします.

●ある音が他の音に置き替わる
「眼鏡」→「てがね」

●その単語に含まれる音が誤った位置で発音される
「換気扇」→「かんせんき」

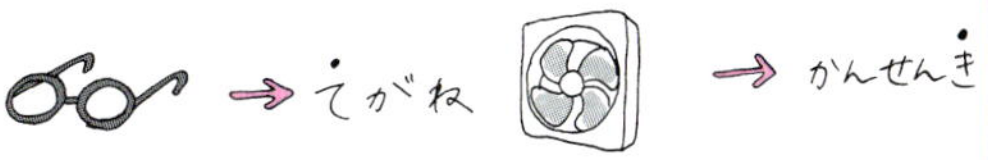

●音が付け加わる
「椅子」が「みす」

●音の一部が脱落する
「時計」が「とえい」

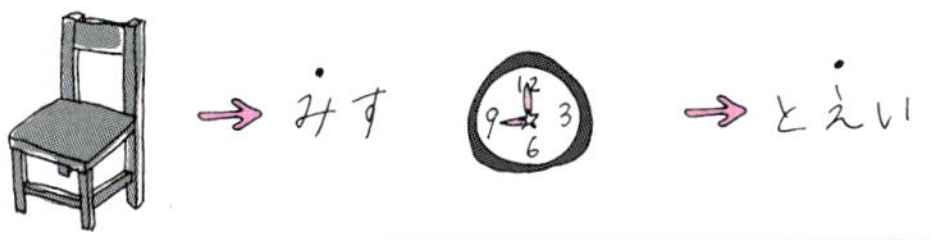

言い誤りの例

2）言いたいことばが出ない障害

言いたいことばはわかっているのですが，音としてどのように言ったらよいかがわかりません．喉までことばが出かかった状態です．１，２，３という数唱やいつもの挨拶ことばなど，自動性のあることばは出やすく，また歌のメロディーにつられて歌詞が出ることもあります.

ことばの最初の音を伝えると，たちどころに言えます.

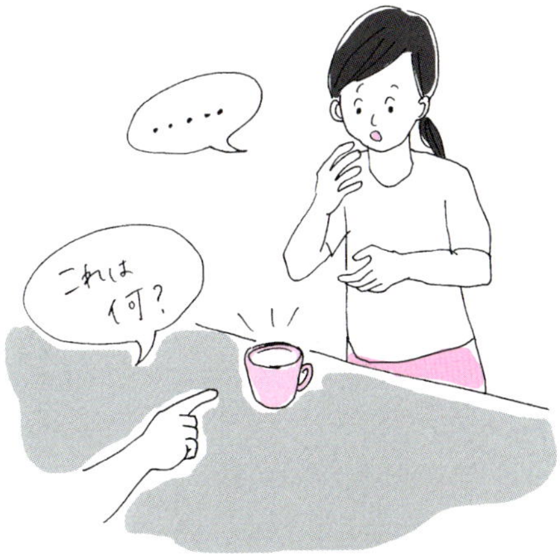

言いたい言葉がでない

3）意味の言い誤りの障害

たとえば，「石けん」が「手ぬぐい」になるなど，関連語に言い換わったり，言いたいことばがうまく言えず，「コップ」を「水を飲むもの」と説明したりします．

言いたい意味がわかれば，ことばの間違いにあまりこだわらないようにします．必要があれば，「○○のことですか」と確認します．

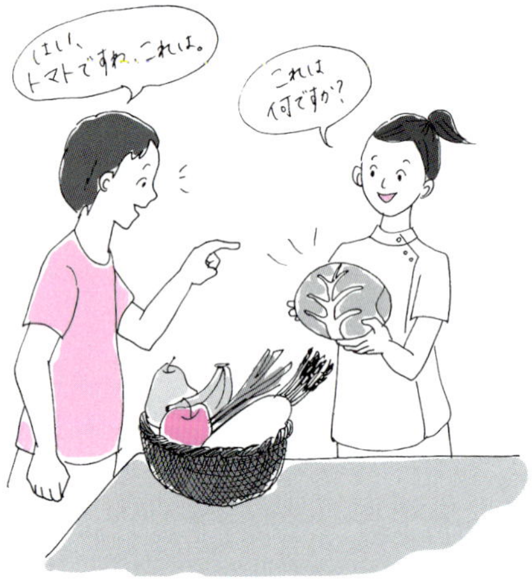

関連語に置き換わる

4）辞書にないことばを言う障害

発音はスムーズにできますが，たとえば「さきょう」，「おんでん」など辞書にないことばを言います．そのため，聴いている人には何を言っているのかがわかりません．

文脈から推測して確認します．

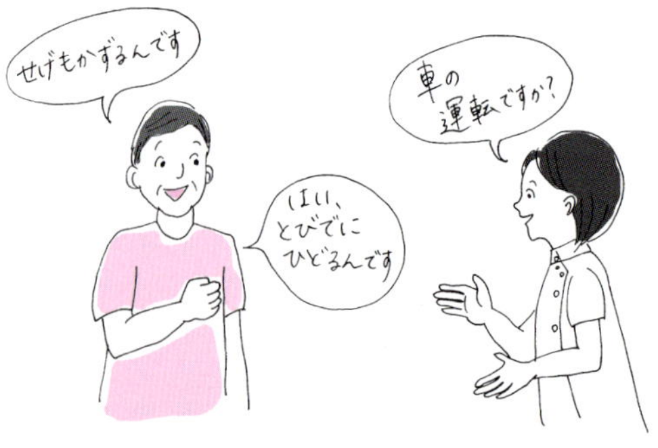

文脈から推測して確認

5）話にまとまりがない障害

よくしゃべりますが，ことばの音の誤りや意味の言い誤り，辞書にないことばの連続で，聴いていても全く意味がわかりません．

例）「せんせいがこうとぼかしあってね」
　　「けぐすをさんぎんする」

いったん話を止めて内容を確認します．ことばの理解の障害がある場合が多いので，漢字を中心に文字で内容を確認するようにします．

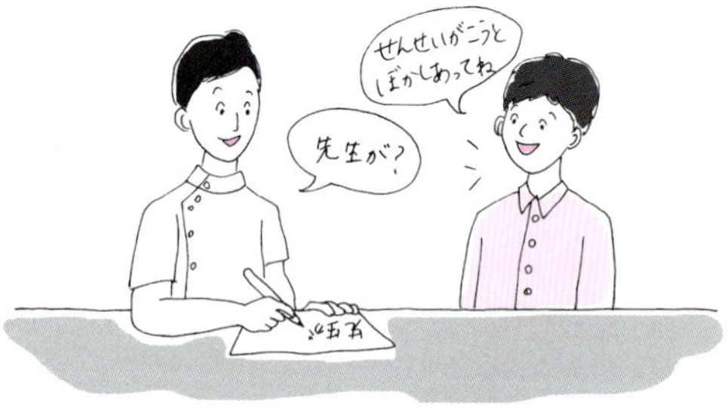

文字に書いて確認

6）ことばを繰り返す障害

たとえば先に「桜」と言ったあとで，次は「酒」と言うべき場面で，また「桜」と言います．脳の一種の疲労を示す症状です．　内容を推測して確認します．

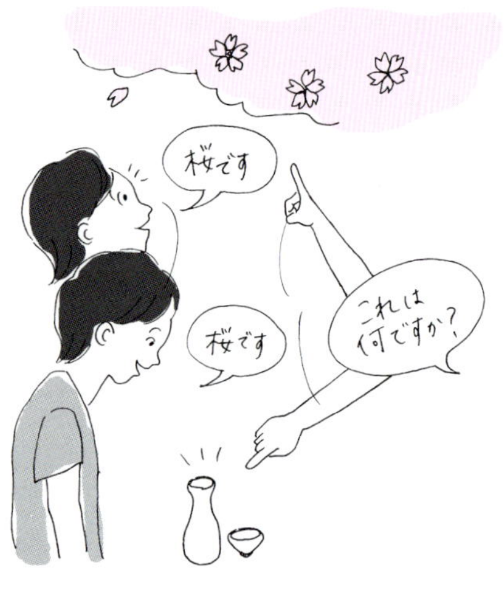

前の言葉を繰り返す＝保続

7）断片的なことばになる障害

文の中で助詞，助動詞，活用語尾などが脱落して，電報文のようになります．

例）「昨日野球行った」

本人にイエス・ノー形式で内容を確認します．

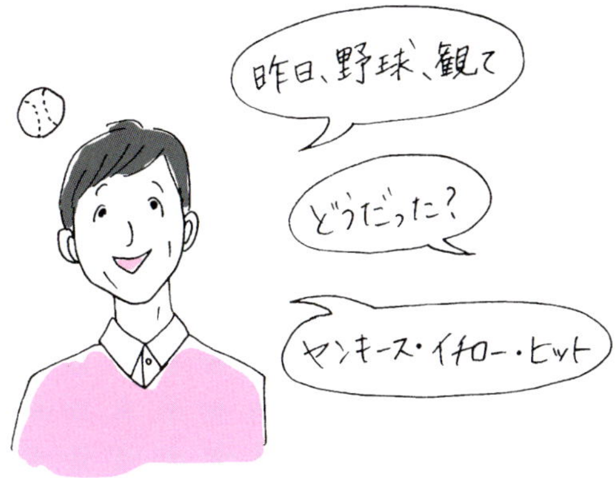
昨日、野球、観て
どうだった？
ヤンキース・イチロー・ヒット

8）ことばのなめらかさの障害（種村，2011b）

なめらかにことばを話しますが言い誤りの多いタイプと，努力してなんとか短いことばを話しますが言い誤りは少ないタイプの 2 種類があります．

前者のなめらかに話すタイプでは，話す速さは早く，抑揚は正常で，発音の誤りはなく，よくしゃべります．しかし，言いたいことばがなかなか出ないために代名詞などが頻出し，なかなか情報が伝わりません．

後者のなめらかさが障害されるタイプの場合には，話す速さが遅く，発音に誤りがあり，1 回に話される長さが短く，電報文のように助詞などが抜けます．

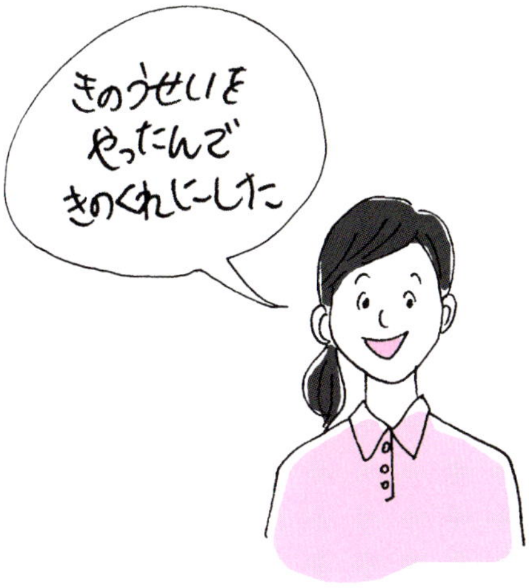
きのうせいを
やったんで
きのくれにーした

発語はなめらかだが
誤りがあるタイプ

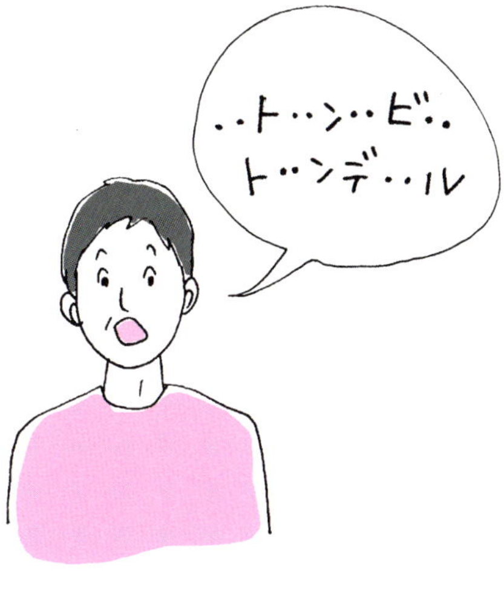
‥ト‥ン‥ビ‥
ト‥ンデ‥ル

発語はなめらかさに欠け
渋滞するタイプ

3. 失音楽症とは

① 失音楽症とは（進藤，2003）

失音楽症とは，大脳半球の損傷に伴って生じる高次脳機能障害の一つで，音楽機能が障害された状態のことをいいます．

脳に損傷を受けてさまざまな失音楽症を示した音楽家事例を詳細に検討することで，音楽の脳機構が調べられてきました．

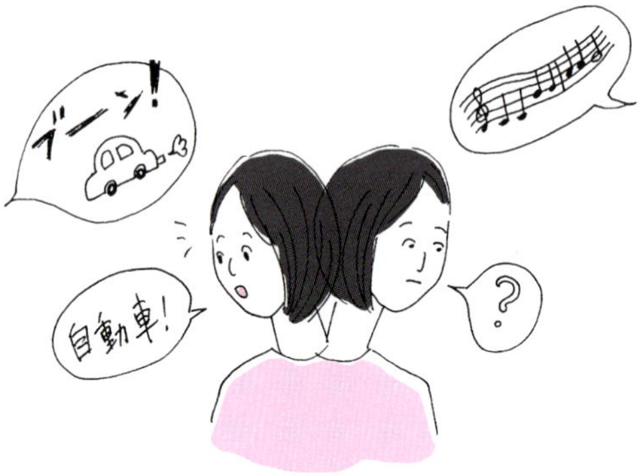

失音楽症は音楽機能の障害
音は聴こえるが音楽が聴こえない

② 失音楽症の分類（図 8-1）

・運動性失音楽症

歌う，楽器を演奏するなど表出面が障害されたものを運動性失音楽といいます．

・感覚性失音楽症

音楽を聴く，楽譜を読むなど受容面が障害されたものを感覚性失音楽といいます．

③ 失音楽症の種類と症状

1）歌唱，口笛，ハミングがうまくできない

口頭表現性失音楽症では，歌唱，口笛，ハミングがうまくできなくなります．重度の障害では耳で聴いた音やメロディーをまねて歌うことができません．軽度の障害では個々の音の高さがわかっていても，メロディーを歌えません．

歌を歌うとメロディー，抑揚，リズムがうまく表現できません．話しことばのメロディーも同時に障害されます．

右前頭葉の損傷で出現します．

- 失音楽症
  - 運動性（表現性）失音楽症
    - 口頭表現性失音楽症
    - 楽器性失音楽症
    - 楽譜失書症
  - 感覚性（受容性）失音楽症
    - 健忘性失音楽症
    - 楽譜失読症

図 8-1　失音楽症の分類

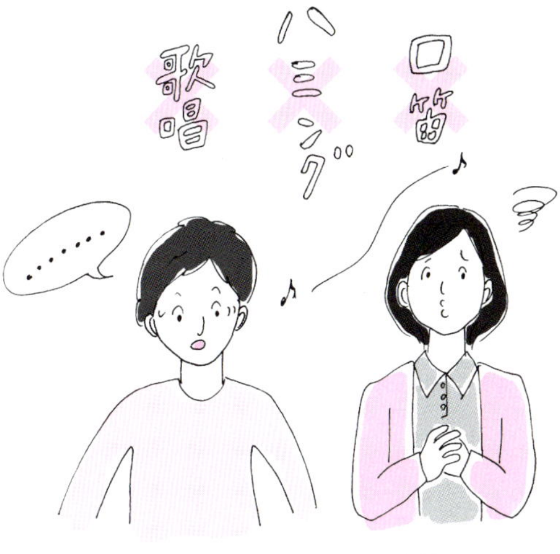

口頭表現性失音楽症の症状

2）楽器が弾けなくなる

楽器性失音楽症では，それまで演奏できていた楽器が弾けなくなります．右大脳半球の損傷で出現します．

【事例 1】

右前頭葉に腫瘍があったアコーディオン奏者はアコーディオンの演奏が不可能となりました．話し方も抑揚・リズムの誤りが出現し，平坦なものになりました．

一方，受容面ではメロディーを聴かせると曲名がわかりました．

【事例 2】

右側頭葉上側頭回・横回（聴覚の中枢）に病巣があった三味線奏者は，歌が歌えず，三味線も弾けなくなりました．しかし，曲を聴いて曲名を当てることができ，基礎的な音楽能力は良好でした．

3）楽譜を書くことができない

楽譜失書症では，楽譜を書くことができていた人が，心の中でイメージした音楽を楽譜にして書くことや，耳から聴いた一連の音符が書けなくなります．左側頭・頭頂葉の損傷により出現します．

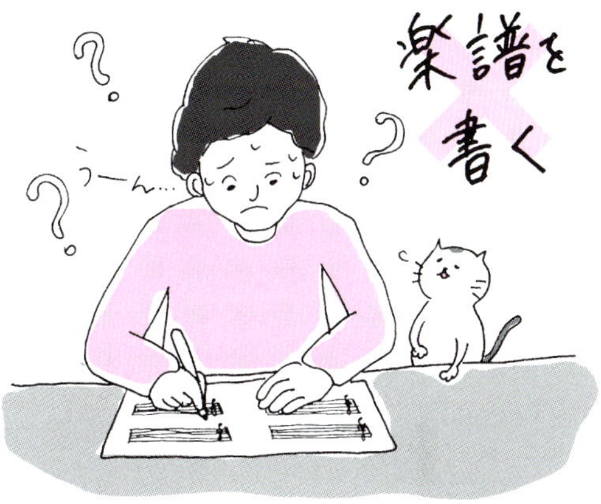

4）リズムパターンが障害される

リズムパターンを思い出して表現することや，リズムパターンの違いを区別することができなくなります．この障害は口頭表現性失音楽症と失行症の両者を示します．

左半球の基底核，小脳の損傷によって出現します．

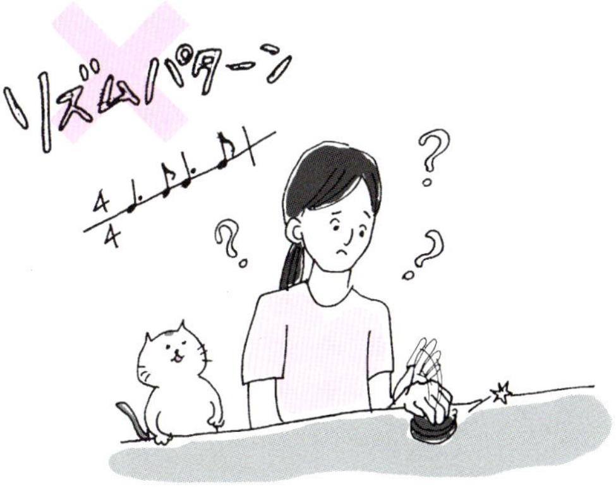

5）メロディーの区別ができない

感覚性（受容性）失音楽症の一種では，耳に聞こえるメロディーが区別できなくなります．

【事例】

左側頭葉に広い病巣が認められ，言語理解に障害を示すタイプの失語症となったピアニストは，有名な曲を聴かせてもその曲がわかりませんでした．

一方，知っている曲の読譜演奏は可能で，ピアノを正しく弾くことができました．また，どんな調のスケールもたやすく弾くことができ，誤ったスケールを聴かせると，直ちに正確に指摘することができました（Benton，1983）．

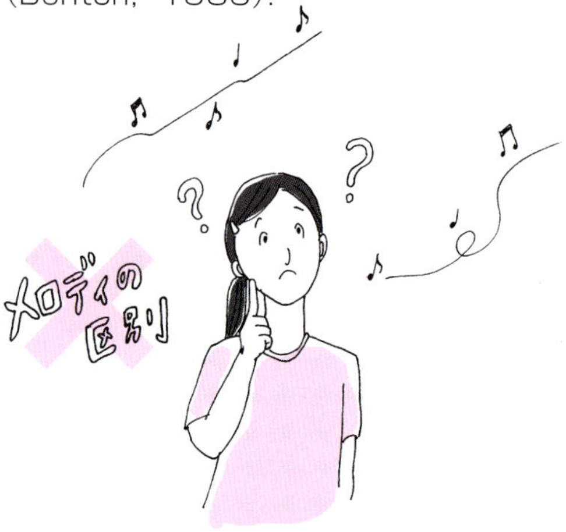

6）知っているメロディーがわからなくなる

健忘性失音楽症では，演奏を聴いたあとではその曲を歌うことができるのに，曲名を言われても歌うことができません．また，演奏を聴いてもその曲名が言えません．この障害については左右のいずれの大脳半球の損傷後にも出現しています．

【事例】

左大脳半球の側頭・頭頂葉に損傷のあったある音楽家は，楽譜を書き写すことはできましたが，よく知っている曲の楽譜が書けませんでした．また，話しことばはなめらかに出るのですが，絵や実物を見てその名前を言ったり書いたりすることができないなど，失語症の症状もありました．

失語症は左大脳半球が損傷されて出現しますが，一方で右大脳半球が損傷され，失語は示さないが，楽譜の書けない事例も多く報告されています（岩田，2001）

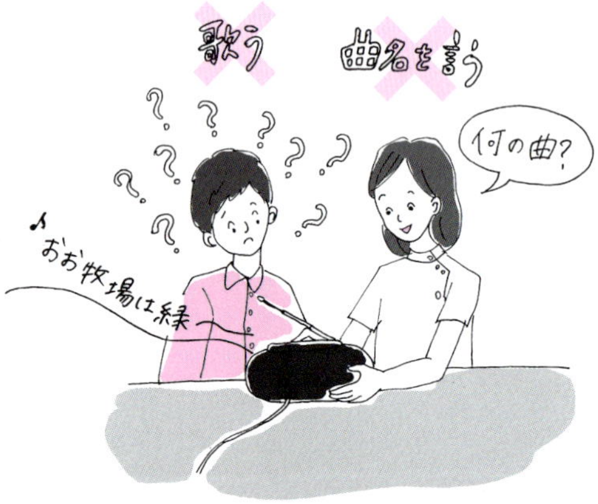

健忘性失音楽症の症状

7）楽譜が読めなくなる

楽譜失読症では，読めていた楽譜が読めなくなります．左側頭・頭頂葉の損傷で出現します．

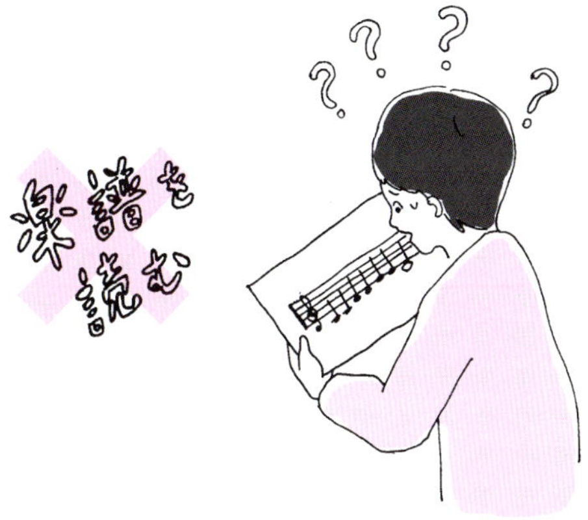

楽譜失語症の症状

【事例】

左側頭葉に腫瘍があった音楽科の学生は，読み書きの障害に加えて軽度の言語理解と物の名前を言うことの障害を示しました．音楽面では楽譜の読み書きに障害を示しましたが，その後にギター演奏が可能になり，プロ歌手となりました（岩田，2001）．

8）音楽に対する情動反応が変わる

歌や演奏など，音楽を表出する機能と聴き取りの両面に障害が現れ，音楽や他の音が不快で不協和な騒音に感じます．自分の声を含む人間の声は高い音にきこえ，歌唱はできません．耳で聴いたリズムを繰り返すことができません．

側頭葉にある左右両側の聴覚領域の損傷で出現します．

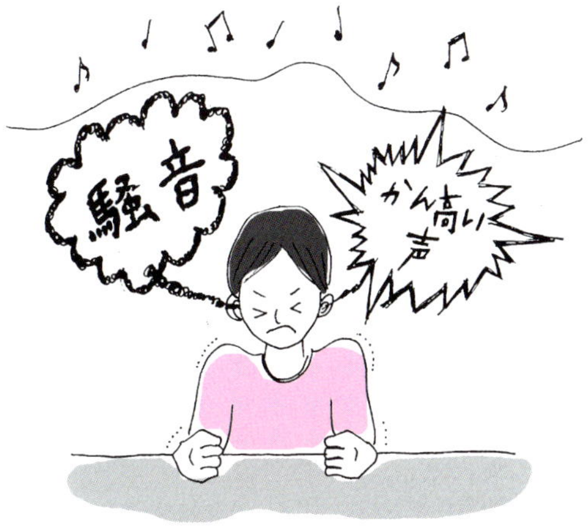

側頭葉にある両側の聴覚領域の損傷で出現

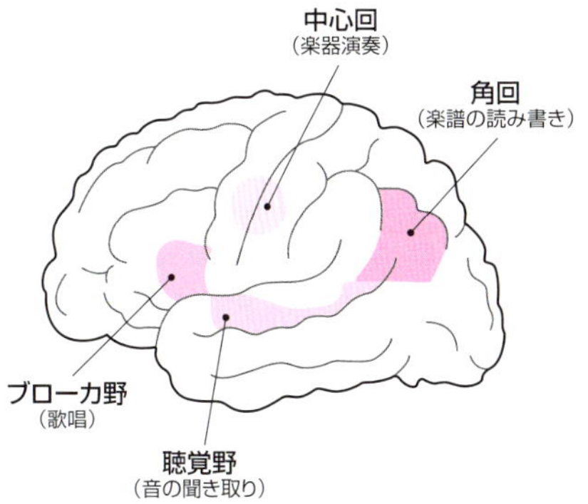

左大脳半球の音楽領域

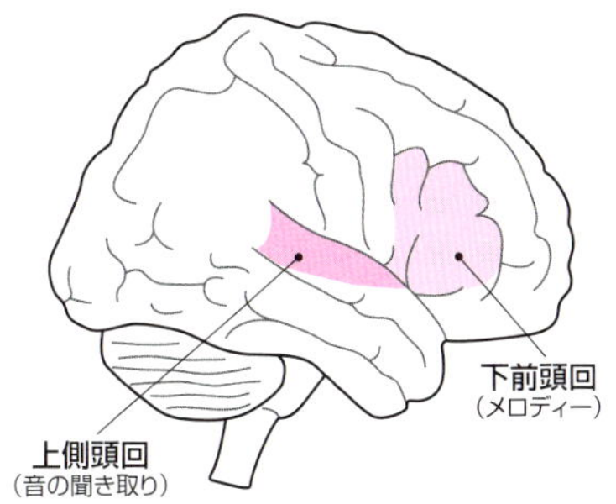

右大脳半球の音楽領域

4. 失語症と失音楽症

① 失語症と失音楽症は合併することが多い

失語症や失音楽症には，以下の３つのタイプがあります．

1）失語症はあるが失音楽症はない

2）失音楽症はあるが，失語症はない

3）失音楽症と失語症の両方がある

失音楽症と失語症は大抵一緒に起こります．失音楽症の 10 名中７名は失語症だったというデータもあります（Benton, 1983）.

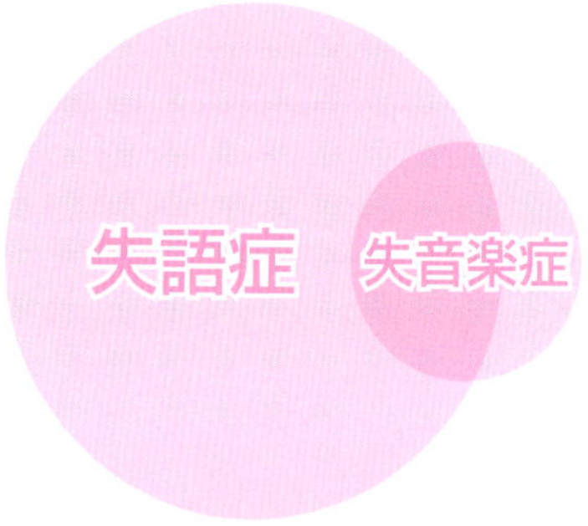

失語症と失音楽症

② 失音楽症と失語症のタイプは質的に一致する（表 8-3，4）

失音楽症と失語症のタイプは質的に一致します．言葉の表出が困難な運動性失語では表出性の失音楽症が生じます．

ことばの聴き取りに障害を示す失語症では受容性の失音楽症が出現します．

失書症では楽譜失書症，失読症では楽譜失読症，健忘失語では健忘性失音楽症が生じます．

表 8-3　失語症と失音楽症の症状の対応関係

失語症	失音楽症
運動失語	口頭表現性失音楽
感覚失語	受容性失音楽
失書	楽譜失書
失読	楽譜失読
健忘失語	健忘性失音楽

表 8-4　失語症と失音楽症を合併した事例

病巣部位	失語症状	失音楽症状
左前頭葉〈事例１〉	運動失語でたどたどしい発話，読み書きの障害，聴覚的理解の障害	表出性失音楽，メロディー，音階が不正確，聴いたリズムを繰り返すことができない，音楽の聴き取り，楽譜の読みには障害を示さない
左側頭葉〈事例２〉	軽度の感覚失語	受容性失音楽症，音の高さの認知に障害
左側頭葉〈事例３〉	失読，失書，軽度の理解・呼称障害	楽譜の失読・失書

【事例 1】

運動性の失音楽と失語を示した症例は左前頭葉に病変がありました．読み書きと聴覚的理解の障害を示し，発話はたどたどしいものでした．歌唱ではメロディー，音階が不正確で，リズムパターンの再生ができません．一方，音楽の聴き取りや楽譜の読みには障害を示しません（岩田，2001）．

【事例 2】

あるバイオリン奏者は軽度の感覚失語と受容性失音楽を併せもち，そして音の高さの認知が障害されていました．

【事例 3】

左側頭葉の脳腫瘍により音楽学生が失読，失書と軽度の理解・呼称障害を示しました．音楽面については楽譜の失読・失書を示しました（岩田，2001）．

③ 失語症があっても音楽機能が保存されることがある

【事例 1】

重度の運動失語例が歌を歌えることがあります．

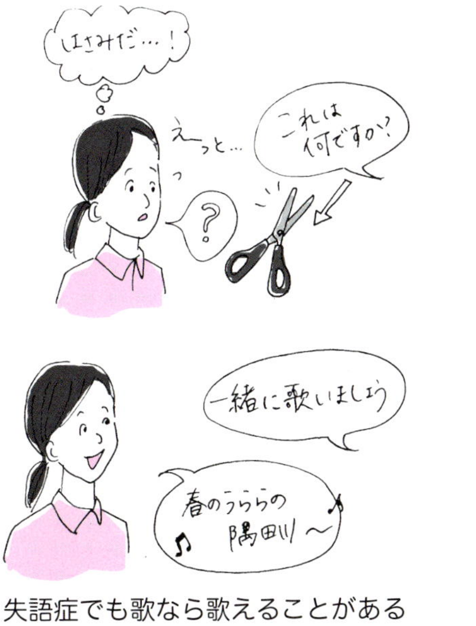
はさみだ…！
えっと…
これは何ですか？
？
一緒に歌いましょう
春のうららの隅田川～

失語症でも歌なら歌えることがある

【事例 2】

ことばの聴き取りができない語聾患者が，音楽のメロディーを聴き取り，声によって人物を確認できたり，方言のアクセントの区別（発話の音楽的側面）が可能だった例があります．

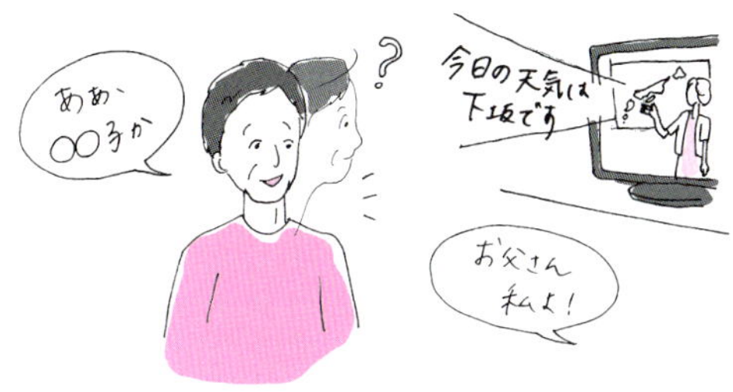
ああ、〇〇子か
？
今日の天気は下坂です
お父さん私よ！

失語症であっても
声によって誰かわかることがある

【事例 3】

著名な作曲家は左半球側頭葉に広範な損傷を受け，話すことも聴き取ることも困難な全失語となりましたが，作曲活動を継続しました（岩田，2001）．

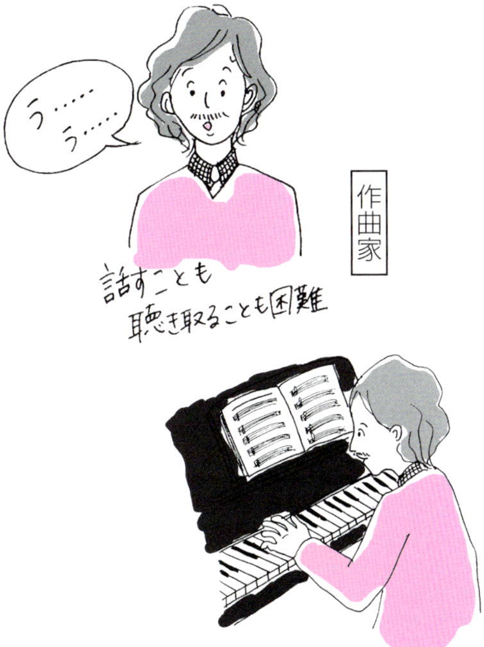
う……
う……
作曲家
話すことも
聴き取ることも困難

全失語でも作曲はできた事例

【事例 4】

ある指揮者は左半球の言語領域全体に損傷を受け，右半身の軽い麻痺，右側の視野の欠損が生じ，全失語を示しました．失語症状は決まりきったことばが少し出て，単語の言語理解は可能なレベルでしたが，音楽面では楽譜を見ればピアノで弾くことができ，知っている曲の誤りを正確に指摘し，さらに難曲の指揮が可能でした（岩田，2001）．

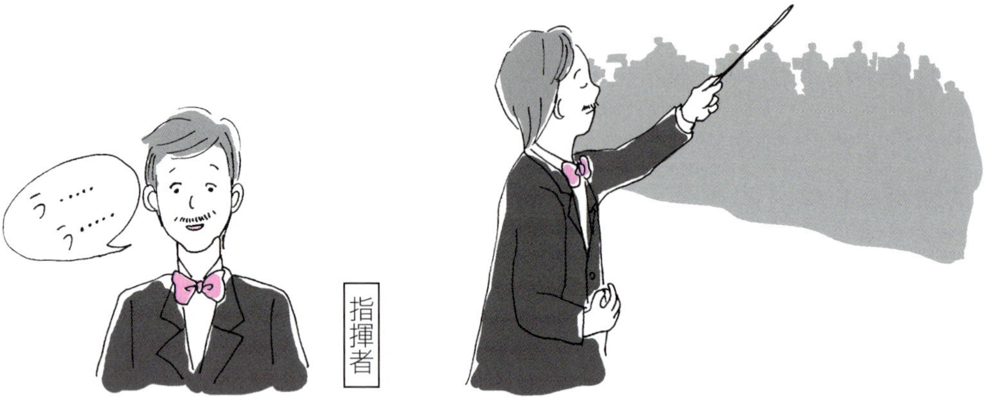

全失語でも指揮やピアノ演奏ができた事例

5. 失音楽症に対する音楽機能の評価

① リズムの評価

リズムの評価では示されたリズムを再生したり，示された拍子が何拍子かを答えてもらいます．

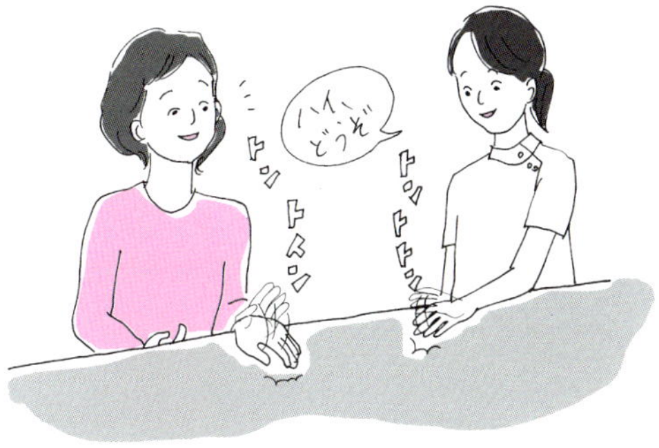
ハイ、どうぞ

リズムの再生

② 音感の評価

音感とは音の４つの基本的物理的特性（強弱，持続，音色，高低）を正しく認知する能力のことです．

評価では発振器またはピアノで示された音の高さ，強度，時間的な長さ，音色を区別してもらいます．

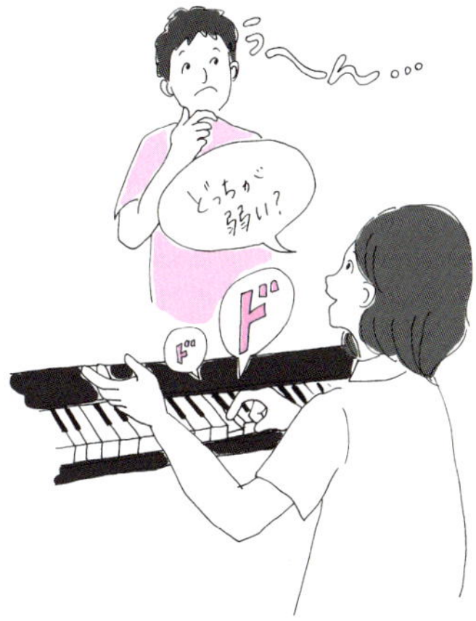
う〜ん。。。
どっちが弱い?
ド
ド

③ 音程の評価

上記の音感の評価に含まれる課題のうち，音の高さの区別がこれにあたります．さらに詳細に評価し，メロディーや和音で用いられるさまざまな音の相互の隔たりが区別できるかについても確認します．

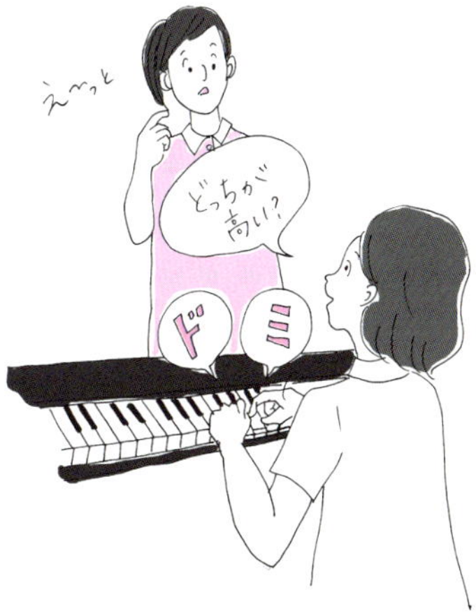
えーっと
どっちが高い?
ド
ミ

④ 表現の評価

音楽的知覚を情動的・知性的な内容に変える音楽表現を評価します．歌唱課題には，指定された音を発声する，知っているメロディーを歌う，ピアノで示されたメロディーを声で再生する，などがあります．

楽器を用いた課題には，指示された音を出す，楽譜を見ずに曲を弾く，楽譜を見て曲を弾く，示されたメロディーを再生する，などがあります．

楽譜を書く課題には，楽譜を模写する，知っているメロディーを楽譜で書く，などがあります．

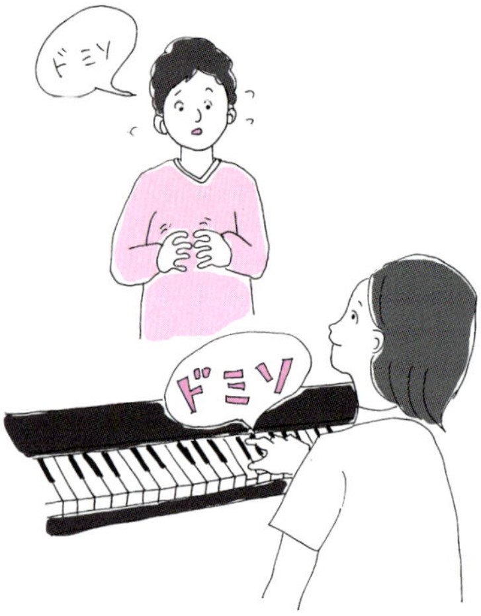

ドミソ
ドミソ

⑤ テンポの評価

曲のテンポが速いか遅いかを答えてもらいます．また，曲のテンポがだんだん速くなるか，遅くなるかを答えてもらいます．この障害では一定のテンポで歌唱したり，楽器を演奏することができません．右半球損傷例では音の高さ・リズム・フレージング（音のまとまり）の誤りを指摘できない例が報告されています．

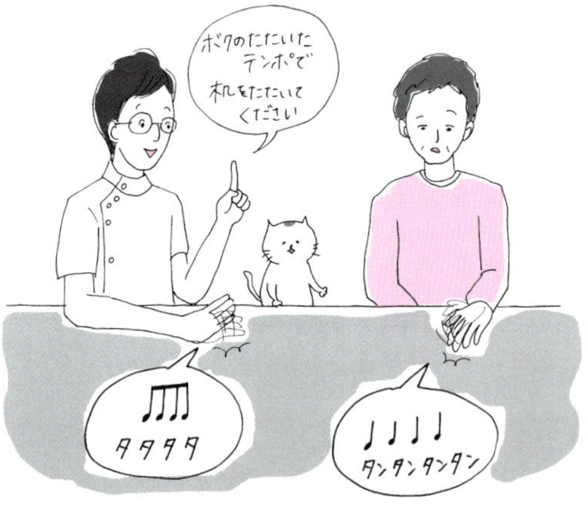

ボクのたたいたテンポで机をたたいてください
タタタタ
タンタンタンタン

⑥ メロディーの評価

歌，楽器，音源で知っているメロディーを聴かせて当ててもらいます．また，知っているメロディーを歌ったり，口笛や楽器で表現してもらいます．右側頭葉損傷例では特にメロディー認知が障害されます．よって，メロディーの違いの判断は右半球，特に側頭葉損傷例で低下します．メロディーの記憶は左右の側頭葉損傷例で困難になります．

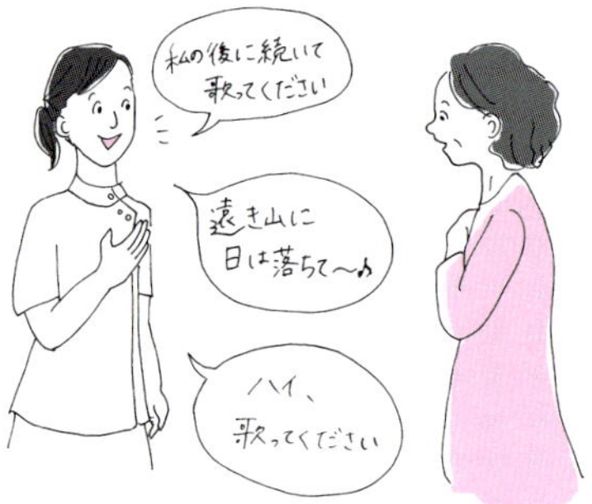

私の後に続いて歌ってください
遠き山に日は落ちて〜♪
ハイ、歌ってください

⑦ リズム，拍，休符の評価

リズム譜を見せ，机を叩いてもらいます．リズム・拍の識別，休符を認識できません．前奏にタイミング良くはいることができず，自分のパートでないところで音を出します．

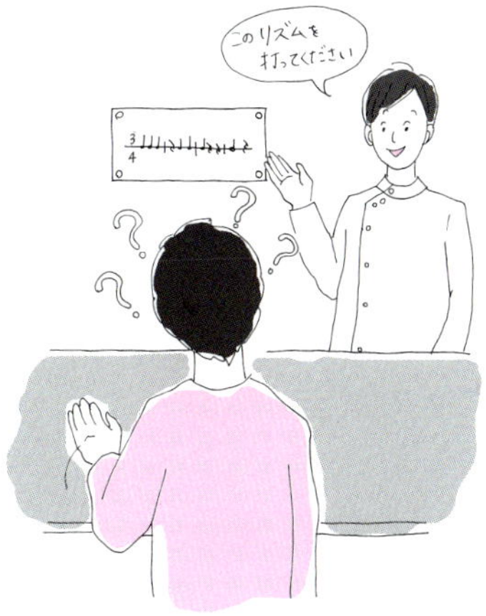

このリズムを
打ってください

⑧ ハーモニーの評価

耳から聴いた和音を弾いてもらいます．

合奏や演奏では他者のメロディーが認識できません．他のメロディーが入ると自分のパートの演奏ができなくなります．声量のコントロールができず，一人大声で歌います．

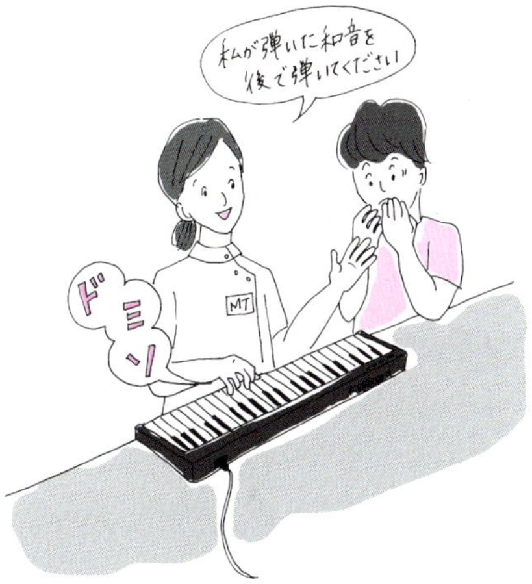

私が弾いた和音を
後で弾いてください
ドミソ
MT

⑨ 曲名の想記の評価

曲を聴いて，その曲名を答えてもらいます．

曲名を当てる検査では左半球損傷者のほうが低成績です．曲の既知感および認知した曲のハミングでは右半球損傷者のほうが低成績です．

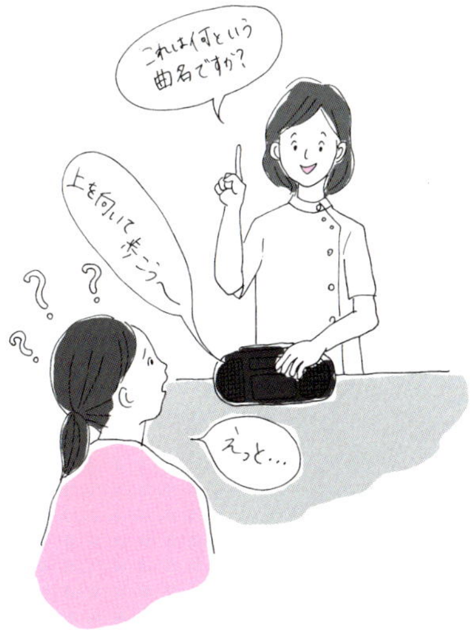

これは何という
曲名ですか?
上を向いて歩こう〜
えっと…

6. 失語症と失音楽症に対する神経学的音楽療法

① 神経学的音楽療法とは

神経学的音楽療法とは，神経学的な疾患による機能障害に対して，音楽を用いてアプローチする音楽活動の一領域です．脳血管障害や脳外傷などの脳の損傷によって，感覚，運動，認知，言語などさまざまな機能障害が出現します．それらに対して従来は，理学療法，作業療法，言語療法などを中心にリハビリテーションが進められてきました．

20 世紀後半になって音楽の神経学的な基礎研究が行われるようになり，音楽の運動機能促進効果など，さまざまなことがわかってきました．そこで生まれたのが，この「神経学的音楽療法」なのです．まだ研究途上のものですが，**表 8-5** のような 3 領域 19 技法から成り立っています．

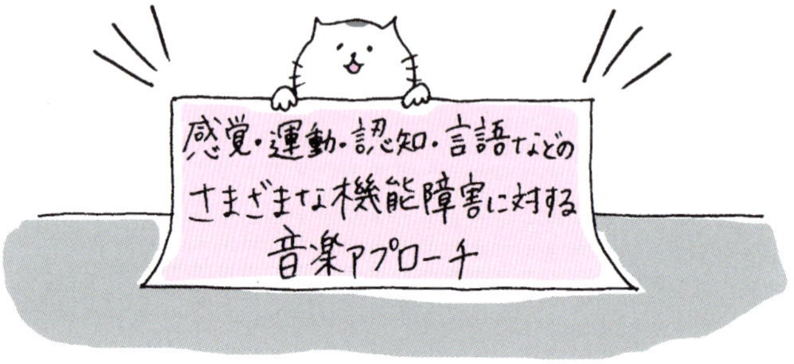
感覚・運動・認知・言語などの
さまざまな機能障害に対する
音楽アプローチ

神経学的音楽療法

表 8-5　神経学的音楽療法の 3 領域 19 技法

領域		技法	略称
感覚・運動領域		聴覚リズム刺激法 パターン化感覚強化法 治療的楽器演奏法	RAS PSE TIMP
発話・言語領域		メロディック・イントネーション・セラピー 音楽による発話刺激法 リズムによる発話合図法 音声イントネーション・セラピー 治療的な歌唱法 口腔運動・呼吸訓練法 音楽による発話・言語発達訓練法 音表象によるコミュニケーション訓練法	MIT MUSTIM RSC VIT TS OMREX DSLM SYCOM

認知領域	注意	音楽による感覚見当識訓練法 音楽による半側空間無視に対する訓練法 聴覚認識訓練法 音楽的注意コントロール訓練	MSOT MNT APT MACT
	記憶	音楽による記憶訓練法 音楽による連想的気分・記憶訓練法	MMT AMMT
	遂行機能 心理社会的行動	音楽による遂行機能訓練法 音楽による心理療法とカウンセリング法	MEFT MPC

（出典：音楽とリハビリテーション研究会ホームページ）

② 発話・言語領域の代表的な技法（出田，2008）

1）メロディック・イントネーション・セラピー（MIT）

重度の運動失語症患者でもしばしば歌は歌えます．MIT はこの現象を利用して，障害されていない右半球の歌唱機能に働きかけ，左半球の言語機能を強化しようとするものです．

訓練では言おうとする句や文を一定の音楽的パターンにのせて歌うように話します．このとき，話しことばのプロソディー（韻律）に含まれる 3 つの要素，抑揚（メロディー），リズム，強勢（アクセント）を図で示すとよいでしょう．

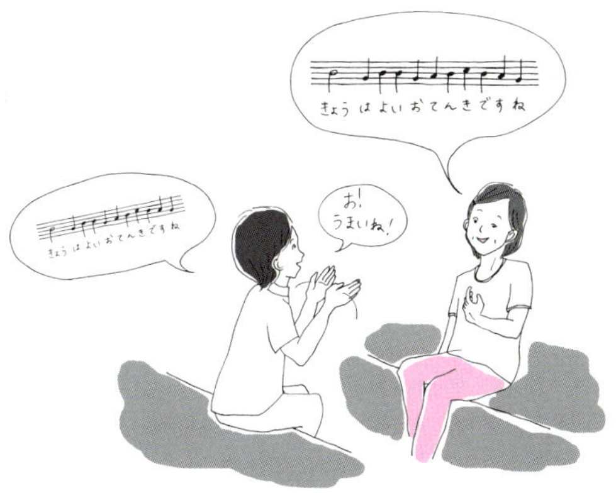
きょうはよいおてんきですね
お！うまいね！
きょうはよいおてんきですね

句や文を一定のパターンにのせて歌う

2）音声イントネーション・セラピー

声が出ない人に対するリハビリテーションの技法として，歌唱，呼吸，音の高さ，音色，音の強さ，発音，反響，イントネーションに関する発声のコントロール訓練を行います（表 8-6）．

表 8-6　音声イントネーション・セラピーの手順

1. 頭・頸・体幹上部のリラクセーション運動
   運動に合わせてスタッフが楽器を演奏
2. 腹式呼吸の練習
3. 母音や「マ」で音の強弱と高低を変化させて発声訓練
4. 治療的歌唱に移行
   対象者の声域に合わせ，声をだんだんに大きくする

③ 認知領域の代表的な技法：音楽的注意コントロール訓練

1）持続性注意課題

スタッフがピアノでリズムを演奏し，対象者は打楽器で同じリズムを打ちます．

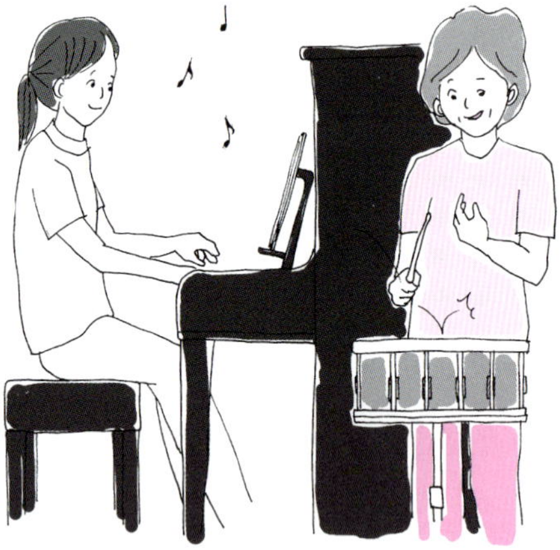

2）選択性注意課題

特定のフレーズを合図として，そのフレーズが聴こえたら楽器（例：木琴）の演奏を開始し，次にそのフレーズが聴こえたら演奏を中止します．

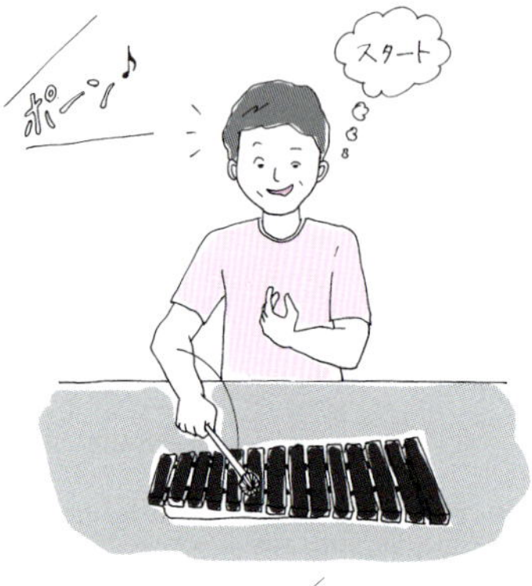

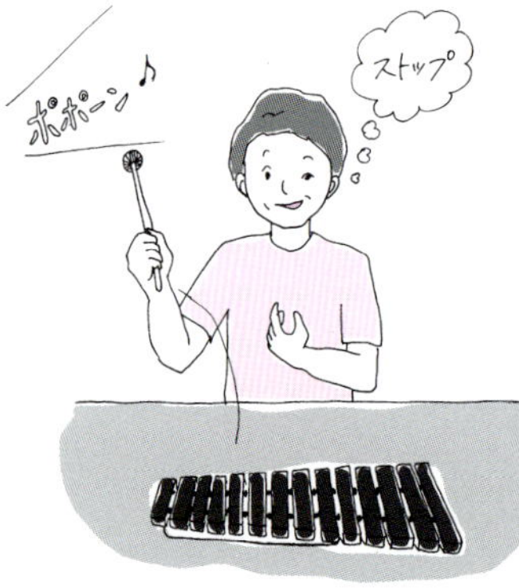

3）注意の転換課題

集団場面で対象者は打楽器を持ちます．2 人のスタッフが別のリズムを聴かせます．対象者は新しいリズムが聴こえたら，そちらのリズムを模倣して叩きます．

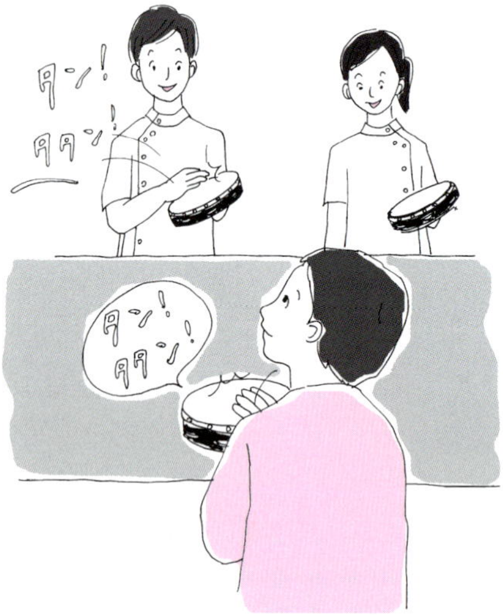

4）注意の分割課題

2 人のスタッフのうち，第一スタッフは開始と終了の合図のリズムを打ちます．第二スタッフは別のリズムを打ちます．対象者は第一スタッフの開始と終了の合図に従って第二スタッフのリズムを模倣します．

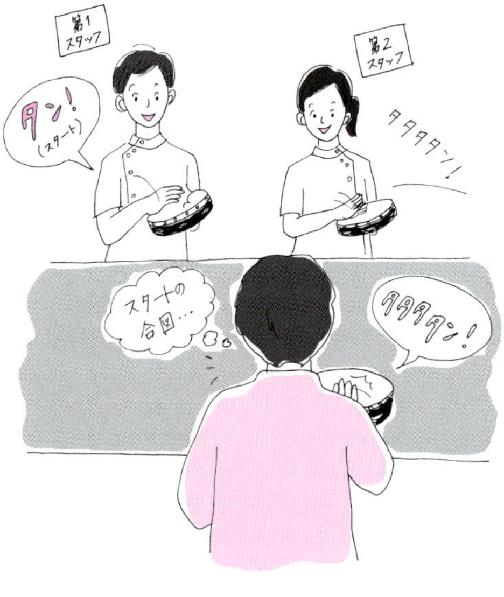

④ 感覚・運動機能障害に対する技法

聴覚をリズミカルに刺激すると運動反応が促進され，運動を誘発することができます．リズムとは，脳内の聴覚系と運動系のタイマーで，運動における時間調節に影響します（Thaut, 2011）．

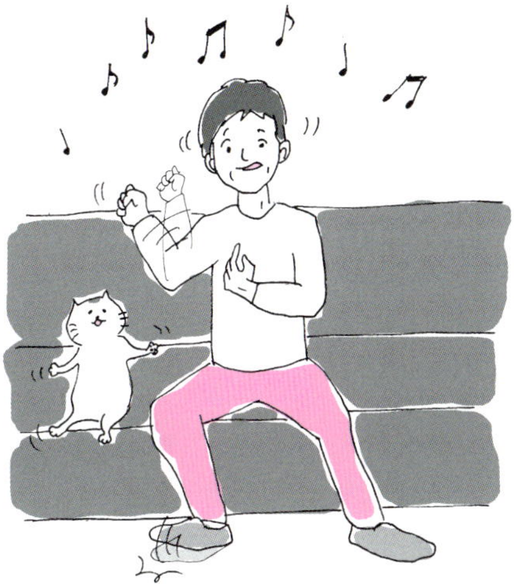

1）聴覚リズム刺激法

聴覚リズム刺激法では，歩行運動の手がかりとして 2/4 拍子，4/4 拍子のリズミカルな合図を与えることによって，歩行テンポ，バランス，運動のコントロールを向上させます．

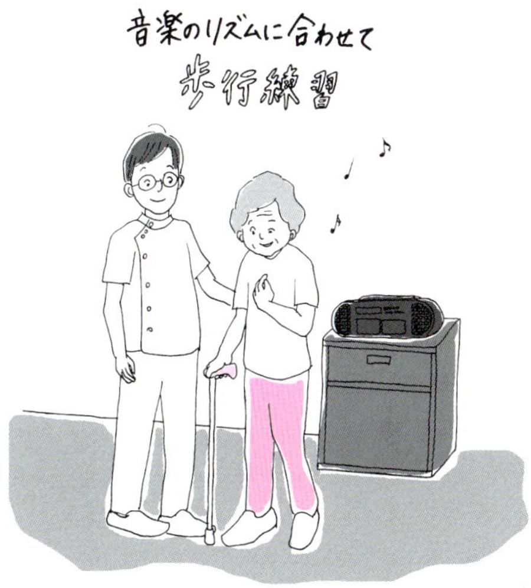
音楽のリズムに合わせて
歩行練習

2）パターン化感覚強化法

音楽の要素によって同時に時間的，空間的，力動的手がかりを与えます．

たとえば，リズムパターンによって運動の間の取り方を模倣し，ピッチ（音高）のパターンによって空間の位置変化を模倣し，和声を含む力動的なパターンによって，力および筋肉の緊張度の程度を模倣してもらいます．

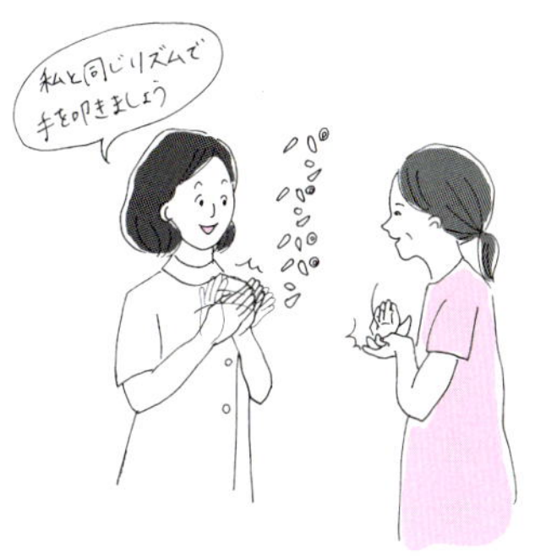
私と同じリズムで
手を叩きましょう

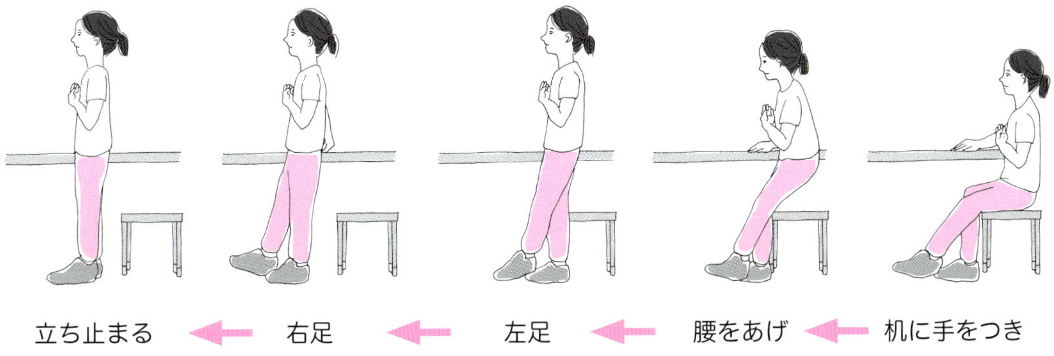

3）治療的楽器演奏法

機能的な運動パターンを訓練するために楽器を演奏します．楽器演奏によって関節運動，四肢協調運動，手指の敏捷性，把握，屈曲／伸展，内転／外転，内旋／外旋，回内／回外の交代運動などを含む機能的な運動を訓練することができます．筋力，持久力の訓練にも適用できます．

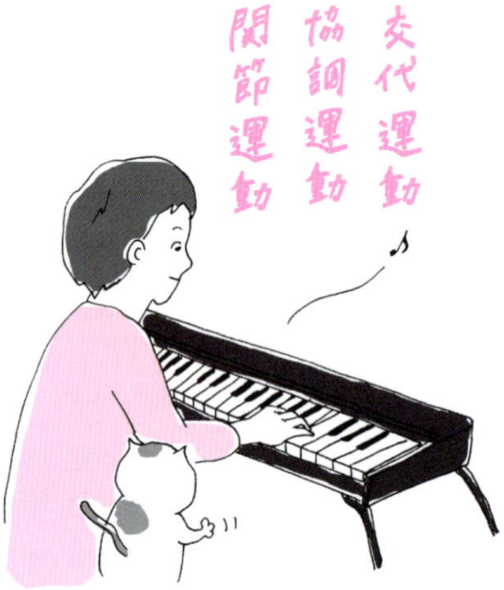

⑤ 音楽活動のポイント

1）なじみの歌を用いる

スタッフは対象者のなじみの歌をキーボードなどの楽器で演奏し，対象者の音楽の記憶を呼び起こします．また，美しいハーモニーや音色を聴くことで情感を思い起こさせます．ハミングしたり，歌詞を口ずさんでもらいます．

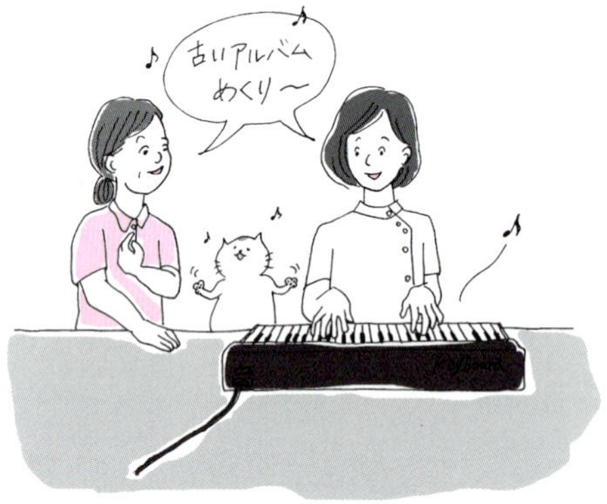

なじみの歌で記憶喚起！

2）対象者のリズムやテンポに合わせる

対象者が表出したリズムやテンポに，スタッフが合わせて音楽の流れを作ります．リズムやテンポを少しずつ好ましいリズムやテンポに誘導していき，正しく認識するように進めます．

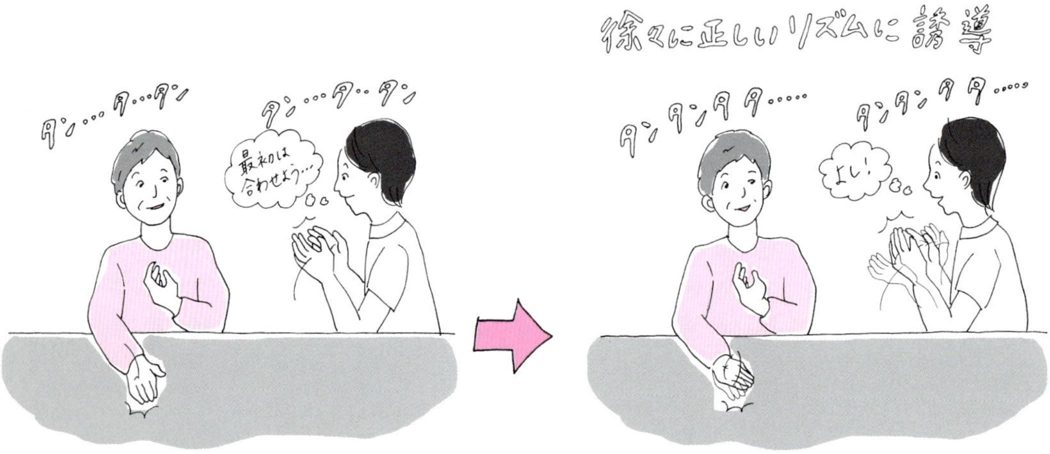

3）機能レベルに合わせて楽器を選択する

対象者の身体機能，知的機能のレベルに合わせて楽器を割り振り，3人から6人の少人数で合奏します．対象者に集団の中で自分のパート，休符，ハーモニーを認識することになり，注意等の訓練になるとともに，音楽を創造する快体験を経験してもらうことにもつながります．

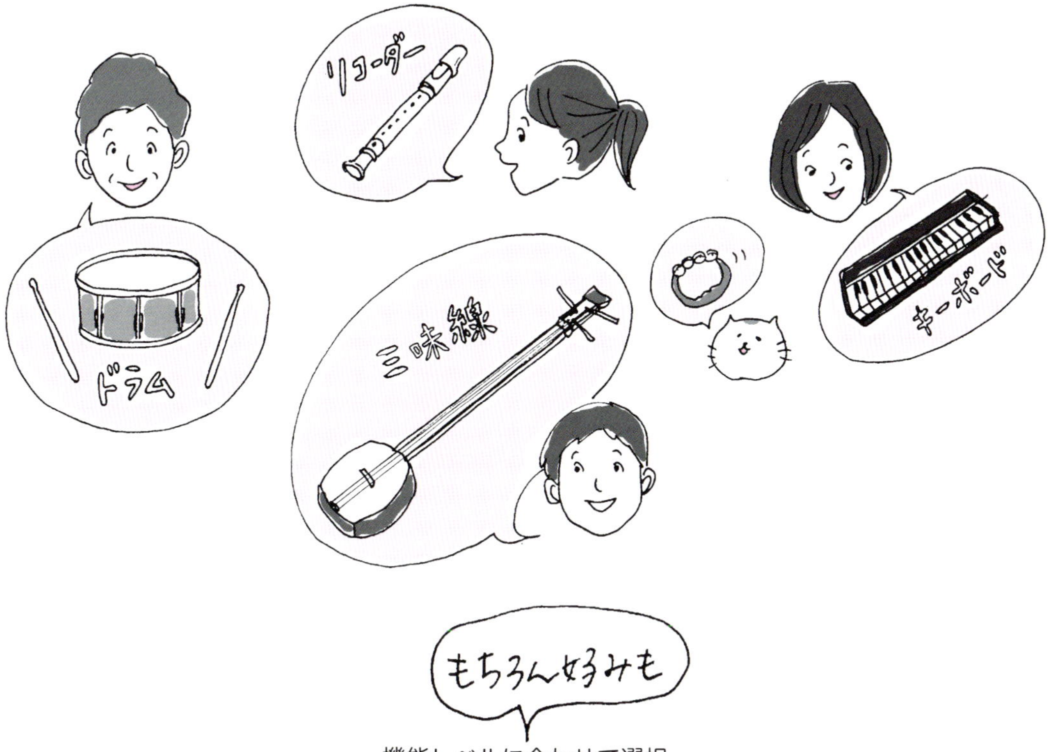

機能レベルに合わせて選択

●引用文献

・Benton AL（著），柘植秀臣，他（監訳）：失音楽症，音楽と脳Ⅱ．サイエンス社，pp523-548，1983
・岩田　誠：脳と音楽．メディカルレビュー社，2001
・出田和泉：神経心理学的リハビリテーションにおける音楽療法．鹿島晴雄，大東祥孝，種村純（編）：よくわかる失語症セラピーと認知リハビリテーション．永井書店，pp149-156，2008
・進藤美津子：音楽の障害，鹿島晴雄，種村純（編）：よくわかる失語症と高次脳機能障害．永井書店，pp324-333，2003
・種村　純：失語症候群の分類と重症度の把握．石川裕治（編著）：言語聴覚療法シリーズ4，改訂　失語症．建帛社，pp46-61，2011a
・種村　純：失語症の言語症状．石川裕治（編著）：言語聴覚療法シリーズ4，改訂　失語症．建帛社，pp18-45，2011b
・Thaut MH（著），三好恒明，他訳：新版　リズム，音楽，脳，神経学的音楽療法の科学的根拠と臨床応用．協同医書出版，pp117-120，2011

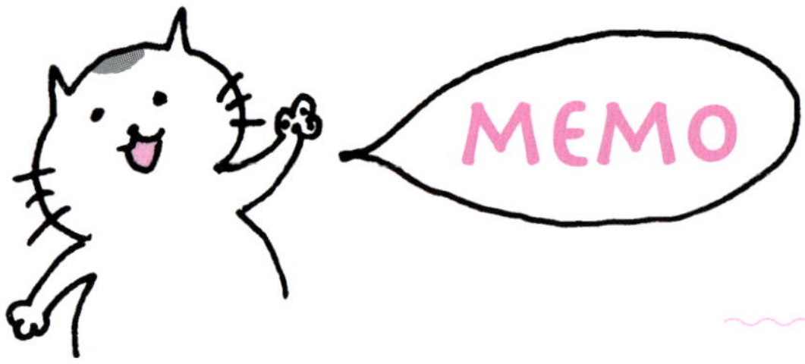
MEMO

第9章　コミュニティーと音楽活動

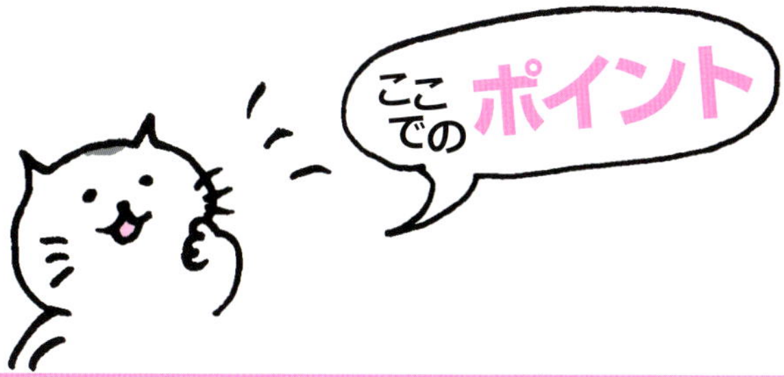

20 世紀後半より，これまでのセラピスト - クライアントという関係を超えて，対象者が抱える困難を個人だけの問題とするのではなく，社会のさまざまな人との関わりのなかで捉えようとする音楽活動が行われるようになりました．

ここではコミュニティー音楽療法と呼ばれるその実践の事例を紹介し，背景や意味を探ります．

1. コミュニティー音楽療法の始まり

① コミュニティー音楽療法とは

コミュニティー音楽療法とは，セラピスト - クライアント関係を超えて，社会のさまざまな人と関わりながら，社会の変化をも考えて行われる音楽活動のことです．社会と関わりながら行われる音楽療法は従来も行われてきましたが，特に療法としてのあり方を再考するものとしてこのような呼び方が考案されました．コミュニティー音楽療法はその地域や状況のニーズに沿った方法で行われるため，さまざまな形や開始のきっかけがあります．事例を紹介しましょう．

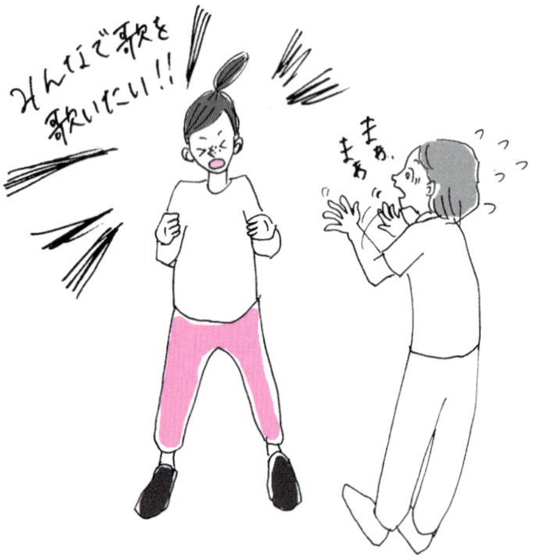
みんなで歌を
歌いたい!!
まぁ，まぁ．

さまざまなニーズ

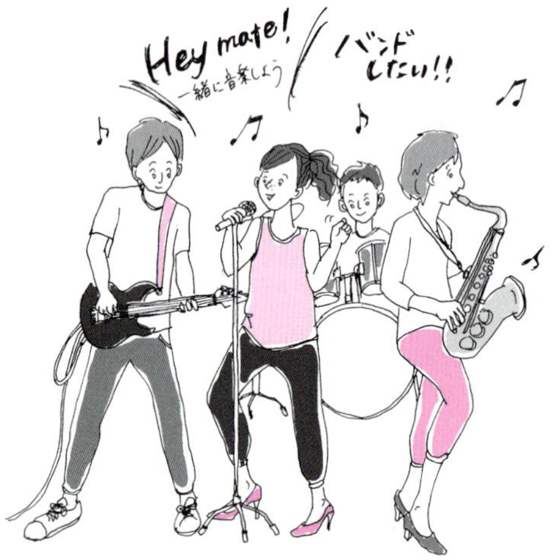
Hey mate!
一緒に音楽しよう
バンドしたい!!

コミュニティーでの
音楽活動

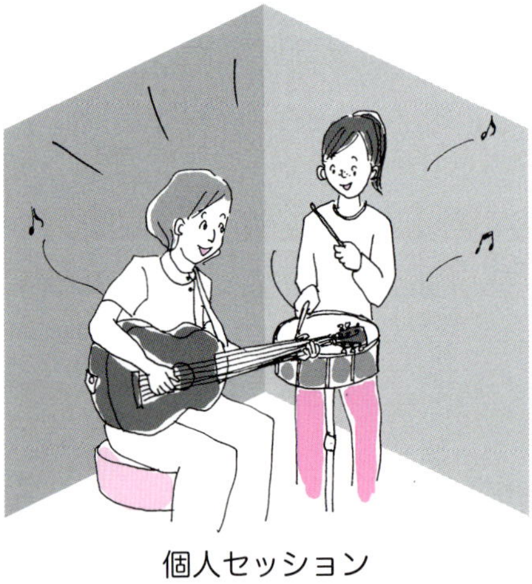

個人セッション
セラピスト - クライアント関係による音楽活動

② イギリスの「セラピーからコミュニティーへ」プロジェクト

イギリスのある音楽療法士は，音楽活動のセッションで行われる音楽が，治療のための手段とみなされるのみであることや，守秘義務で外部の人に知られることがないことに疑問を感じていました．

そこで，対象者の音楽活動をセッション室の中に閉じ込めてしまうのではなく，セッションを終了した後にさまざまな人と活動を継続できるように，個人セッション，グループセッション，コミュニティーでの音楽活動という３段階のプロジェクトを行いました．

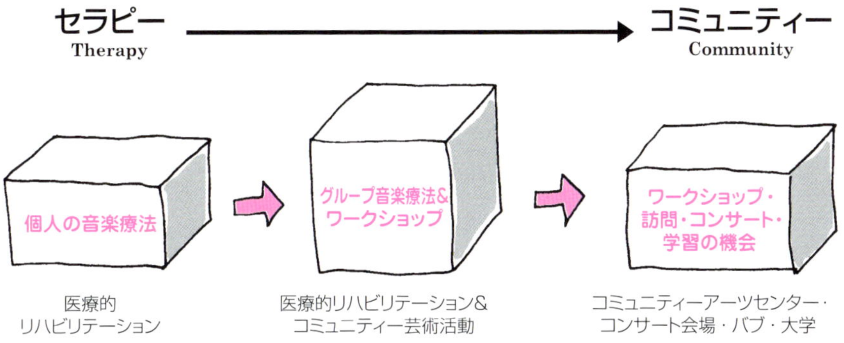

③ イギリスの音楽療法士の南アフリカでの経験

イギリスで活動してきた音楽療法士は，南アフリカで女性ケアワーカーのための音楽活動を行うことになりました．活動が始まると70人という大勢の人が自主的に歌い，踊り出したのを見て，自分の役割は何だろう？　と新しい音楽活動のあり方を考えざるを得ない体験をしました．

音楽療法士は，音楽の成り行きを見守ったり，一緒に踊ったり歌ったりしながら，時に女性同士の仲間として，時に同種の仕事の同僚として，さまざまな役割のあり方を模索しました．そこでは楽器を使わず，いろいろな人が自由に出入りしていて，今まで自分がやってきた音楽活動とはまったく違っていました．そこで，その土地・文化にあった音楽活動の方法を考えていくことにしました．

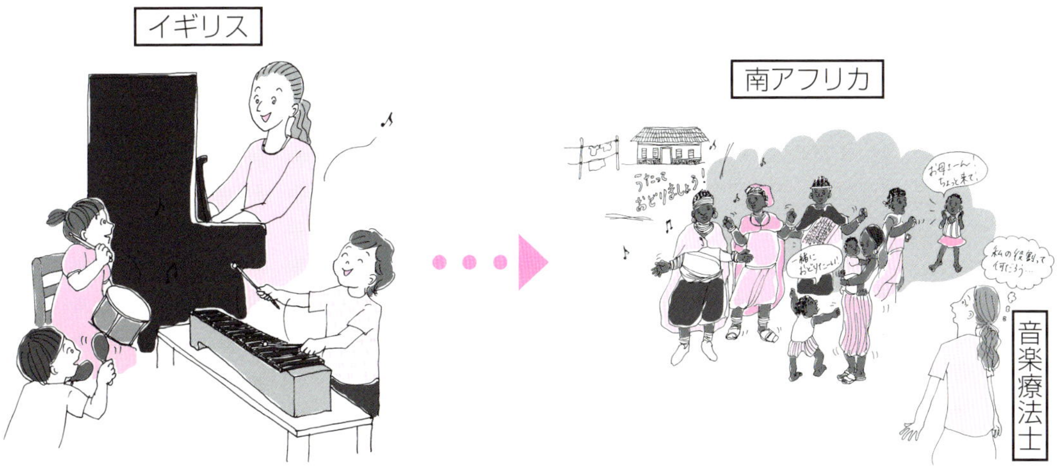

④ ノルウェーの刑務所内外でのロックバンドプログラム

ノルウェーでは，多くの刑務所内でロックバンド活動のプログラムが提供されていました．しかし，収監者の多くは教育上や健康上の問題，麻薬中毒などのために出所後に仕事を得るのが困難で貧しく，社会と有益な方法でつながることが難しい状態だったのです．

そこで，「刑務所内と社会復帰後の音楽」プロジェクトが考案されました．これは従来のロックバンドプログラムの目的・内容を再考し，1）刑務所内でのバンド活動，2）出所後のコミュニティーカルチャーセンターでのサポートのあるバンド活動，3）社会復帰して自由を獲得した後の，自発的な趣味や仕事としての音楽活動，の３つの段階で構成されるもので，社会参加を目的とすると同時に，本人の主体性を重んじて考えられたのです．

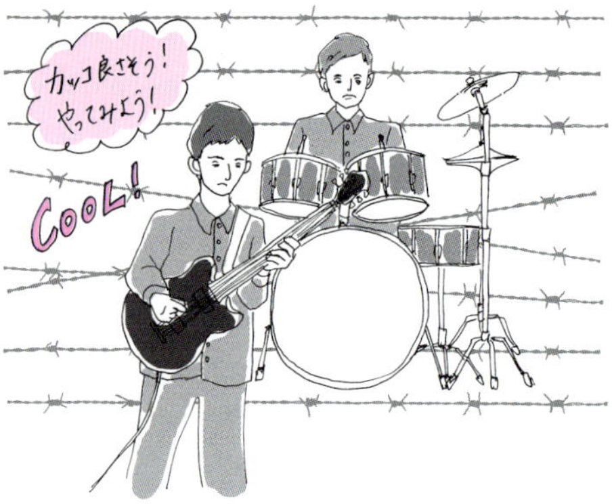

刑務所内でのバンド活動

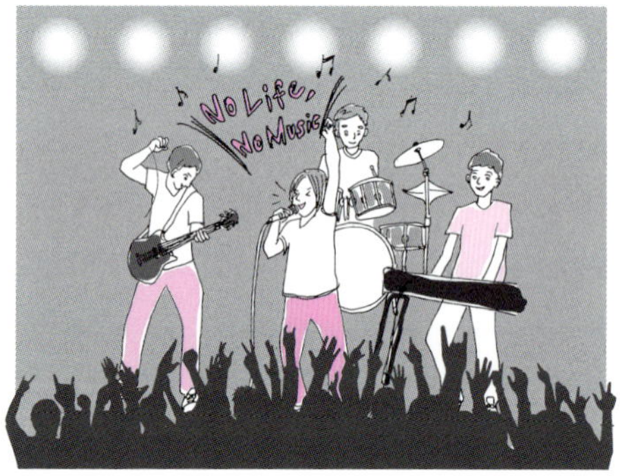

社会復帰後の自発的バンド活動

⑤ 地域ごとに異なるさまざまな音楽療法の形

このように，コミュニティー音楽療法は個々のニーズに沿った形で実践のなかから生まれたものです．コミュニティー音楽療法の定義もまた，個別に考えられるものであり，定まったものがあるわけではありません．

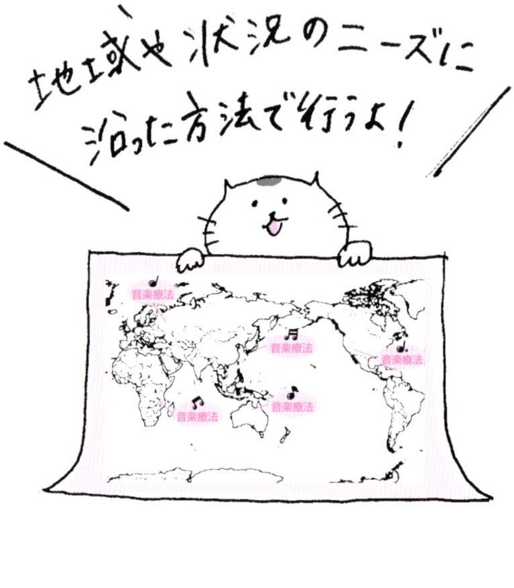

2. 世界のさまざまなコミュニティー音楽療法

①「クライアント」から「参加者」,「メンバー」へ

コミュニティー音楽療法は，その地域の文化やニーズに沿う方法で行われるため，そこで行われる音楽の形態，対象者，セラピストとクライアントの関係性にはさまざまな形があります．そこでは，しばしば「クライアント」ではなく，「参加者」，「メンバー」，「利用者」など，さまざまな呼称が使われます．

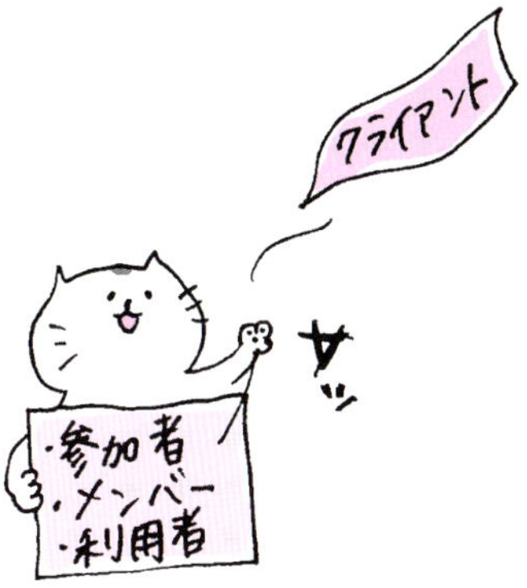

② ノルウェーの小児科病棟の笛吹き男

ノルウェーの小児科の腫瘍病棟で，シルクハットをかぶった音楽療法士が，病院の患者，保護者，スタッフたちと共にトロンボーンを吹きながら練り歩き，そこにいろいろな人が次々に加わっていきました．病院という一つのコミュニティーが，そのひと時，共演者が集まる遊びに満ちた楽しい場所に変わったのです．

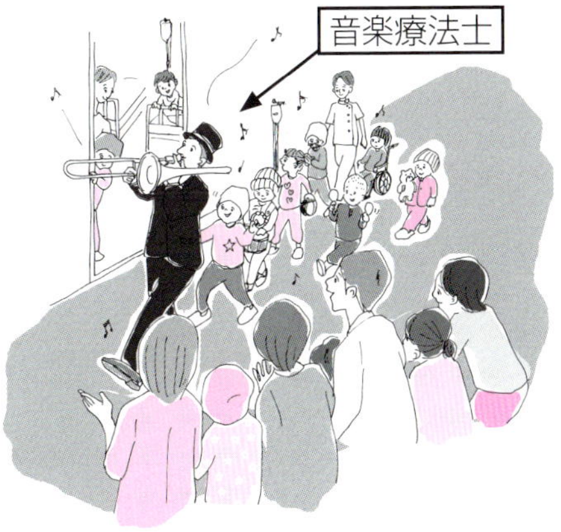

③ イギリスのカフェでセラピストとクライアントが「共演者」に

イギリスの音楽療法士が休憩のために近くのカフェに行くと，以前クライアントだった人が入り口の外でギターを弾いていました．音楽療法士はバイオリンを取りに行き，彼と「共演」を始めました．すると，カフェのラジオが消されてその音楽がバックミュージックになり，「音楽家」としての二人の周りに人が集まってきました．

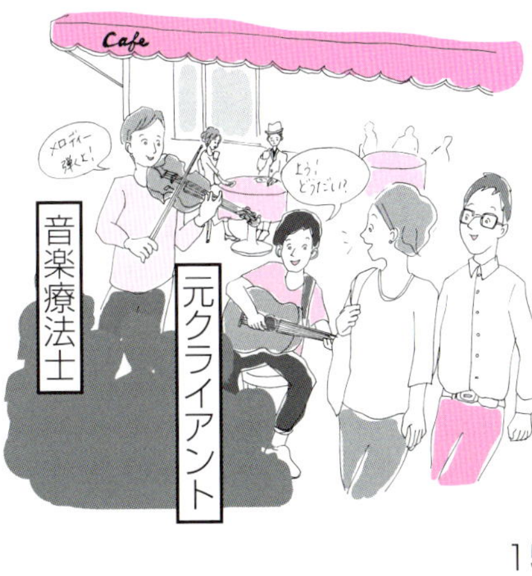

④ 南アフリカの郊外でギャングとヒップホップ

南アフリカ共和国では，アパルトヘイトで都市中心部から奥地への移住を余儀なくされた人々がいました．そこでは，ギャングによる組織化された繰り返される犯罪が大きな問題となっていました．そこで警察は，ギャングの若者を音楽療法士が行う音楽活動に連れていくようにしました．はじめ活動に疑心暗鬼でよそよそしかったギャングたちも，社会的コメントをするミュージシャンをヒーローとみなし，次第にラップやヒップホップを楽しむようになりました．

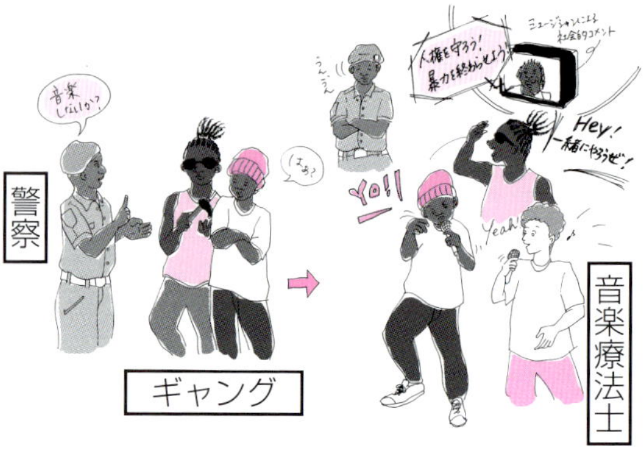

音楽しないか？
警察
はあ？
ギャング
うんうん
人権を守ろう！
暴力を終わらせよう！
ミュージシャンによる社会的コメント
YO!!
Hey!
一緒にやろうぜ！
Yeah!
音楽療法士

⑤ ベルリンの教会で避難民のための音楽コミュニティーを指揮

ベルリンには，1990 年の西ドイツと東ドイツの統合後，トラウマを抱えた避難民がたくさんいます．ある音楽療法士は，ベルリンの教会で，80 の異なる文化を持つ避難民が自発的に音楽イベントを組織するのを指揮しました．つながりを持たずバラバラだった人たちは，エネルギッシュで自発的な音楽活動を通じて，コミュニティーへの参加の機会を得たのです．

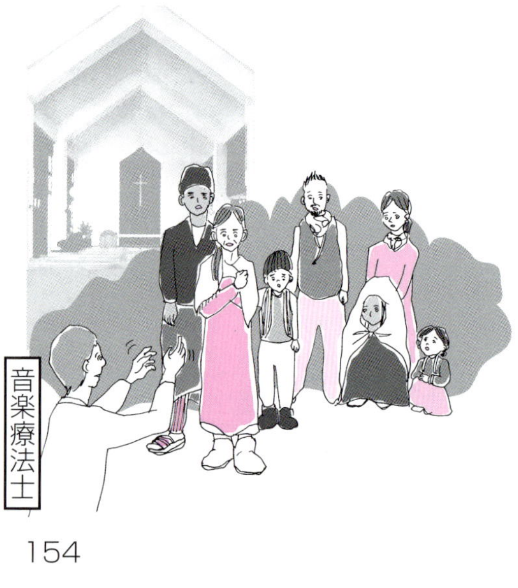

音楽療法士

⑥ 神戸の知的障害者とミュージシャンの舞台活動

筆者の主宰する神戸の『音遊びの会』では，知的障害者とミュージシャンが共に即興演奏を行うプロジェクトを行っています．知的障害者は，自由に音を出すことを楽しんだり，そのことを社会から認められるという機会が少ないという状況がありました．そこで，即興演奏の得意なミュージシャンと知的障害者が同じ地平に立ち，新しい音楽の地平を開拓することを目的としたワークショップと舞台活動を行っています．観客からは，障害者の音楽に対する見方が変わった，といった感想が寄せられています．

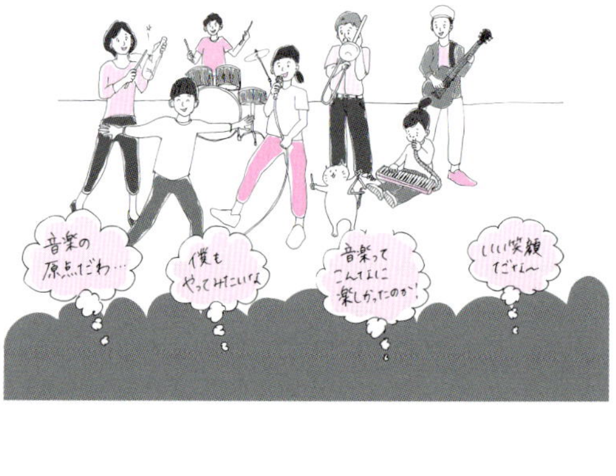

音楽の原点だわ…
僕もやってみたいな
音楽ってこんなに楽しかったのか！
いい笑顔だなぁ〜

3. コミュニティー音楽療法とパフォーマンス

① 積極的なパフォーマンス

コミュニティー音楽療法は，クライアントが音楽療法士とだけではなく，より多くの人と関わることを重要視しています．そのために人前で音楽を「披露」すること，すなわちパフォーマンスをする機会が多くあります．これまでの音楽療法では，パフォーマンスは，病気やさまざまな困難な状態にある人に対して不向きで，倫理的にも問題だ，と考えられてきましたが，積極的に行われるようになったのです．

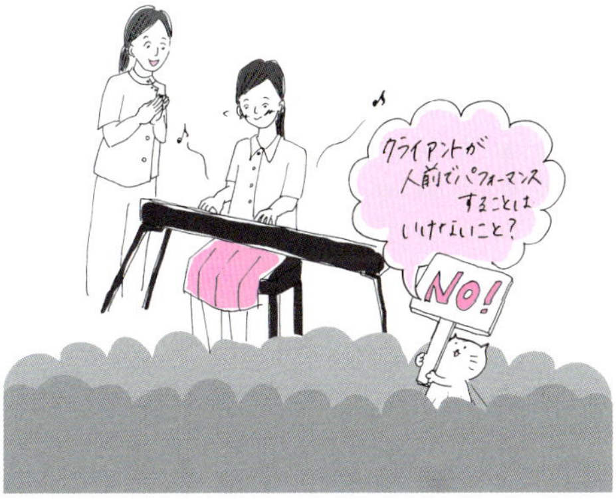
クライアントが
人前でパフォーマンス
することは
いけないこと？
NO!

② パフォーマンスの意味１：つながりを生む

パフォーマンスの意味は，第一に，一人の人が社会とつながることができるということです．パフォーマンスに至るまでの過程でも，さまざまな人との協働作業があり，関係性を広げていくことができます．

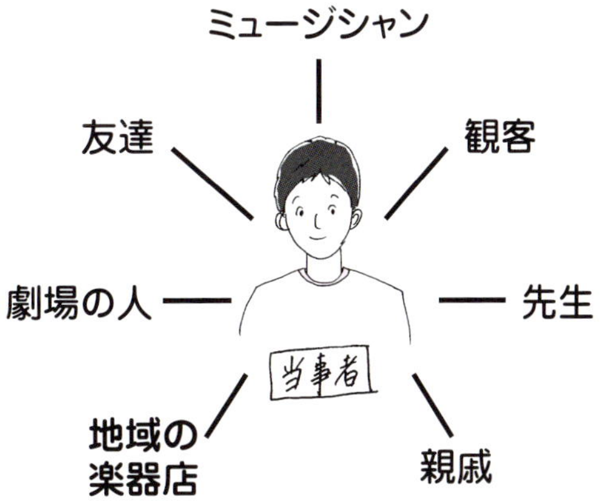

③ パフォーマンスの意味２：相互に認め合うことを学ぶ

パフォーマンスを通して人々から賞賛される経験は，本人が自分自身を認めて自信をつけることにつながります．

パフォーマンスやそれに至る過程は，さまざまな人の音楽表現に触れ，相互に尊敬し合い，認め合うことを学ぶ機会なのです．

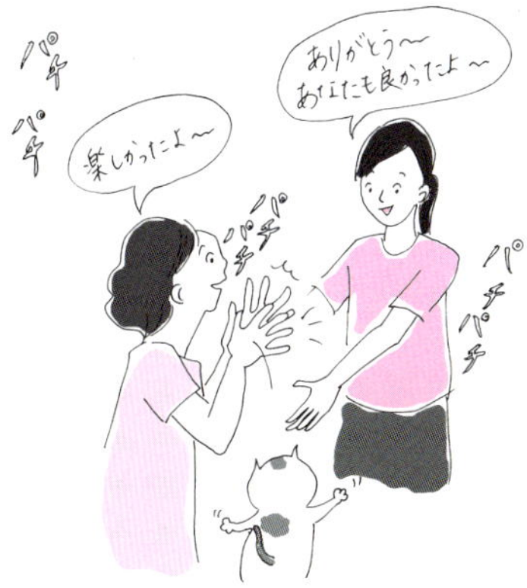
ありがとう～
あなたも良かったよ～
楽しかったよ～
パチ
パチ

④ パフォーマンスの意味 3：なりたかった自分を表現

人前でパフォーマンスをする機会を通して，「なりたかった自分」を表現することができます．それまでの自分ではない自分を表現することは，より自分らしい表現を模索することでもあるので，社会との関係を結んでいく方法を実験的に試すことができるのです．

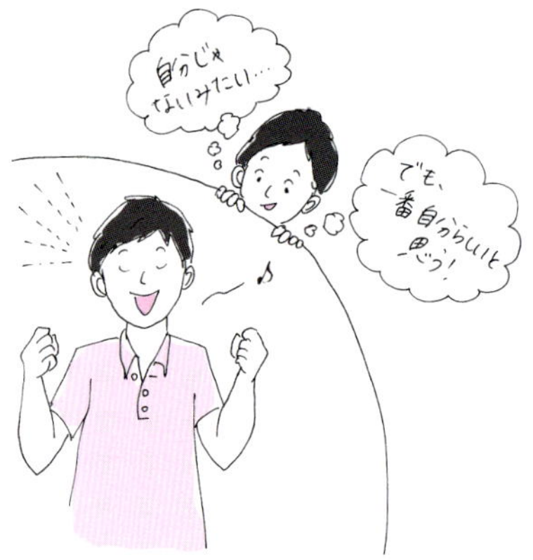

自分じゃ
ないみたい…
でも，
一番自分らしいと
思う！

⑤ 音楽療法士の演者と観客をつなぐ役割

人前でパフォーマンスをすることは，実は一人の人間としてとても自然なことです．舞台という場だけではなく，私たちは誰かと接するとき，状況に応じて常に演じているともいえます．統括者である音楽療法士はパフォーマンスがうまく行われるように，演者である個人のニーズとコミュニティーのニーズの両方を満たすように考えることが大切です．

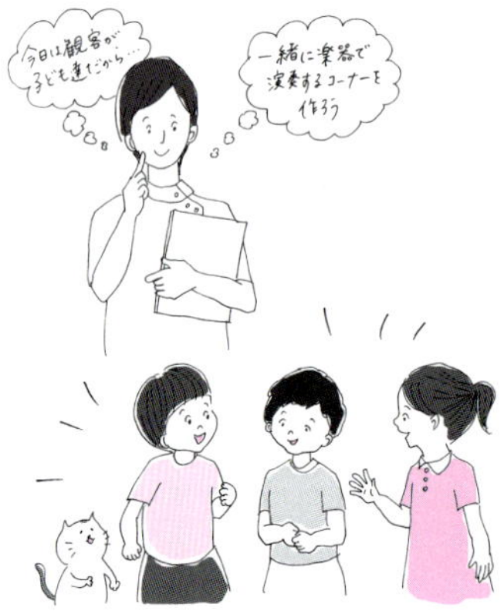

今日は観客が
子ども達だから…
一緒に楽器で
演奏するコーナーを
作ろう

⑥ パフォーマンスを考えるうえでの留意点

観客の前でパフォーマンスをすることのみが常によいわけではありません．どんな人のなかにも美しさを見出し，無理に社会参加を促すのではなく，その人が程よく他者との関係を結んでいけるような場を設定していくことが重要です．

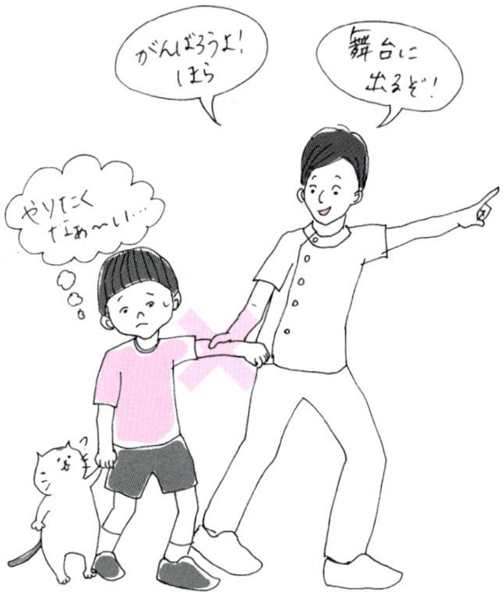

がんばろうよ！
ほら
舞台に
出るぞ！
やりたく
なぁ～い…

4. コミュニティー音楽療法における音楽の価値基準

① コミュニティー音楽療法における音楽の基準

コミュニティー音楽療法では,「こういう音楽が正しく美しい音楽です」という価値基準はありませんし,作るべきではありません.音楽の価値や意味は,文化・社会的背景や活動の目的・方法によって大きく変わってくるからです.

どのような音楽が「美しい」のかは,さまざまな人同士が交流する,その場での対話によって決められるべきです.そうして,個々が持っている能力や個性が,コミュニティーのいろいろな人との協働作業を通して最大限に発揮できるように支援することが大切です.

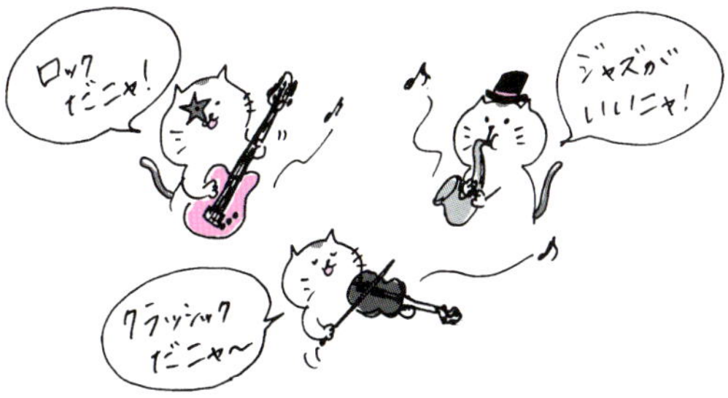
ロックだニャ!
ジャズがいいニャ!
クラッシックだニャ～

② 自分の中の価値基準に注意する

たとえば,雑音のように聞こえる演奏があったとしたら,それは観客に聞いてもらうのに値しない,やかましくくだらない音楽でしょうか?　いいえ,ノイズミュージックと呼ばれる音楽も立派に存在します.リズムのない演奏は,観客に聞いてもらうのに値しない退屈でつまらない音楽でしょうか?　いいえ,現代音楽やジャズ,民族音楽にはリズムやハーモニーのない音楽も多くあります.

常に自分自身の音楽の価値基準を点検し,音楽の「美しさ」の既成概念を再考し,対象者の多様な音楽の価値観に柔軟に対応できることが大切です.

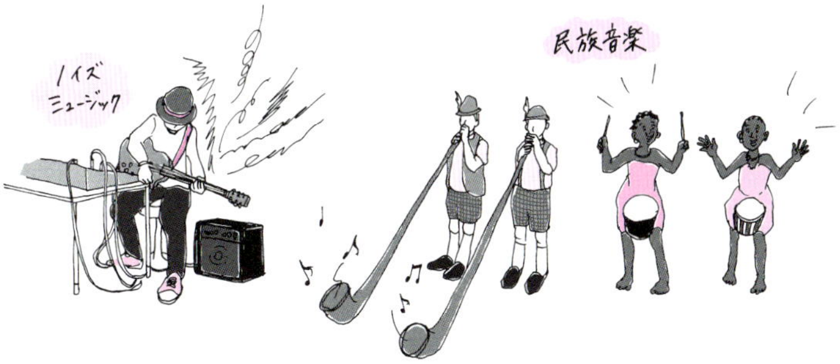
ノイズミュージック
民族音楽

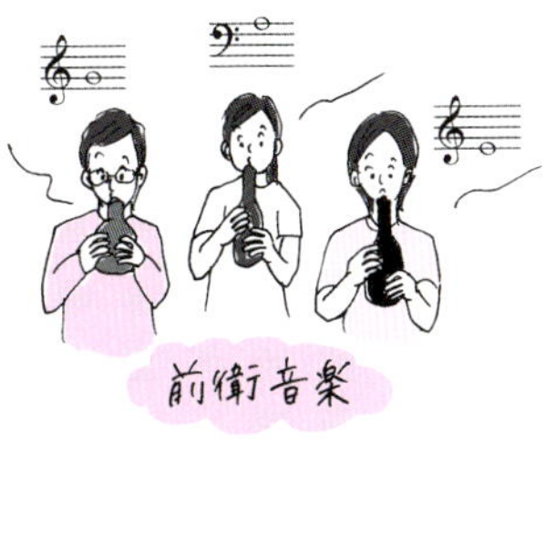
前衛音楽

③「社会一般」の価値基準に注意する

これまでは，障害や病気のある人が観客の前で発表するとき，練習をがんばって困難を乗り越えその成果を披露する，という考えが少なからずありました．障害を持つ人ががんばっている姿を社会は「美しい」ととらえ，温かく受け入れます．そこでは，楽譜どおりに演奏したり歌ったりするような「美しい」音楽があらかじめ想定されていて，「社会一般」の価値基準に音楽を合わせることが求められてきたのです．しかし，その暗黙の基準に注意を払わないと，無理な練習や不自然なカテゴリー化をもたらす危険があります．

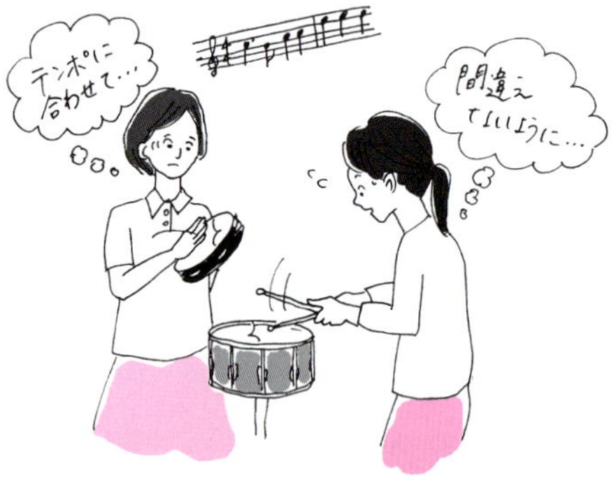

④ 他者による評価に注意する

障害や病気を持つ人やマイノリティーの人々の音楽が，評価の対象となる場合があります．その際，同じ障害を持つ人が評価しているのか，批評家が評価しているのかなど，それがどのような立場からどのように評価されているのかを意識することが重要です．評価する人の立場によって評価は変化しますし，評価されたほうの受け止め方も変わるからです．たとえば，「(障害を持つ人の表現は）美しい」という評価に対して，逆に，それでは特別視している（差別的だ)，とする見方もあります．

大切なことは，演奏者が自らの音楽活動に自信を持ち，自己評価を高めていくことです．そのための状況設定や支援こそがスタッフの役目です．

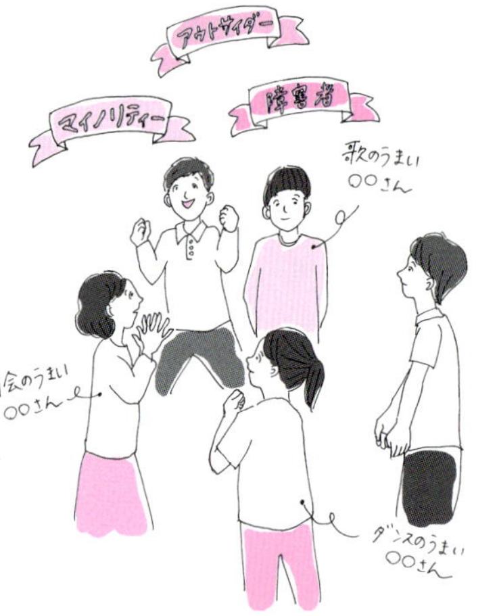

⑤ 音に潜む美しさに注目する

『自閉症の耳になって聴くことを学ぶ』というタイトルの文章があります（Headlam D, 2006)．自閉症の息子を持つ音楽学者の文章ですが，「息子の音楽的感性を注意深く学んでみると，難解な現代音楽もとても美しく聞こえてくる」と書いています．メロディーのある感情的な音楽ではないもの，パターン化された音を順番に鳴らすような表現や静寂の多い音楽も，多くの美しさを秘めていることを教えてくれます．

どれだけたくさんの音に美しさを認めることができるか，それが音楽を扱う専門職としての技量を左右するといえます．

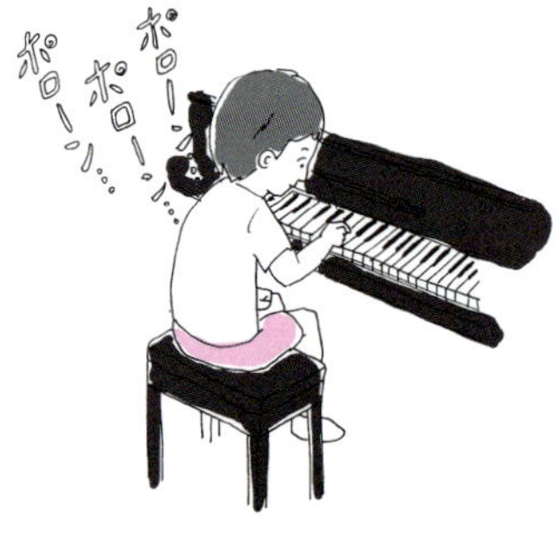

5. 参加の方法と音楽の形態

① 音楽活動の枠組みと参加者同士の関係

さまざまな困難を抱える人と，社会・文化的つながりの中で音楽活動していく過程では，参加の方法と音楽の形態の関係をとらえ直していくことが有効です．音楽活動への参加の方法と音楽的内容は，相互に密接に結びついているからです．

音楽活動への参加方法　　音楽的内容

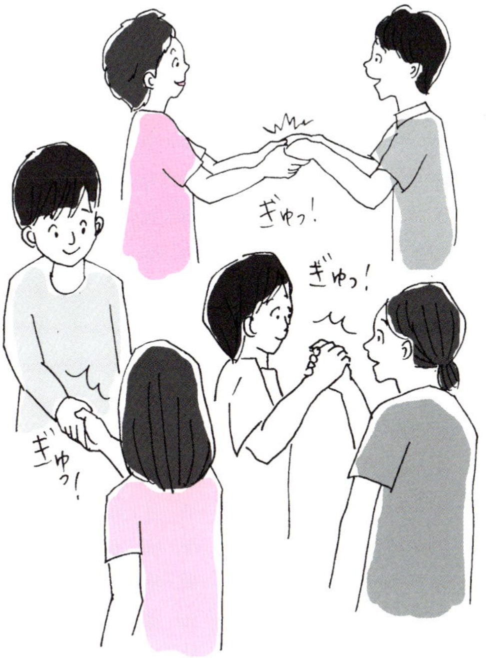

② 音楽活動のとらえ直し1：騒音 or 爆音

たとえば，大きな音しか出せない人がいて，周りに迷惑がかかっていたとします．しかし，「爆音音楽」として聞いたり，同じような音楽をする人と共演すれば，格好よくて皆が真似したくなるような音楽に聞こえてくるかもしれません．また，その人の音の勢いやエネルギーが，雰囲気が硬直した場面では，それを和らげたり，活動を前進させたりすることができるかもしれません．それにより，その人も自信を持ち，爆音以外の方法を探求するようになるかもしれません．

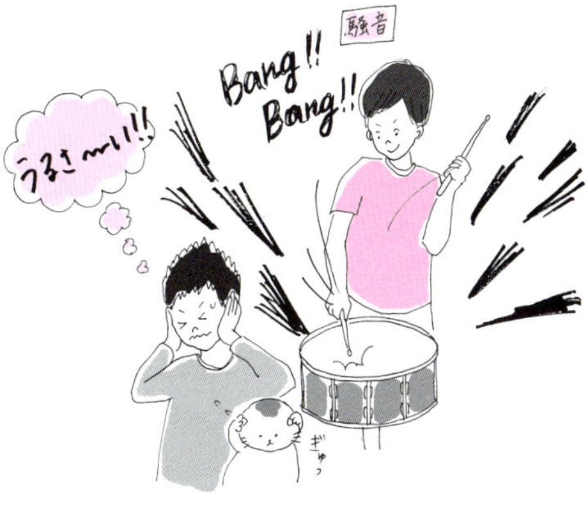

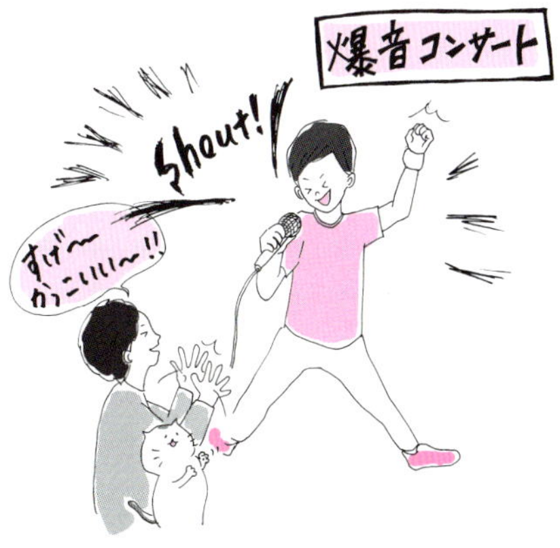

③ 音楽活動のとらえ直し 2：多動 or 空間の音楽

たとえば，じっと座って楽器を演奏することが難しい人がいたとします．しかし，広い場所で，伸び伸びと走りながら音や声を出すようなパフォーマンスを考えれば，空間を自由に動く音を周りの状況とともに楽しむことができるような，美しい音楽になるかもしれません．その人も，周囲との新たな関係に気づくかもしれません．

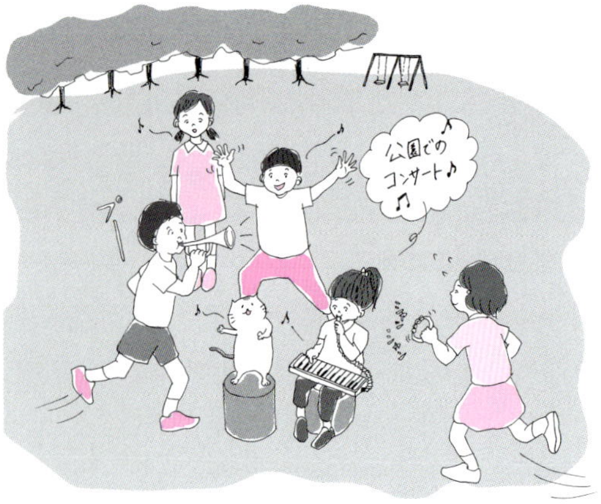
公園での
コンサート♪

④ 音楽活動のとらえ直し 3：引きこもり or デバイスを使った遠距離セッション

たとえば，引きこもりの人や，自宅や病院のベッドから動くことができずに孤独な状態にある人がいたとします．しかし，iPad のアプリを使ったり，スカイプなどの通信手段を使って世界中のさまざまな人と音楽を共有することもできるでしょう．その人が演奏しやすい新しいデバイスを一緒に考えていくことが，新たなつながりを生むかもしれません．

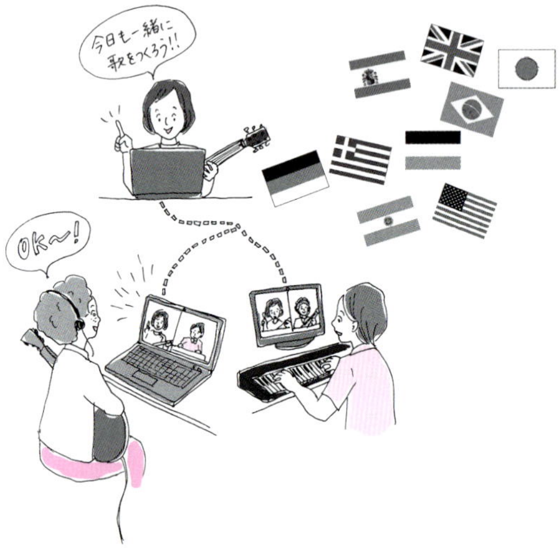
今日も一緒に
歌をつくろう!!
Ok~!

⑤ 音楽活動のとらえ直し 4：演者 or 進行役

たとえば，舞台が苦手で皆と一緒にパフォーマンスに加わりたくない人がいたとします．しかし，舞台の内容や進行を考えたり，客席を歩いて観客を盛り上げたりする，重要な役割を担うことができるかもしれません．

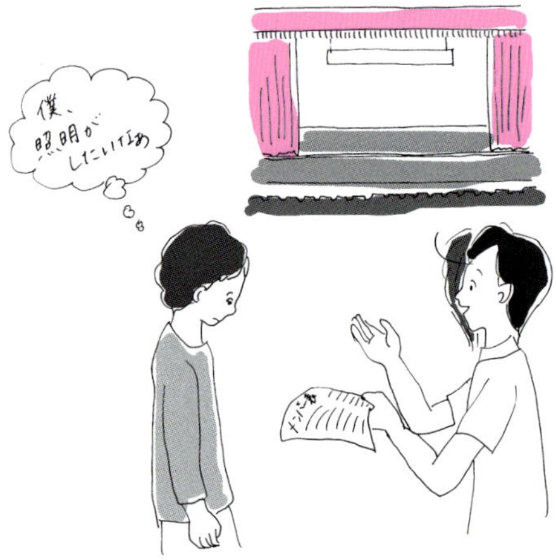
僕、
照明が
したいけどなあ

⑥ 音楽のあり方と音楽提供者の資質について

このように，その人の問題点だと思われていたことでも別の角度からとらえ直し，音楽活動の内容や参加形態を再考することで，問題を緩和したり，別の魅力を発見することが期待できます．「騒音で周りに迷惑をかける人」は「周りを元気づける人」に，「恥ずかしがり屋」は「しっかり者の進行役」になるかもしれないのです．こうした経験は自分の存在を受け入れ，自己肯定感を高めることにもつながるでしょう．

ここでのポイントは，その人を変えようとするのではなく，ありのままのその人が周りとの相互作用のなかでいきいきと活動できるよう，音楽環境を整えていくことです．そのためには，より多くの，さまざまな音楽活動のあり方を学び続けることが重要です．

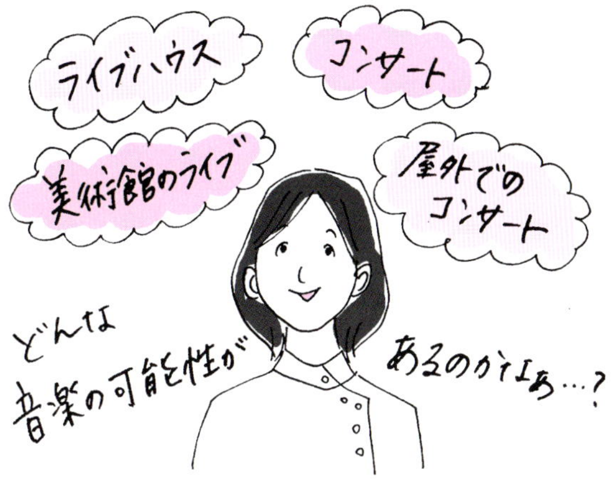

6. コミュニティー音楽療法と新しい文化の開拓

① 新たな考え方「ヘルス・ミュージッキング」

コミュニティー音楽療法の意義を説明するために，治療や療法の代わりに，ヘルス・ミュージッキングという言葉が使われます．ヘルス（健康）とは，その人が個人的に病気でないとか，弱っていないということではなく，肉体的にも，精神的にも，そして社会的存在としても，すべてが満たされた状態にあることを指します．ミュージッキングとは，人々が音楽をするということにまつわるあらゆる行為，たとえば企画する，楽器を運ぶ，チケットを切る，それについて話すなど，すべてを指します．

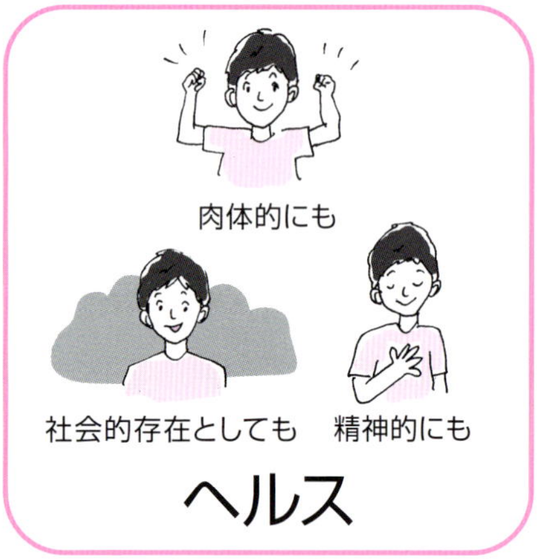
肉体的にも
社会的存在としても
精神的にも
ヘルス

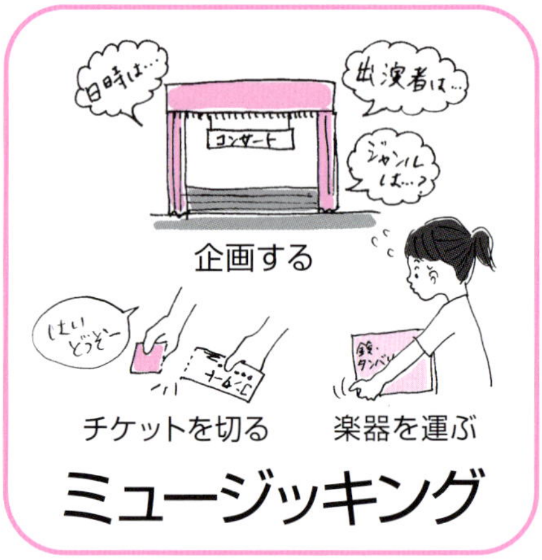

② コミュニティー音楽療法における音楽の位置づけ

通常の音楽療法では，何らかの治療的目的が設定され，音楽はその目的を達成するための手段としてとらえられます．これに対して，コミュニティー音楽療法では音楽すること自体が重視されます．

よって，「ヘルス・ミュージッキング」等の活動の目的や意義を考える一方で，その目的のために音楽の範囲を限定せず，さまざまな音楽の可能性を十分に信じて活動を展開していくことが重要です．音楽を中心とした試行錯誤が，結果として参加者や関係する人々に豊かな体験をもたらすでしょう．

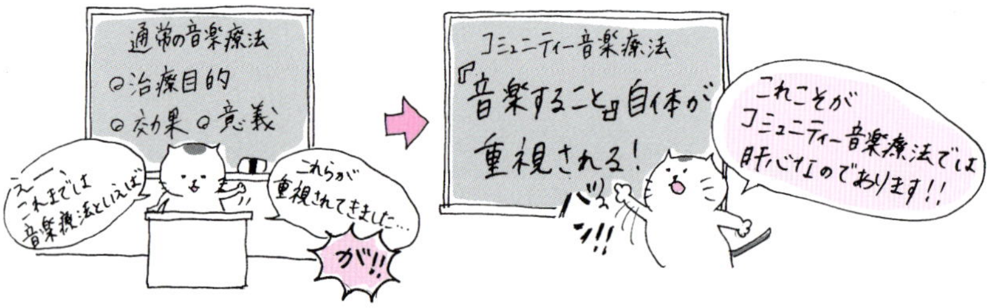

③ コミュニティー音楽療法と多様な音楽文化

コミュニティー音楽療法が広く行われるようになったのと同じ時期，音楽療法が「音楽中心」であることや，「文化中心」であることが強く主張されるようになりました．療法として音楽の効果や変化等の目的に縛られずに音楽活動が行えること，またその活動が関連する音楽文化とどのようなつながりがあるのかは，常に考えておく必要があるでしょう．

たとえば，そのコミュニティーにあるライブハウス，公共の劇場，公園，商業施設の一角の広場，あるいは工場やトンネルなど，いろいろな場所で音楽活動を行うと，音楽的内容も変化し，さまざまな出会いとともに，つながりも増えるかもしれません．

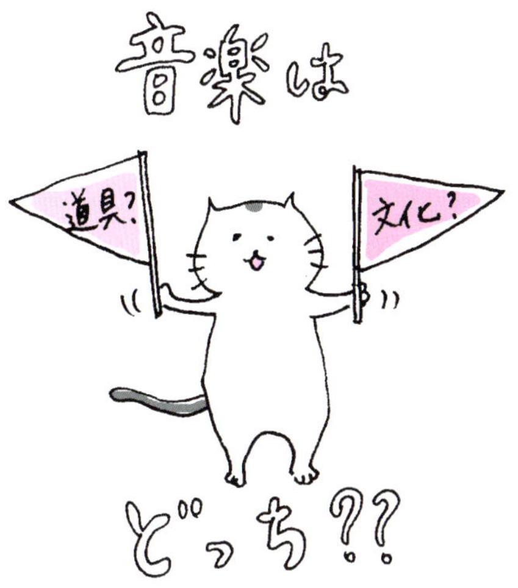
音楽は
道具？
文化？
どっち？？

④ 肯定的にも否定的にもなる「療法」という言葉

コミュニティー音楽療法の実践のなかには，「音楽療法」であることをあえて言わずに行われているものもあります．「療法」の意味は肯定的にも否定的にもとらえられ，その時々の状況や対象者によっても異なります．「音楽療法」にするか「音楽活動」にするか，あるいは「バンド」や「コーラス」などにするか，どの言葉を使うのがよいかは，ケースバイケースで判断することが大切です．

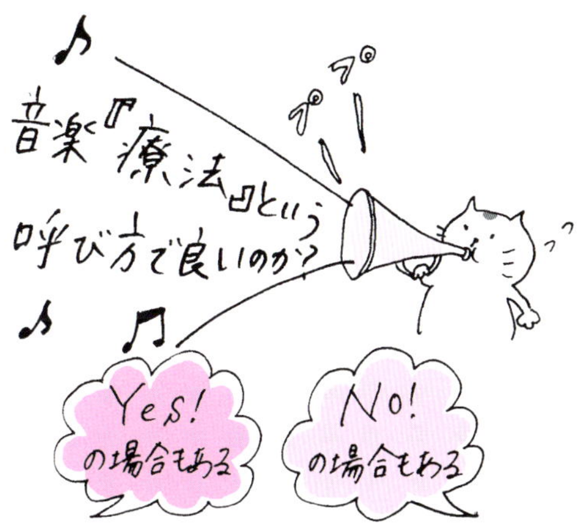
音楽『療法』という
呼び方で良いのか？
Yes!
の場合もある
No!
の場合もある

ケースバイケースで判断

⑤ 社会とゆるやかに関わり合いながら，共に音楽すること

「ヘルス・ミュージッキング」のヘルスとは，皆でラジオ体操やエアロビクスのようなことをすることを指しているわけでは，もちろんありません．その人の生がいきいきとして社会的にも豊かであるために，その社会文化とゆるやかに関わり合いながら，共に音楽する方法を新たに見出していくことが大切です．

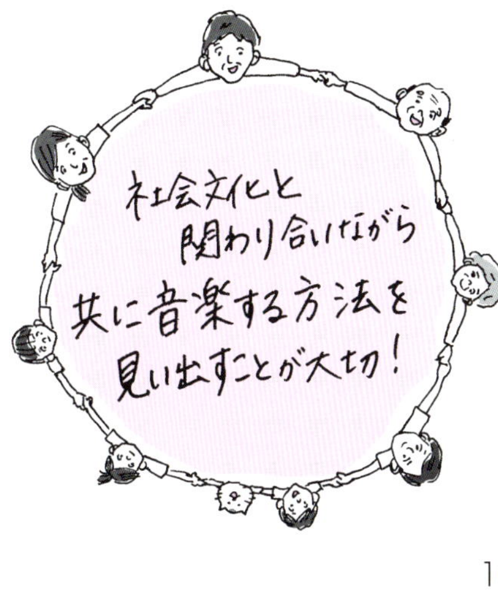

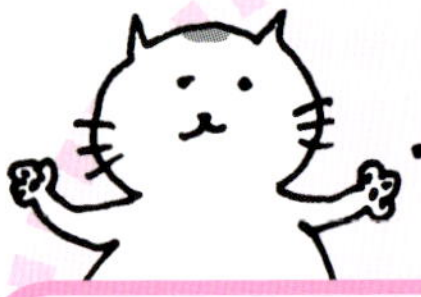

著者からのメッセージ

本章では，世界の各地でさまざまな形で行われるようになったコミュニティー音楽療法の事例を紹介し，パフォーマンスの意味，参加の方法や価値判断，文化とのつながりを考えてきました．こうした新しい音楽療法の形が実践されるようになったのは，背景に音楽観と治療観の両方の変化があったことが指摘できます．音楽療法は，芸術の一領域である「音楽」と科学的性格を持つ「療法」という，しばしば相反する性格を併せ持ち，その定義は「音楽療法士の数ほどある」ともいわれ，さまざまな実践が行われています．そうしたなかで，コミュニティー音楽療法は，より芸術・文化活動としての音楽行為を重視したものといえるでしょう．

音楽療法は，たとえ限定された人だけで行ったとしても，たとえば使用場所や使用楽器，時間の設定の仕方など，さまざまな方法で社会の諸相と結びついています．もし，対象となる人が，日々の生活のなかで，あるいは音楽活動をするうえで何らかの問題を抱えているのなら，その状況を変えるためのクリエイティブな音楽的出来事を考えてみることが，効果的な解決をもたらすかもしれません．もしその人が学校での音楽に困難を感じているのなら，その人なりの方法で音楽を楽しめる場を創っていくとよいでしょう．一人一人の音楽性と向き合いながら，その人らしくいきいきと社会のなかの一存在として活動できるように，関係や場を整えていくことも，音楽活動を担う者としての重要な役割なのです．

参考文献

- Aigen K（著），鈴木琴栄，他（訳）：音楽中心音楽療法．春秋社，2013
- Ansdell G: Being Who You Aren't: Doing What You Can't: Community Music Therapy & the Paradoxes of Performance. Voices: A World Forum For Music Therapy 5(3). Retrieved December 2, 2013 from https://normt.uib.no/index.php/voices/article/view/229/173
- Baker F, et al: Songwriting via Skype: An online music therapy intervention to enhance social skills in an adolescent diagnosed with Asperger's Syndrome. British Journal of Music Therapy 23: 3-14, 2009
- Fouché S, et al: Lose Yourself in the Music, The Moment, Yo! Music Therapy with an Adolescent Group Involved in Gangsterism. Voices: A World Forum For Music Therapy 5(3). Retrieved November 26, 2013 from https://normt.uib.no/index.php/voices/article/view/232/176
- Headlam D: "Learning to Hear Autistically". In Lerner N, et al (eds): Sounding Off: Theorizing Disability in

Music. Routledge, pp109-120, 2006
・MacDonald R, et al eds: Music, Health, and Wellbeing. Oxford University Press, 2012
・沼田里衣：音楽療法における創造的活動について―セラピストとクライエントの共働による音楽．博士論文（神戸大学），2007
・沼田里衣：コミュニティ音楽療法における音楽の芸術的価値と社会的意味．日本音楽療法学会誌 10(1)：95-109，2010
・沼田里衣：コミュニティ音楽における創造性と参加者の関係性に関する一考察：「臨床音楽学」の構築に向けて．BGM 資料 45（一般社団法人日本 BGM 協会，2013）
・Pavlicevic M, et al eds: Community Music Therapy. Jessica Kingsley Publishers, 2004
・Rolvsjord R: Resource-Oriented Music Therapy In Mental Health Care. Barcelona Publishers, 2010
・Stige B（著），阪上正巳（監訳）：文化中心音楽療法．音楽之友社，2008
・Stige B, et al: Where Music Helps.: Community Music Therapy in Action and Reflection. Ashgate, 2010
・Stige B, et al: Invitation to Community Music Threrapy. Routledge, 2012

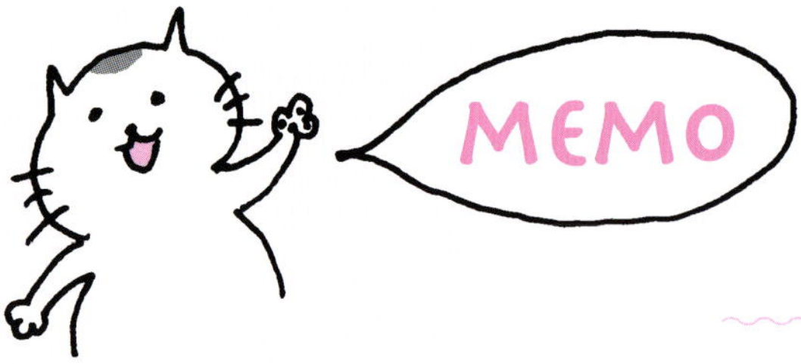
MEMO

第10章　音楽活動で必要なちょっとした（でも重要な）音楽技術

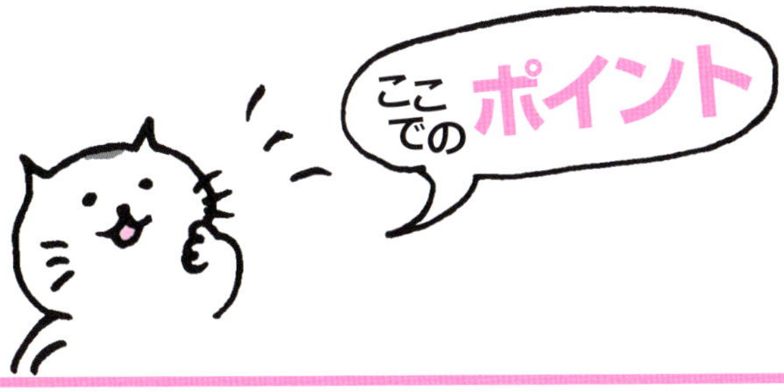

歌を歌ったり，音で遊んだりするときに，気をつけるとよりうまくいくちょっとしたコツがあります．また歌を歌うことはベーシックな音楽活動ですが，それから離れてもっと自由に音楽を楽しむこともできます．即興音楽の楽しみ方も少し紹介してみます．

1. 簡単な伴奏のコツ

① 伴奏をつけないほうがいいこともある

歌を歌うときには，かならずピアノなどで伴奏をつけないといけないと考えがちですが，目的や場によって，いつも必要であるわけではありません．基本的にはみんなで自然に歌うことのほうが重要なのです．無理して伴奏するよりはないほうがよい場合もあります．それより，先導して歌ってリードすることのほうが重要です．

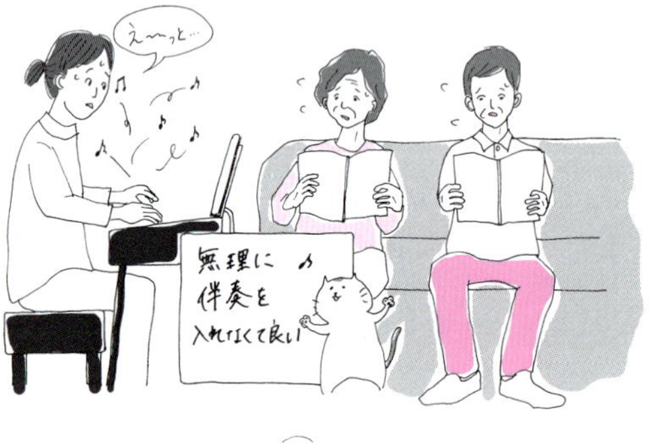

② 簡単ですっきりした伴奏のコツ：ピアノ編

ほとんどの歌の伴奏はドミソとかソシレといった三和音によってできていますが，これを上手にピアノで響かせるようアレンジすれば，弾くのはわりに難しいものになってしまいます．それを簡単にするには三和音の真ん中の音（第３音と言います：たとえばドミソならミの音です）を省いて弾いてみましょう．つまりドミソでなく「ドソ（ド)」と弾きます．この方法ならコード付けもずっと簡単になります．Cならドとソだけ，Fならファとドだけです．でもこのほうがずっと音が軽くすっきりし，歌ってみるとずっと歌いやすいことがわかります．

響きが暗い　　響きがすっきりする

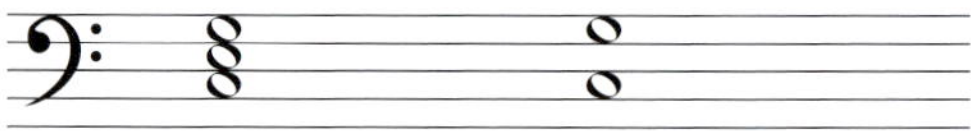

③ 簡単ですっきりした伴奏のコツ：ギター編

ギターには弦が６本あり，通常のチューニングで和音伴奏をするのは慣れるのがやや大変ですが，全くギターに慣れていない人でも，すぐに簡単な和音伴奏を弾くことができるオープンチューニングという方法があります．オープンチューニングにはさまざまな種類がありますが，ここでは簡単なふたつだけ例示します．

1）オープンＧチューニング

このチューニングでは同じフレット全部の弦を押さえると，メージャーコード（長三和音）になるので，長調の主要三和音だけでできている曲などには最適です．さらに一番下の弦を外すと，より音がすっきりします．６弦すべてを使わなければいけない理由はありません．楽器は道具ですから，こわれない範囲でどんどん使いやすく改変しましょう．

オープンGチューニング

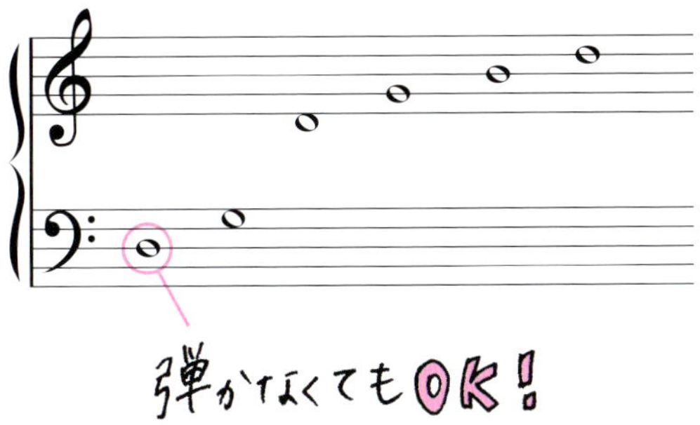
弾かなくてもOK!

2）おきて破りの5度だけチューニング

このチューニングで弾くとDとAしか鳴らないため，5度の響きだけになります．メージャーコードとマイナーコード（短三和音）が入り交じる曲でもベースのポジションで弦すべてを押さえればOKです．ここでも，ふたつあるAの音のうちのどちらか1本の弦を外しても使いやすいです．この考えで5度の響きだけにした『一五一会』という新しいギター族の楽器が作られたりしています．

オープン5度チューニング

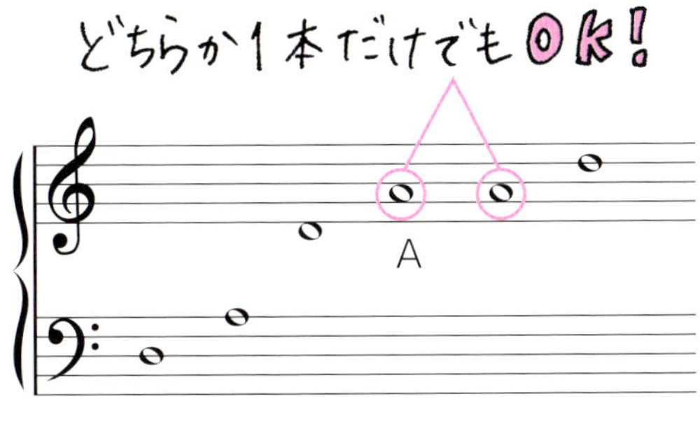

④ 伴奏をつけるときの留意点

1）音の高さに注意

どの高さ（キー）で歌ったらみんなが歌いやすいか，歌い出す前にキーを確認しましょう．スイッチ一つで自由にキーの高さが変えられるキーボードがあると便利です．

どの歌も同じキーで歌い続けていることがあります．ときどき部屋の空気を入れ換えるように，意図的にキーを変えてみると新鮮な気持ちで歌えます．

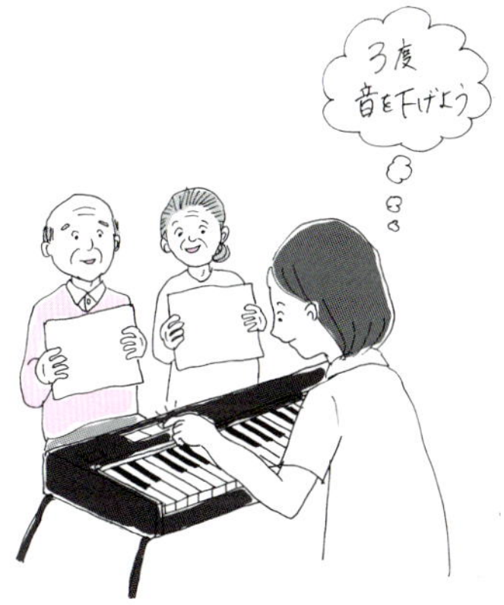
3度
音を下げよう

2）歌いやすいテンポと間合い

歌が遅くなったり早くなったりと，伴奏とずれてしまうことがあります．テンポは参加者の歌いやすい速さに変えましょう．失語症の患者さんなど，次の歌詞がすぐに出てこない場合は待ちながら進みましょう．止まって待ってもかまいません．コツは参加者の声をよく聴くことです．

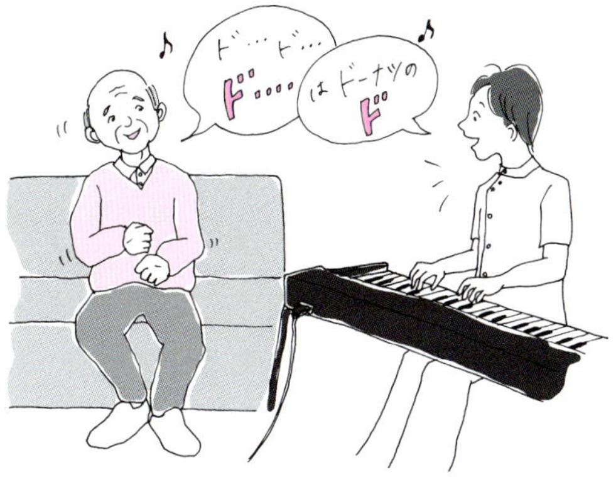
ド…ド…
ド....
はドーナツの
ド

2. 即興音楽活動

① 即興音楽とは

音楽療法では，即興演奏はその始まりの時代から重要なものでした．それはまずはさまざまな対象者の状態に柔軟に対応するために不可欠だったからです．

即興にはまったく枠を設けない自由即興と，ジャズのアドリブや打楽器のリズムパターンのアレンジなどのように，一定の決まり事（枠）を守りながら行う即興があります．即興音楽活動で行う即興に決まった型はありません．対象者の能力や状態に合わせて自由度を高くしたり，枠を明確に設けて自由度を下げたりします．初心者の場合は，枠があるほうが安心できてやりやすく感じるでしょう（「②枠を設けた即興表現」参照）．

即興でいちばん重要なのは，音楽は自由に勝手に自分で作ればいいという意識（開き直り）だと思います．以下に紹介するのは一部ですが，こうあるべきという音楽の束縛を捨てて，どんどん自分でいろいろ発明して遊んでみましょう．

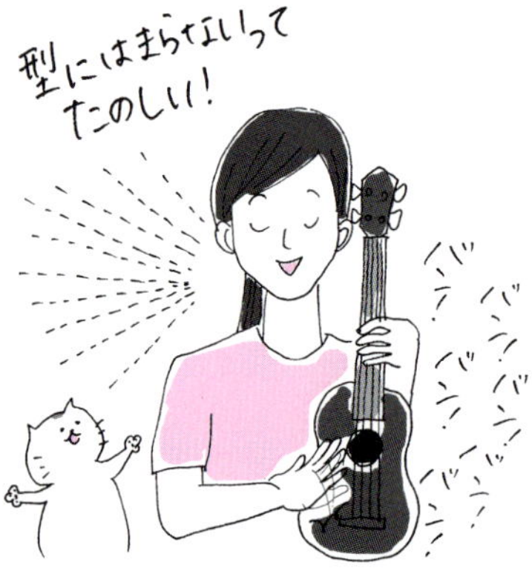
型にはまらないって
たのしい!

こうあるべきという音楽の束縛を捨てよう

② 枠を設けた即興表現

ジャズの即興のような場合は，コード進行の上に新しいメロディーをその場で作っていくため，習得するのは大変です．即興表現を容易にするためのひとつの方法は，音の数を制限するなど，操作の幅を限定することです．そのやり方の一例を下記に示します．

1）リズムだけを使う即興

その第一のものは，ドレミなしでリズムだけで行う即興です．ジャンベのような太鼓を持ち寄ってみんなでたたくような活動が知られていますが，同じようなことは特別なものがなくても手拍子だけでもできます．

例）リーダーが手拍子で一定のリズムをうち，それをずっと反復します．それを聴きながら次の人がそれとはちょっとちがうリズムをうちます．そして全員が順番に参加していきます．リーダーが始めるリズムによって全体の構造が決まります．リーダーはみんなが乗りやすいリズムを考えましょう．

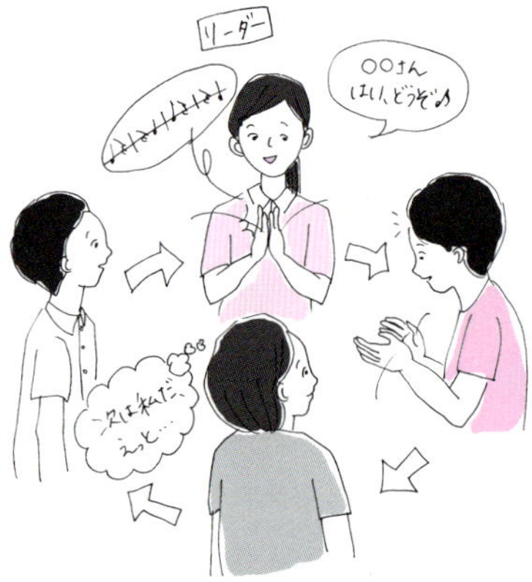
リーダー
○○さん
はい，どうぞ
次は私だ，
えっと…

手拍子だけで行う即興

2）黒鍵だけを使う即興

音の高さ（ドレミ）を使う即興はむずかしいのですが，ピアノの黒鍵だけを使えば簡単にできます．ピアノの黒鍵だけ弾くと五音音階と呼ばれるものができあがります．五音音階には二種類あって短調の五音音階は日本の民謡のような感じで，長調のほうはスコットランド民謡のようです．一番下のベースにＧ♭とＤ♭を弾けば長調，Ｅ♭とＢ♭を弾けば短調になります．その上に黒鍵だけを自由に弾けば，五音音階の即興音楽になります．

これは子どもが学校の音楽室のピアノでよくやるように遊べばよいのです．「猫ふんじゃった」はそれの秀逸な応用編です．

五音音階　長調

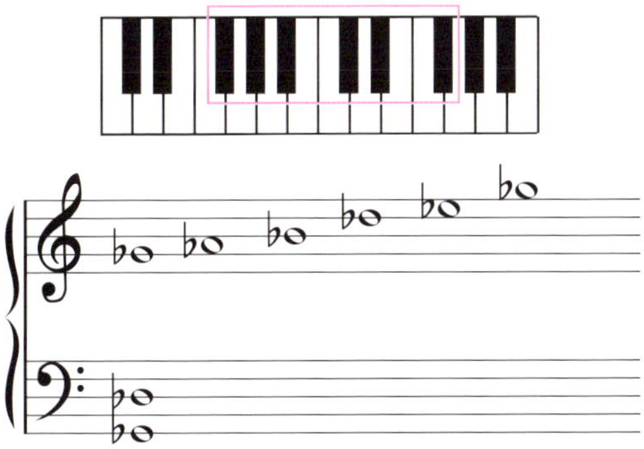

五音音階　短調

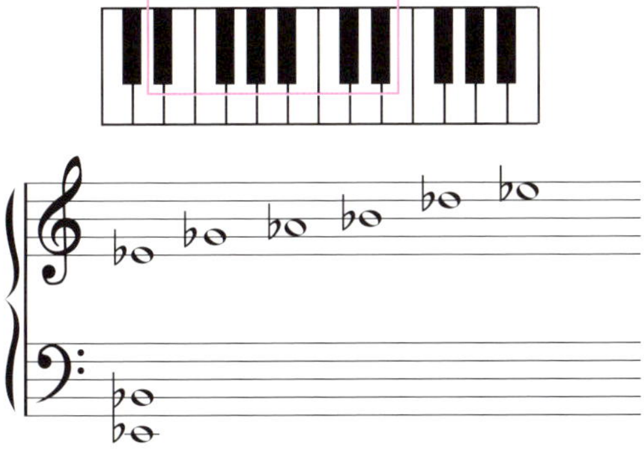

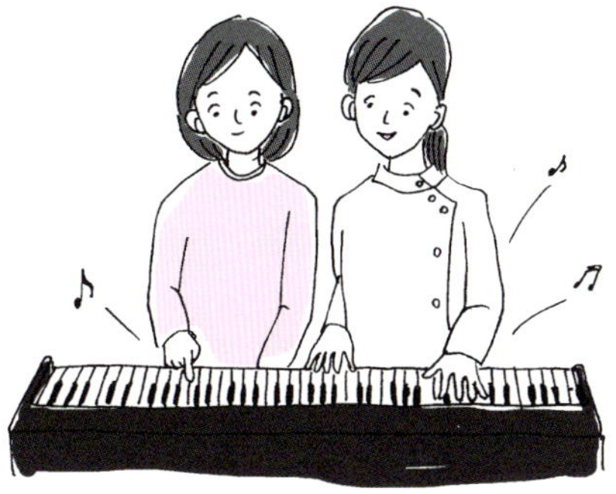

黒鍵だけ弾いてみよう

3）ミュージックベルなどによる即興

一つの音の高さだけが鳴る楽器を音階などにセットにしたものがあります．代表的なのはミュージックベルですが，トーンチャイムや鐘のセットもありますし，インドネシアのアンクルンのように竹をカラカラ鳴らすものもありますし，笛のセットなどもあります．最近では「ブーム・ワッカー」というプラスチックの管（床などをたたいて音を出す）のセットも売られています．こういった楽器の良いところは，ともかく一音しか鳴らないので操作が簡単で，だれでも参加できるところです．

例）

参加者が各自セットの中の１音を担当して，好きなように鳴らしてみます．６人編成にして前述の五音音階になるように持って鳴らすのも使いやすいかもしれません．数や音の選び方で響きがコントロールできます．

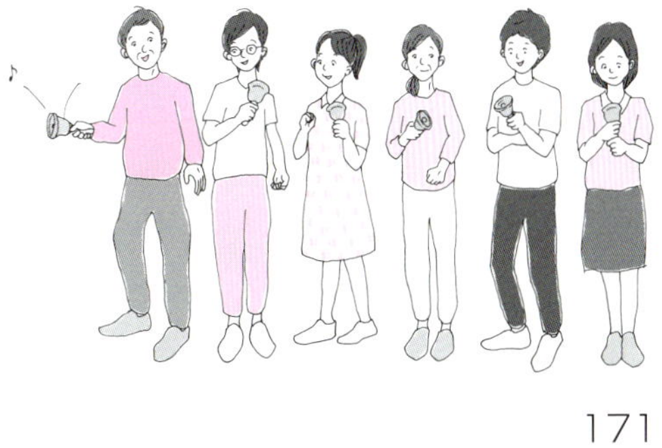

「②の 1）リズムだけを使う即興」で示したような簡単なリズムのアンサンブルをしてみるのも楽しいと思います．思いもしなかったメロディー・パターンが聞こえてきたりします．

4）リコーダーを改造した即興

プラスチックのリコーダーは，学校教育でよく使われていましたから，どこでも比較的入手可能な楽器でしょう．ソプラノリコーダーの 1 本ずつに「ド」「レ」「ミ」……「シ」「ド」の一音だけが鳴るように穴にセロテープを貼ります．これで先ほどのミュージックベルのような遊びが単音笛でできるようになり，何人かで何かのメロディーを吹くことができます．

例）『ちょうちょう』の最初の部分は「ソーミーミ」ですが，これをソとミの音を別の人が吹くことになります．1 曲全部吹いてみるのは思ったより大変で，おもしろいアンサンブルのゲームであることが分かります．

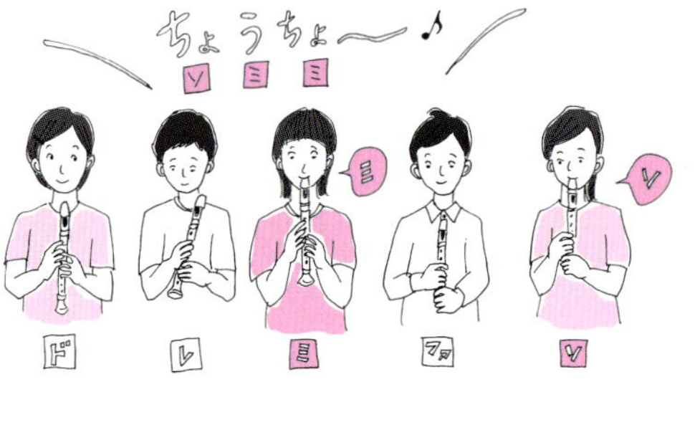

③ 枠のない即興表現

これは音を制限するやりかたの逆で，わざと自由に複雑にして混乱を楽しむ遊びです．でたらめに音を鳴らすのは技術が要らないので，誰でも簡単にできるという利点があります．調のないでたらめなサウンドになりますが，楽しい音が生まれます．しかし，あまりにも秩序がないために，少しするとあきてしまうという欠点もあります．おもしろさを持続させるのは，むずかしいかもしれません．しかし，音楽の既成概念から離れてみるだけでも意味があります．

無調

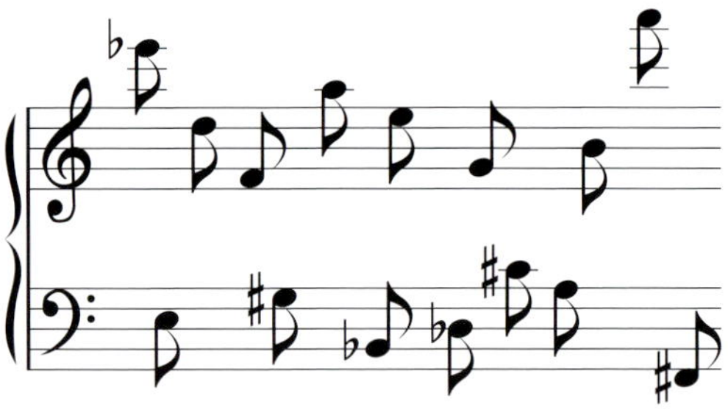

④ その他の即興表現

1）〈雨乞い〉

これまでとちょっと異なり，ドレミもリズムも使わない即興音楽です．

これは，空気が湿り始めぽつりぽつりと降り始めた雨がどしゃぶりへと変わり，そしてまた止んでいって最後に雨があがる，というプロセスの雨音を，みんなで再現しようという音のドラマの遊びです．

手順）

1. 空気が湿り始めた様子：両手の手のひらをこすり合わせます．さらさらと小さな音が出ますが，何人もで出したこの音が合わさると，とてもきれいな音です．
2. そのうちにぽつりぽつりと雨粒が空から落ちてきます．これは指をぱちんとスナップさせて音を出しますが，同じような短く小さな音ならなんでもよいと思います．
3. 次にもっと粒の大きい雨が落ちてき

ます．これは手をたたく音で出します．だんだん激しくなります．
4. ついに土砂降りになります．これは足で床を踏みならします．ここが音量的にピークです．
5. やがてどしゃぶりはやや収まり，普通の雨の状態にもどります．3 の状態にもどります．
6. さらに弱まってぽつりぽつりとなっていきます．2 の状態にもどります．
7. やがてあがります．1 の状態になり，しばらくしてその音も止みます．

この活動を，目をつぶって誰からの合図も指示もなく行います（最初にちょっと練習をしておいたほうがよいと思います）．みんなで音をよく聴きあいながら，自分で判断して進んでいきます．自動的にクライマックスに達し，それからゆっくり消えていくはずです．うまくいけばとてもすばらしい音の体験になります．これもじゅうぶん即興音楽です．

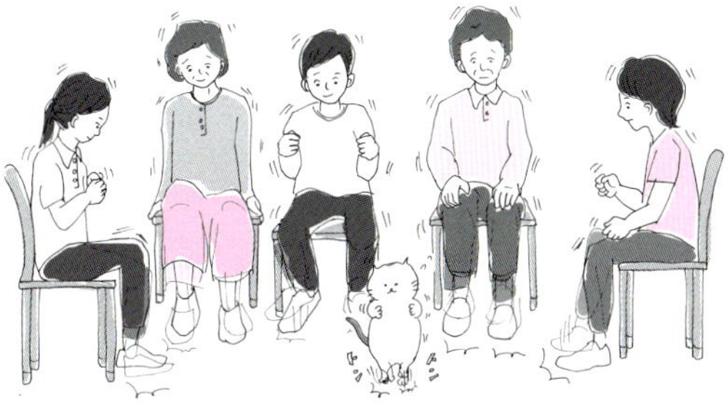
雨音のプロセスをみんなで再現する

2）クレッシェンドとディクレッシェンド

これもドレミもリズムもない，音のドラマのゲームです．

手順）
1. 机（無ければ椅子でもよい）の表面を，トレモロのように両手でたたき，雨が降っているような音を出します．小さな音でよろしいです．
2. しばらくたたき続け，誰かが音を大きくしたらみんなでそれに従います．自然に音がだんだん大きくなります．
3. そのうちに誰かが小さくし始めたらそれを察知してみんなも音を小さくしていきます．
4. しばらくするとまた誰かが音を大きくし始め，というように音の流れが続いていきます．

最初はリーダーがこのクレッシェンドとディクレッシェンドを率先しますが，そのうちメンバーのグループ・ダイナミクスにまかせるようにします．ものすごく大きな音になったり，聞こえないほど小さな音になったり，大きくなってもすぐにしぼんだり，長い長いクレッシェンドになったり，いろいろな変化が楽しめれば成功です．

このように音を大きくしたり小さくしたりするだけでも，とてもおもしろい即興アンサンブルを楽しむことができます．

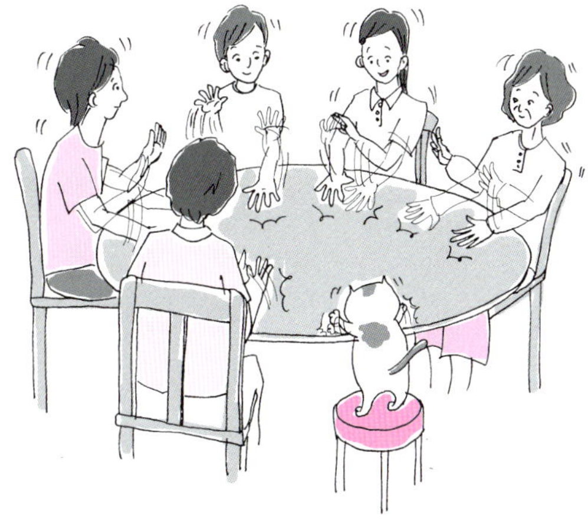
たたく音を大きくしたり小さくしたり

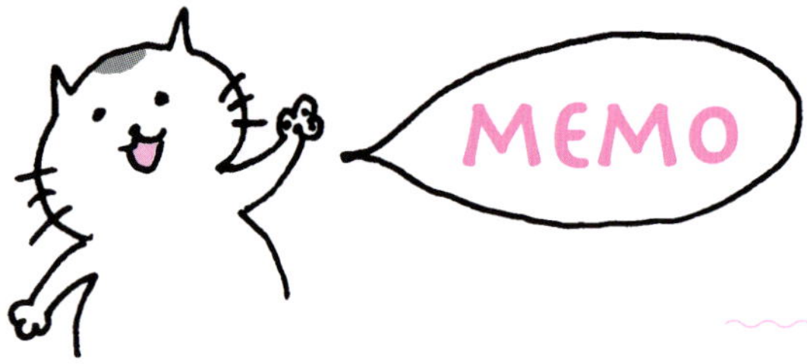
MEMO

第11章 あなたにもできる！音楽活動の らくらく 評価

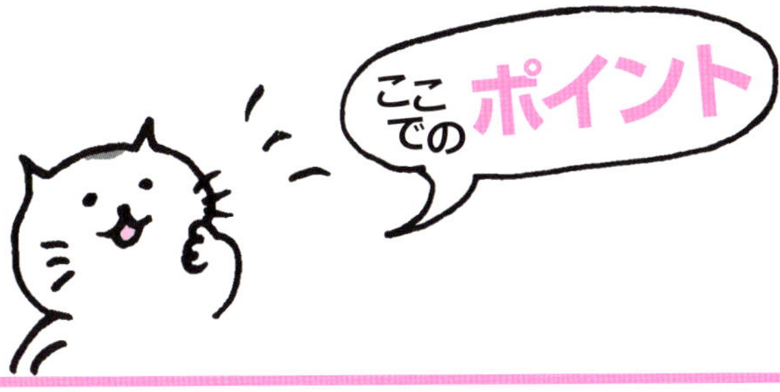

評価は相手をより深く知るために，またプログラムの振り返りのために必要なものです．また他者に音楽活動の効果を示すためにも重要です．ここでは誰もが簡単に効率的に行える評価方法を紹介します．最初は難しいと感じるかもしれませんが，できることから始めればよいのです．この方法に従って練習を重ねるうちに，必ず評価スキルは高まります．がんばってみましょう．

1. 評価の基本

① 人が人を評価するということ

もしもあなたが他人から評価される立場だとしたら，と想像してください．

質問 1）どんな気持ちですか．

質問 2）他人の評価＝自分の価値，と考えていないでしょうか．

質問 3）人の評価は真実でしょうか．

質問 1 について，評価されるというのは，あまり気分の良いものではないかもしれません．質問 2 について，人の評価はその人の価値を決めるものでは決してありません．人の評価によって私たちの存在の価値が上がったり下がったりすることは絶対にないのです．質問 3 について，人の評価は正しいとは限りません．

まず，このことを心に刻んだうえで，評価に当たってもらいたいと思います．

評価する人は，評価される人より上の立場の人間であるかのような錯覚に陥りやすいものです．評価は，謙虚に「評価させていただく」という気持ちで臨むことが大切です．

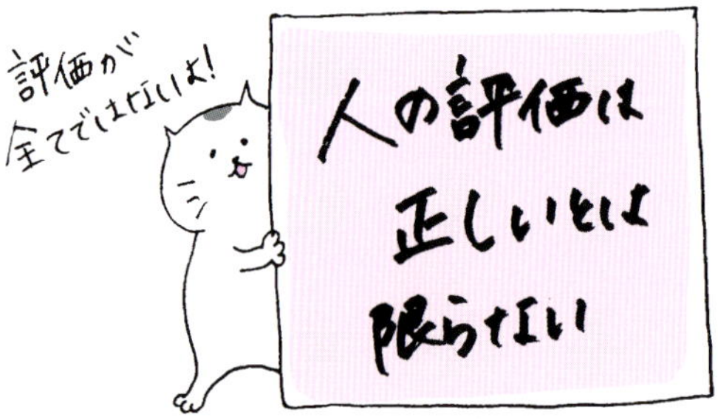
評価が全てではないよ！
人の評価は
正しいとは
限らない

② 評価の目的—対象者を知ること

目的 1）音楽活動〈前〉の対象者を知る．
必要な情報の収集

目的 2）音楽活動〈中〉の対象者を知る．
行動観察による把握

目的 3）音楽活動〈後〉の対象者を知る．
考察による統合

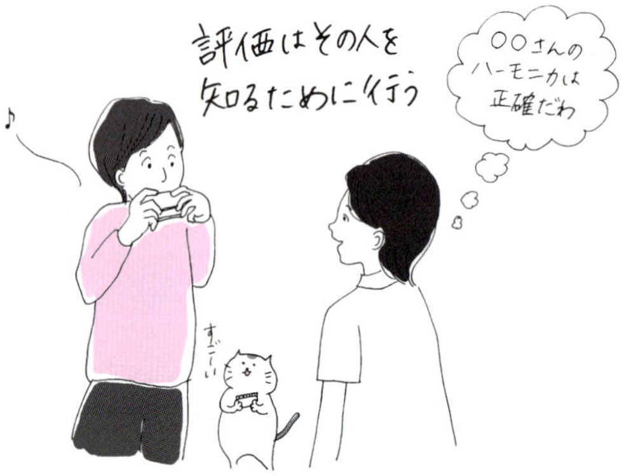
評価はその人を
知るために行う
○○さんの
ハーモニカは
正確だわ

③ 正式な音楽活動の流れ

以下のような流れになります(岡崎, 2001).

1）セッション前
- 査定／初期評価
- 試験参加
- 治療プログラムの設定
  - 長期目標
  - 短期目標
  - 活動内容
  - 使用楽器等
- スタッフとの前ミーティング

2）セッション中
- 対象者の行動観察
- 対象者の反応への臨機応変な対応
- セッションの流れの把握
- 集団力動の把握

- 対象者との共有体験
- 活動の緩急の把握
- セッションの方向性の理解・確認

3）セッション後

- 記録
- 評価
- スタッフとの後ミーティング
- 次のセッションに向けての方向性の検討
- 楽器等の管理

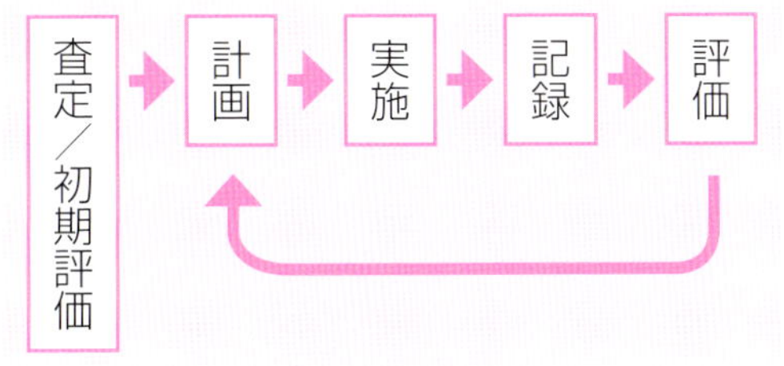

音楽活動の流れ

④ 簡略化した音楽活動の流れ（推奨）

略式では，まず音楽活動に導入し，実施と平行して評価を行い計画を立てます．この方法では，毎回の評価（＝記録）と定期的な評価，随時計画の見直しだけとなり，簡便で効率的です．

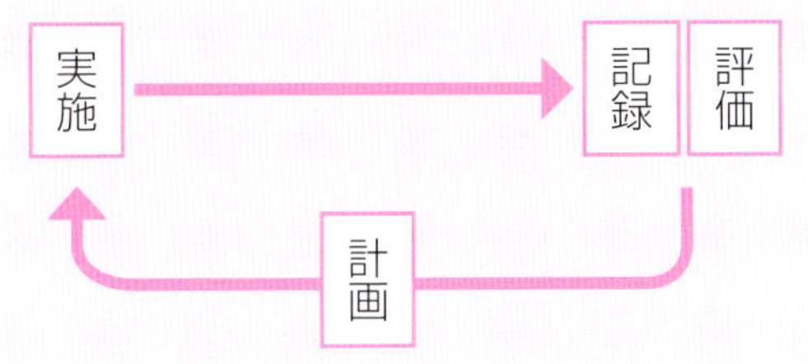

簡略化した音楽活動の流れ

⑤ 査定／初期評価

1）査定／初期評価とは

職種領域により査定または初期評価と呼ばれます．音楽活動の目的や計画作成の基礎となる評価です．一般的情報の入手と評価を行い，それらの結果から ICF（国際生活機能分類）に沿って評価をまとめます（詳細は「6．評価のまとめと焦点化」を参照）．

2）査定／初期評価の内容

生育歴，医学的診断，病歴，検査結果，家族背景，趣味，音楽歴，音楽活動の試験参加の状況，問題点，ストレングス（強み，長所）など

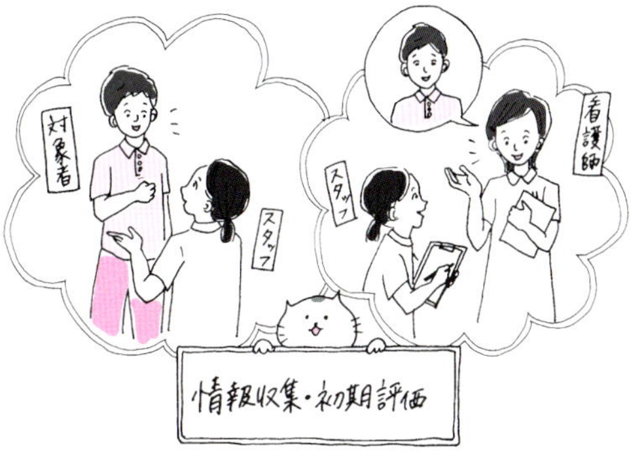

⑥ 計画

1）目標

長期目標：大きな枠組みでの支援（治療）の到達点（3 ～ 6 カ月）

短期目標：長期目標を見据えて短期間で達成できるより具体的な目標（1 ～ 2 週間）

2）活動内容

活動の種類（受動的または能動的音楽活動），活動形態（個人または集団音楽活動），活動種目，楽器その他道具の選択，構成メンバー，頻度，実施時間，実施場所，スタッフと対象者の位置，道具・楽器の位置など

⑦ 記録

記述・録音・録画等によりセッションを記録します．

記述の内容（個人記録の場合）

- 実施年月日，時間，場所
- 特記事項：病棟・他職種からの情報など
- 活動内容：プログラム内容，使用曲など
- 対象者の様子：移動，位置，発言，表情，交流，活動遂行状態など

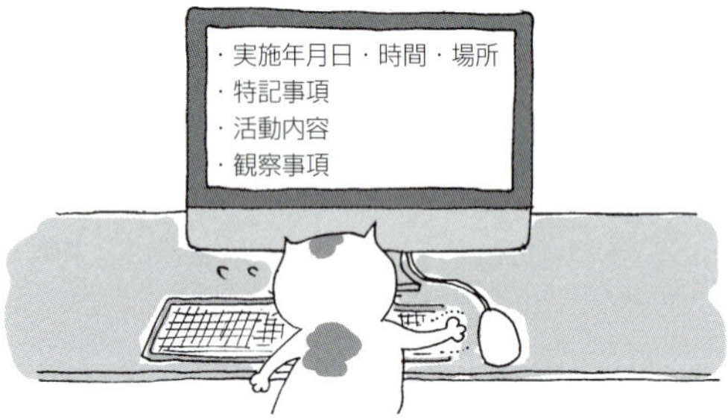

⑧ 評価

1）評価の具体的目的

- 音楽活動が対象者にどのような結果や変化をもたらしたかを知るため．
- 目的の設定や活動内容・方法が適切であったかどうかを知るため．
- 目的の設定や活動内容・方法の見直しを検討するため．

2）評価の頻度

- 毎回，月に 1 回，数カ月に 1 回，半年ごと，1 年ごと．

定期評価の場合，亜急性期～回復期後期は月に 1 回，維持期は半年～ 1 年に 1 回がめやすとなります．

3）評価の種類

- 絶対的評価，相対的評価，個人内評価があります．定期評価は健康でまったく問題がない人を基準とした絶対的評価で行います．毎回の評価はその集団のなかではどうだったかというような相対的評価，あるいは，たとえば先週と比べるとどうだったのかという個人内評価を併用します．

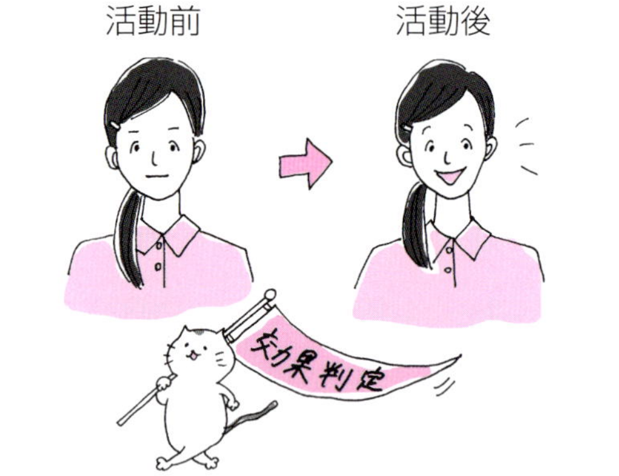

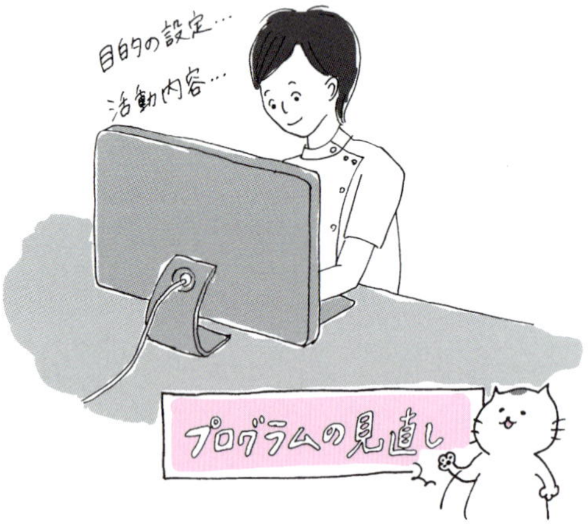

⑨ 評価の観点

行動の変化，表情の変化，コミュニケーションの変化，対人関係の変化，音楽的要素（叩き方，鳴らし方，身体の動き，声・ことばなど）の変化，社会性の変化，認知機能の変化，自信・自尊感情の変化など．

この評価を次回のセッションの方向性につなげます．

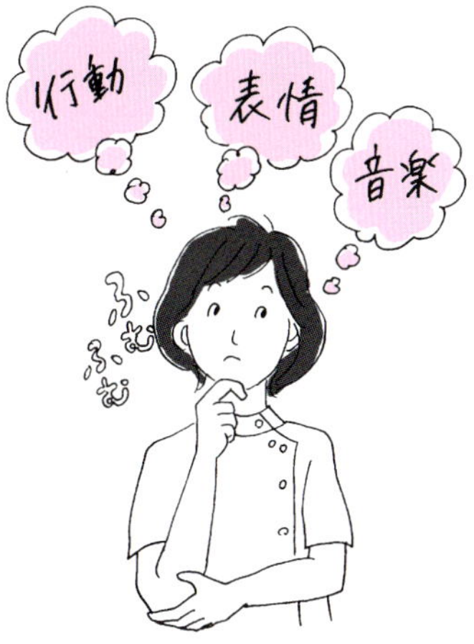

評価の観点

⑩ 評価時の留意点

評価の目的はその人の問題点を探し出すことではありません．ICF（国際生活機能分類）（「第 12 章これからの音楽活動」を参照）に沿って，プラス面とマイナス面の両方から評価することが大切です．

評価の精度を高めるには，ひとつの評価表だけではなく，複数の評価方法から総合的に判断します．

また，声は大きい方がいい，音はそろっている方がいいなど，治療者の価値基準だけで決めつけないことも重要です．

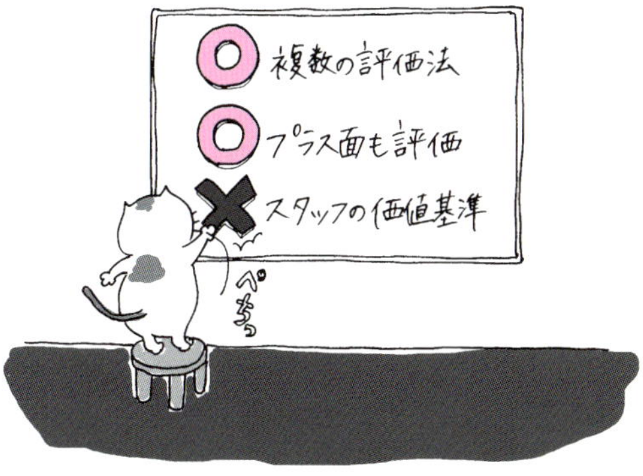

⑪ 量的評価

数値化する評価です．既成の評価表や自作の評価表を使用しましょう．

評価技術の影響が少なく誰が行っても一定の評価ができる，経時的な変化がわかりやすいなどの利点があります．定期評価に利用しやすく便利です．量的評価は絶対的評価で行います．

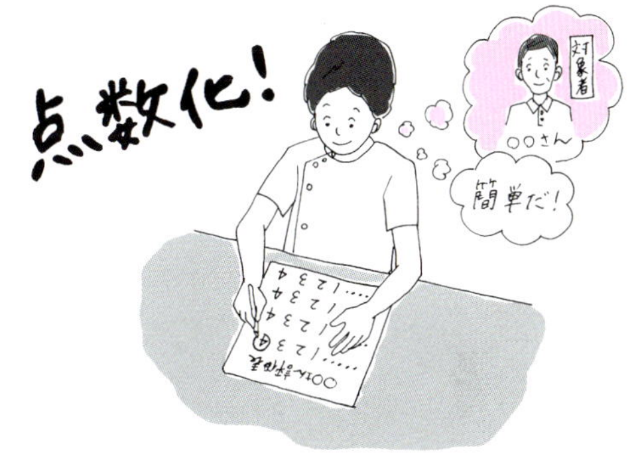

量的評価

⑫ 質的評価

行動観察や会話の内容などを自由記述する評価です．治療者の観察力や考察力によって評価の精度が変化するという欠点があります．評価技術を高めればより深い対象者理解につながります．毎回の評価に使用します．

質的評価は絶対的評価だけでなく，個人内評価で変化をしっかり評価することが大切です．

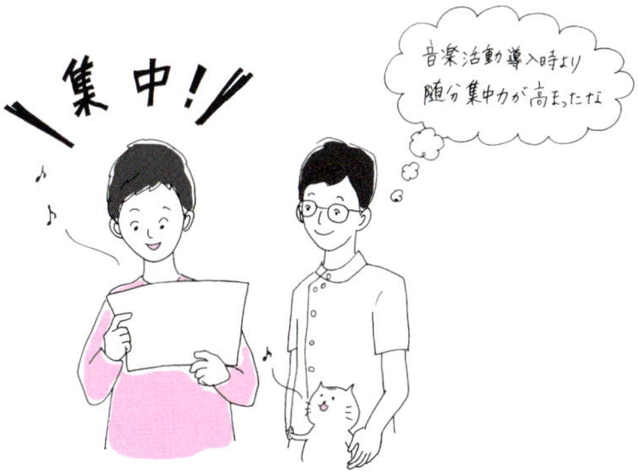

質的評価

2. 情報収集

① カルテより

カルテ（診療録）から得られる情報は，事前に確認しておきます（表 11-1）.

表 11-1　カルテから入手する情報の例

基本情報	生年月日（年齢），家族構成，生育歴，教育歴，職歴，趣味，性格など
医学情報	診断名，現病歴，主訴，ディマンド，治療方針，治療内容，検査結果，リスク管理など
記録関係	医師記録，看護記録，理学・作業・言語療法記録など

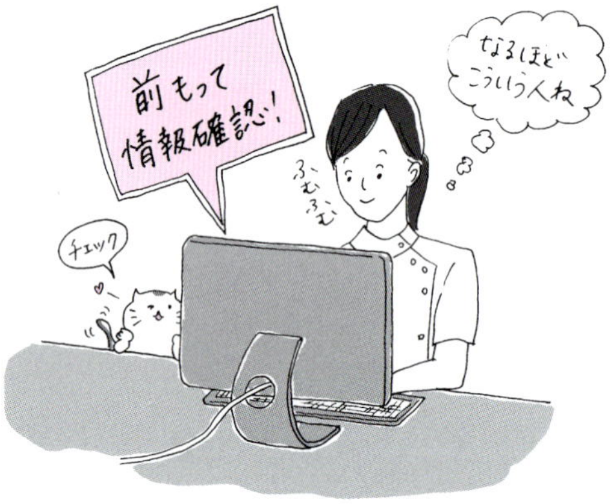
前もって
情報確認!
なるほど
こういう人ね
ふむふむ
チェック

② 本人，家族より

音楽活動に関係する情報はカルテに記載がないことが多いので，直接尋ねます．身体面や心理面の情報はカルテからだけでなく，直接本人に会って確認することが大切です．その際，聴取からだけでなく，聴力や心理面などは観察による情報収集も可能です（表 11-2）.

表 11-2　本人，家族から入手する情報の例

音楽関係	好きな音楽，嫌いな音楽，音楽歴，経験のある楽器，音楽活動への意欲・関心，音楽活動でやってみたいことなど
身体面	視力，聴力，運動制限の有無と部位，痛みの有無と部位など
心理面	対人緊張の有無，不安の有無と内容，気分など

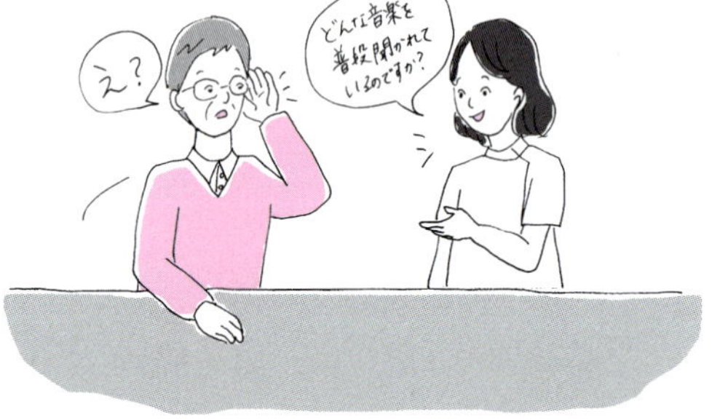
え?
どんな音楽を
普段聞かれて
いるのですか?

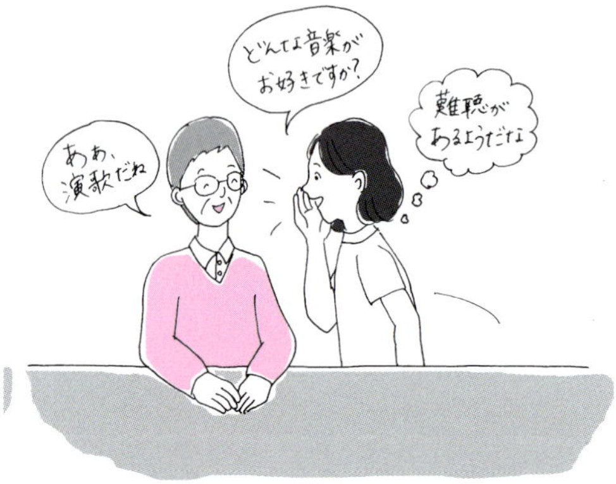
どんな音楽が
お好きですか?
ああ，
演歌だね
難聴が
あるようだな

③ 他職種より

カルテから得られる情報もあります．詳細や疑問点は直接尋ねるほうがよいでしょう（表 11-3）．

表 11-3　他職種から入手する情報の例

医師	現在の問題点，治療方針，音楽活動の目的，注意事項，チームとしての統一した対応，診察記録など
看護師	病棟での過ごし方，現在の問題点，看護方針，注意事項，看護記録など
理学療法士	心身機能の状態，現在の問題点，理学療法の目的，プログラム内容，理学療法での状況など
作業療法士	心身機能の状態，現在の問題点，作業療法の目的，プログラム内容，作業療法での状況など
言語聴覚士	言語機能の状態，嚥下機能の状態，現在の問題点，言語療法の目的，言語療法での状況など
介護職員	日常生活の状況，現在の問題点，援助方針，援助内容など

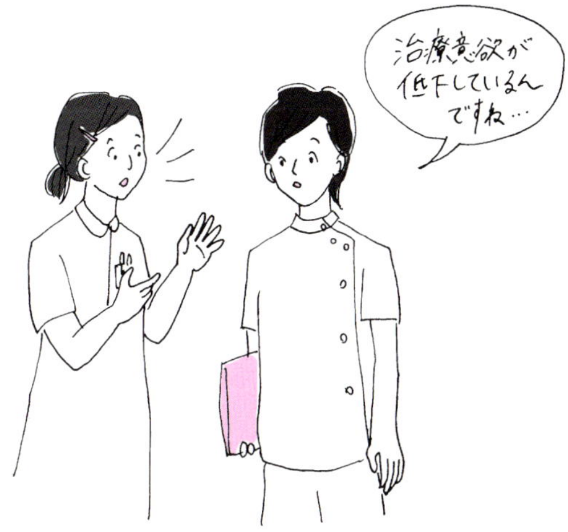

他職種からの情報収集

3. 評価表

① 評価表の用い方

1カ月に1度（回復期），3カ月・半年・1年に1度（維持期・社会適応期）など定期的に行う定期評価では短時間で包括的に評価できる評価表を用います．既成の評価表を用いても，対象者に合わせて自分で作成しても構いません．作成する場合は表の例を参考に適宜変更して使用してください（**表11-4**）．

表11-4　音楽活動評価表の一例

氏　名	
評価日	年　月　日
評価対象月	年　月
参加プログラム	
音楽活動の目的	① ② ③
短期目標	① ② ③
目標達成度	①　0　1　2　3 ②　0　1　2　3 ③　0　1　2　3
参加率	0　1　2　3
活動意欲	0　1　2　3
活動遂行	0　1　2　3

状況理解	0　1　2　3
情緒安定	0　1　2　3
対人交流	0　1　2　3
社会性	0　1　2　3
現在の状況・変化点・今後の計画など 評価者：	
0：問題なし / 十分 1：軽度問題あり / ほぼ十分 2：中等度問題あり / やや不十分 3：重度問題あり / 不十分	

電子カルテでは，数値を選択ボタンで回答できるようにします．

4. 観察

① 観察時の留意点

評価の中心は観察です．観察力をつけることが評価の第一歩です．リスク管理の点でも，観察によっていち早く異常に気づくことは重要です．

観察とは，物事の真の姿を間違いなく理解しようとよく見ることです（広辞苑より）．自分の考えは入れずに観察された事実のみを記載します．

観察した結果から，活動遂行状況，気になる言動，いつもと違う表情や言動など，ポイントを簡潔な文章にまとめます（**表 11-5**）．

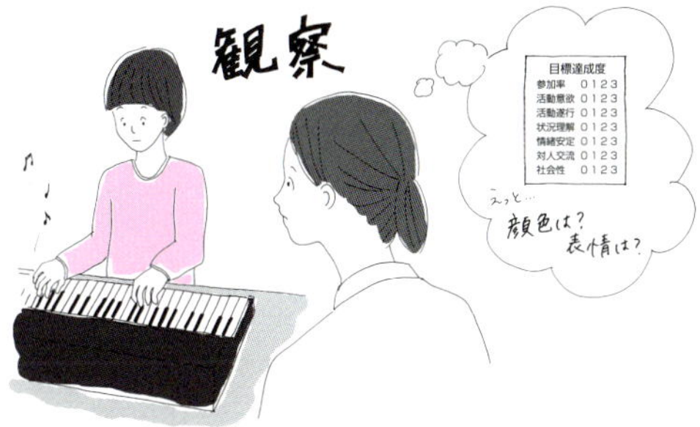

② 観察項目

慣れるまでは，ウォッチングリスト（章末付表を参照）を確認して活動に臨み，セッション終了後にリストをチェックすると，観察力を高める練習になります．

表 11-5　観察項目の例

外観	服装，体型，顔色，整髪，化粧，ひげ，など
表情	笑顔，不穏，不安，緊張，生き生き，抑うつ，苦痛，硬い，眠そう，伏し目，うつろ，無表情，など
気分	安定，抑うつ，躁，高揚，易怒的，イライラ，など
注意集中	高い，低い，持続的，散漫，転導的，○分程度，など
参加意欲	積極的，消極的，自発的，受け身的など
コミュニケーション	挨拶，会話の内容，会話の量，声の大きさ，アイコンタクト，積極性，自発性，他者への関心，など
集団内行動	・リーダー，協力者，傍観者など ・適応，順応，無視，拒否，支配，個人依存，作業依存など ・集団への関心，集団との距離，など
運動機能	四肢・手・手指の動き，体幹の動き，粗大な動き，緻密な動き，運動の速さ，バランス，など
認知機能	言語認知，身体認知，空間認知，文字認知，メタ認知，など
音楽遂行機能	音楽への関心，声・音の大きさ，身体表現の大きさ，動作の正確さ，テンポ・リズムの取り方，歌詞の読み方，楽器の操作，演奏の仕方，音楽の表現力，など

5. 考察

① 考察時の留意点

観察された現象に対して，一般論や慣習的な思考パターンで考察しないことが大切です．一人ひとり異なる背景や特徴を持っています．誰にでも適用される考察ではなく，その人について考えてください．

考察を記録する際は適切な専門用語を使用します．

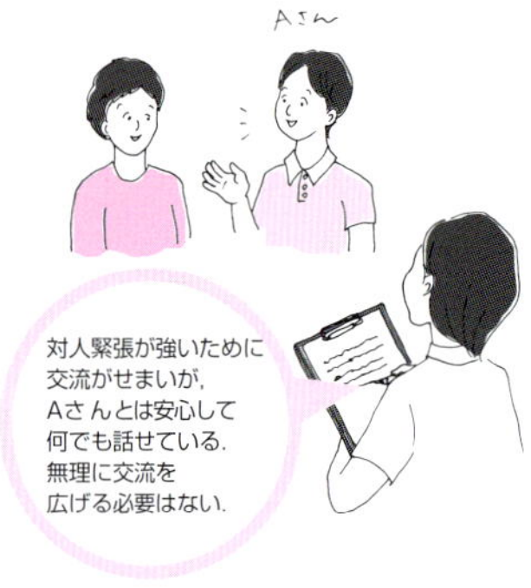

Aさん
対人緊張が強いために交流がせまいが，Aさんとは安心して何でも話せている．無理に交流を広げる必要はない．

② 考察のポイント

1）観察結果の原因

観察された現象に対して，その現象が現れた背景を探り原因を考えます．

原因は，活動面（音楽活動あるいは音楽そのもの，活動内での対人交流など），身体面，精神面（知的機能も含む），環境面（サポート体制，対人関係など），生活面（生活リズムの乱れなど主に生活管理能力など）から探ります．

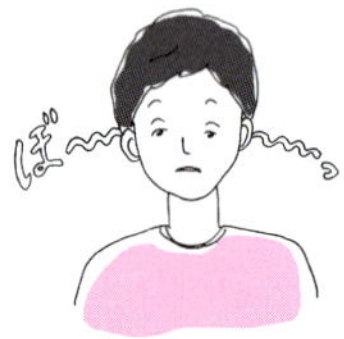

― 考察の良い例 ―

〈観察〉始終眠そうな表情
〈考察〉睡眠障害が考えられる．
副作用か睡眠薬の持ち越し効果によるものか．それとも退院を控えての不安による不眠か．

― 考察の悪い例 ―

〈観察〉始終眠そうな表情
〈考察〉眠いのではないかと考える．
睡眠不足なのかと考える．

2）対象者の思い

対象者の言動から，その奥にどのような思い，ナラティブが隠されているのかを考えます．③で挙げた原因に対する対象者の思いについても考えます．

3）スタッフの対応

1）と2）から直近の計画や関わり方を考えます．関わり方は，治療的か（対象者の利益となるか，ストレスを与えないか），対象者のニーズに沿っているか，対象者が楽になるか，対象者の意欲を引き出せるか，などから判断します．

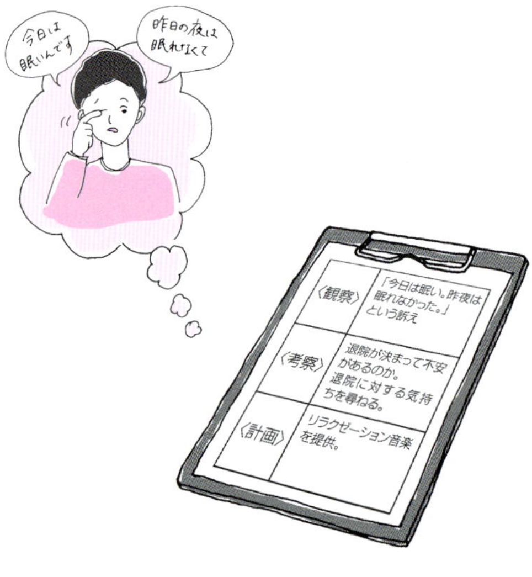

今日は眠いんです
昨日の夜は眠れなくて
〈観察〉
「今日は眠い。昨夜は眠れなかった。」という訴え
〈考察〉
退院が決まって不安があるのか。退院に対する気持ちを尋ねる。
〈計画〉
リラクゼーション音楽を提供。

6. 評価のまとめと焦点化

① 評価のまとめ

略式では評価のまとめは省略してもかまいません．しかし，慣れないうちは次に述べる図にまとめたほうが，②の焦点化を抽出する作業が容易にできます．

査定／初期評価で行った評価は ICF（国際生活機能分類）の概念に沿ってまとめます（**図 11-1**「評価のまとめ」参照）．ICF では，肯定的側面と否定的を同等に評価するという特徴があり，対象者を知るうえでとても重要なことです．完璧に書く必要はありません．項目の境界も気にせず，評価したことがどこかに入っていれば結構です．個人因子以外は Positive と Negative に分けて記載します．音楽活動に関係した評価はしっかり記載しましょう（**表 11-6**）．

表 11-6　ICF 概念に沿った評価のカテゴリーと内容

健康状態	変調，疾患
心身機能・身体構造	心身機能：身体，精神，内臓，視覚・聴覚の働き 身体構造：手足の一部など身体の部分的構造
活動	セルフケア：ADL，睡眠，起居・移動，装具・自助具の使用 生活管理：金銭，時間，物品，安全，健康，服薬などの管理 活動遂行：音楽遂行機能，仕事，家事・育児，趣味などの遂行機能 対人関係：集団内行動，相互交流などの対人機能 コミュニケーション：挨拶，応答，意思表示，会話理解
参加	コミュニティライフ，社会生活，日常生活に関係する参加意志・意欲
環境因子	交通機関，公共機関，住居など生活環境 家族，友人などの人的環境 生活に関連するサービス，保障・社会制度など社会環境
個人因子	性別，趣味，特技，生育歴，学歴，職歴，現病歴，治療歴，国籍，人種，使用言語など個人の特性因子

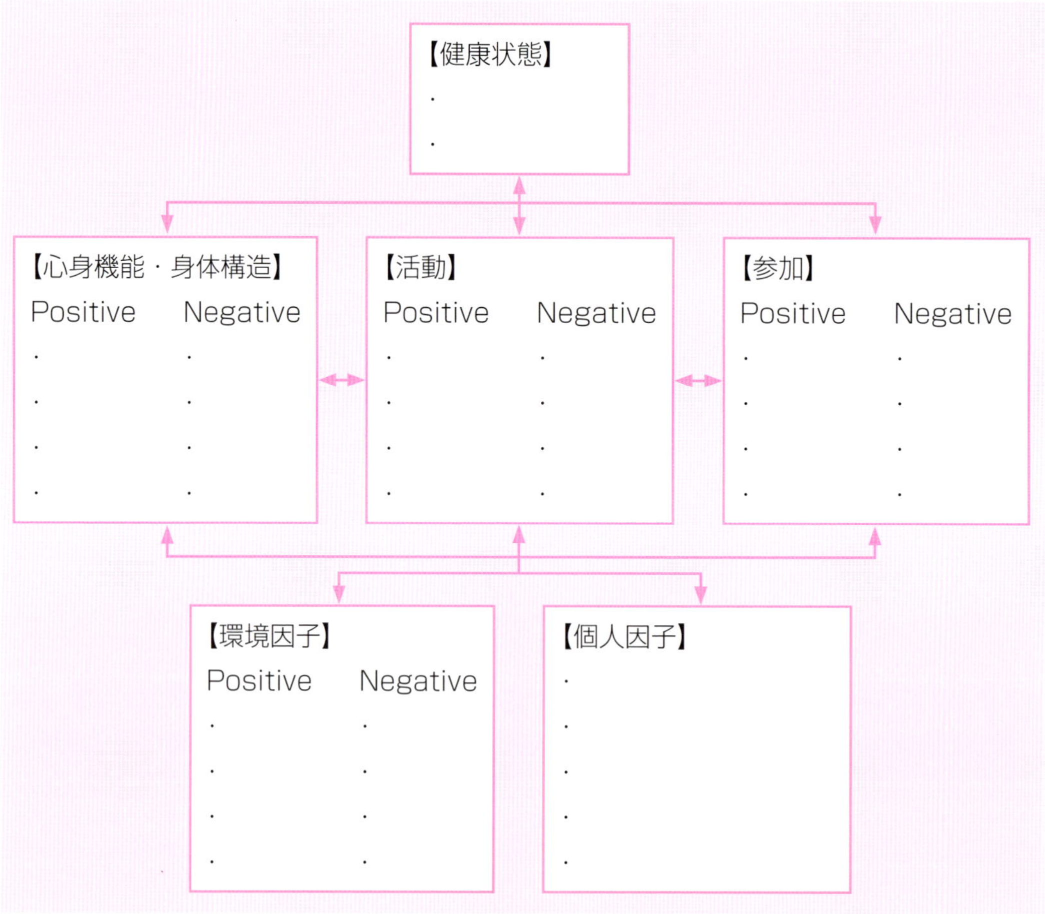

図 11-1　ICF 概念に沿った評価のまとめ

② 焦点化

評価のまとめで挙げた項目の中から，特に音楽活動でアプローチが可能な項目を抽出することを「焦点化」といいます．自分の対応能力に合わせて，2～3 個程度抽出します．

焦点化は計画を考えるうえで最も重要な箇所です．焦点化項目から目的や目標を設定し，活動内容を考えます．評価時も焦点化項目について忘れないように評価します．

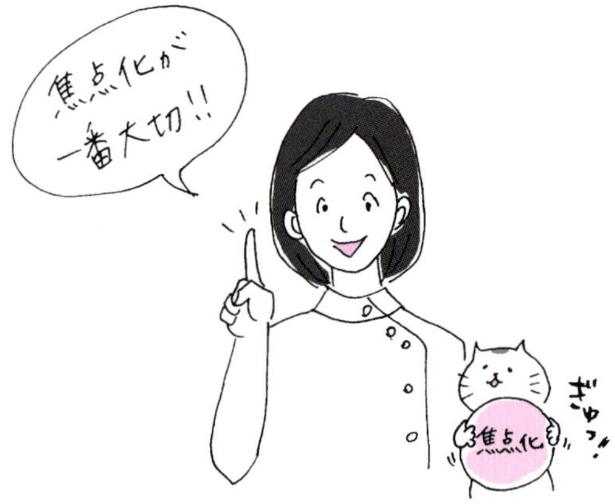

7. 目的と目標設定

① 目的と目標の違い

目的：活動や行為の目指すところ

目標：目的を達成するために設けためあて

つまり，目的がまずあって，その下位に目標がきます．

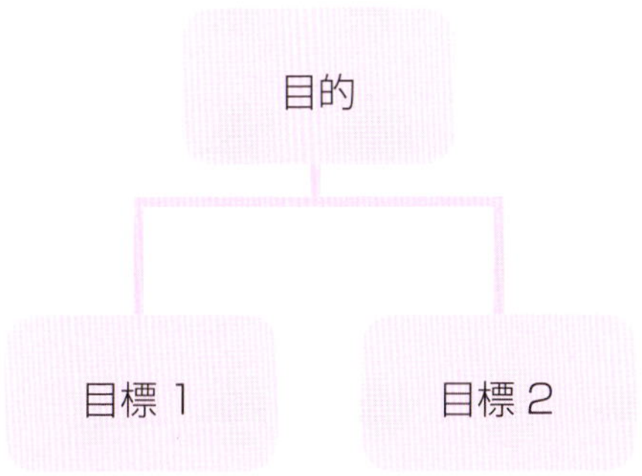

② 目的のタイプ

音楽活動の導入に際しては，何のための音楽活動かを明確にしたうえで，対象者ごとに音楽活動の目的を設定します．個人の目的は焦点化項目と一致させます．集団音楽活動の場合は集団の目的も決めます．

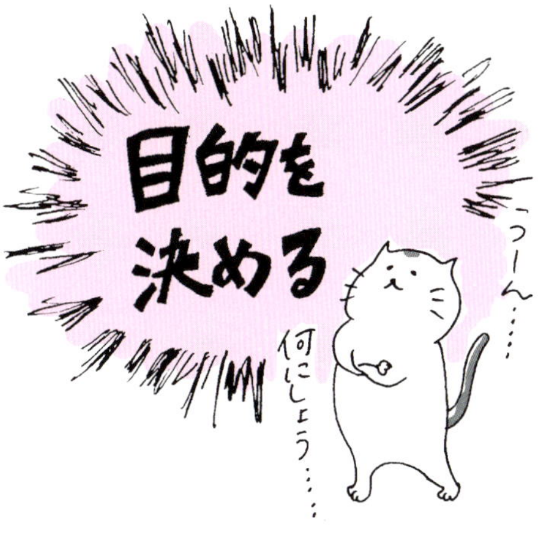
目的を
決める
う〜ん……
何にしよう……

③ 目的設定時の留意点

対象者は「主体的な存在」です．目的をスタッフが一方的に決めるのはよくありません．本人の希望や訴えを聞いたうえで，客観的情報と対象者の主観的要望の両面から考えます．

ただし，レクリエーション的音楽活動などでは楽しむことが最優先されます．スタッフ側の目的（たとえば社会性の向上や対人スキルの向上など）を本人に伝えないほうがよい場合もあります．

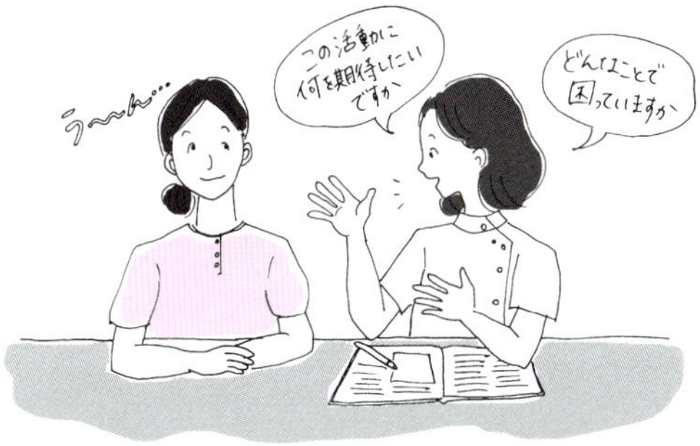
う〜ん…
この活動に何を期待したいですか
どんなことで困っていますか

目的の設定時は対象者の気持ちを尊重する

④ 目的の例

下記の表を参考にしてください（表 11-7）.

表 11-7　目的の例

身体機能	身体耐久性の向上，上肢・下肢筋力の増強，関節可動域の拡大，手指の巧緻性の改善，上肢・下肢の粗大運動，目と手の協調性改善，姿勢保持，立位・座位バランスの改善，心肺機能の改善，持久力の改善，発声機能の改善，嚥下機能の改善など
精神機能	認知機能の改善，注意集中力の改善，ストレス発散，不安の軽減，楽しむ体験，気分転換，活動性の改善，意欲の改善，リラクセーション，離床，回想など
社会機能	活動参加，コミュニケーションの促進，対人技能の向上，集団適応，協調性の向上，社会性の向上など
音楽遂行機能	演奏（歌唱，個別の楽器名）への導入，演奏技術の向上，リズム感の育成，同時複数課題（歌唱とリズム打ちなど）の達成，周囲の音への関心，音楽による自己表現，音楽行為（ミュージッキング）の体験など

⑤ 目標設定時の留意点

焦点化で挙げた項目（＝目的）を達成するための目標を考えます．継続した評価によって随時目標を変更したり，達成できた目標は新しい目標に更新していきます．

目標設定に当たっては，短期間で達成が可能なこと，目標が達成できたかどうかが明確にわかる具体的な目標であることが重要です．数値化できるものは数値化します．

可能ならば対象者と一緒に目標を考え，共有します．

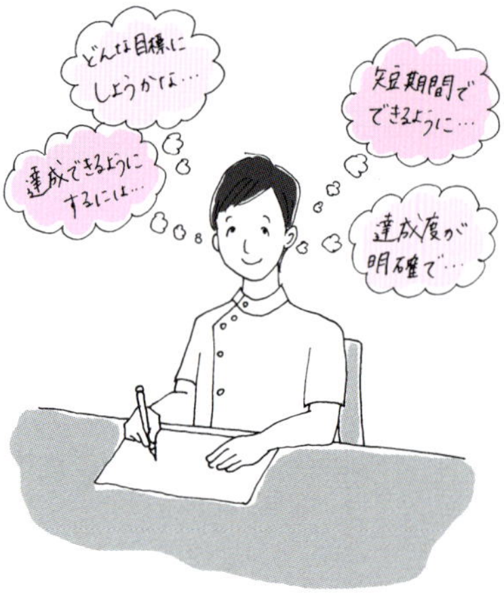
どんな目標にしようかな…
短期間でできるように…
達成できるようにするには…
達成度が明確で…

⑥ 目標の例

下記の表を参考にして下さい（表 11-8）.

表 11-8　目標の例

• 毎回セッションに参加することができる．好きな演歌を歌うことを動機づけにする．
• 体調の悪いときは参加を断ることができる．
• 1 セッションで 2 回以上自発的な言語的コミュニケーションをもつことができる．
• 歌いながら簡単な両手のリズム運動をすることができる．

8. 経過記録

① 記録の目的

カルテへの記載は，単なる記録だけではなく，チームで情報を共有するためにも必要です．

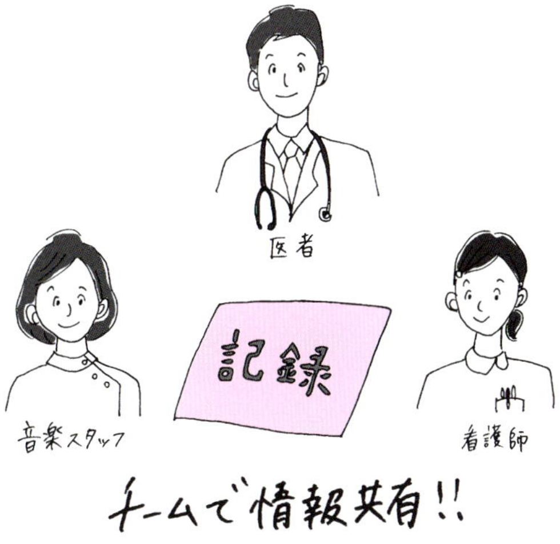

② 記録時の留意点

最近では患者や家族から開示請求があれば応じなければいけなくなりました．治療に直接関係のない対象者のプライバシーや性格などについては書かないようにします．守秘義務の観点から，対象者以外の個人名は記載してはいけません．

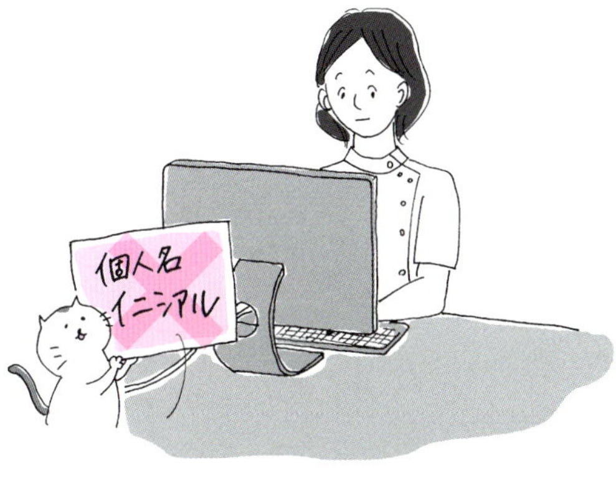

③ SOAP 記録

カルテへの記録は SOAP が一般的です．SOAP は POS（problem-oriented system 問題志向型システム）による診療録の記載方法で，4 項目に分けて記載します．SOAP を採用していない職場でも，SOAP の順序で文章化すると整理しやすく便利です（表 11-9）．

④ SOAP の記載例

下記の表を参考にして下さい．

S：	一きょうはいつもの元気がないですね．なんだか今朝から少し体がだるくて…．
O：	同室患者と共に来室．倦怠感の訴えあり．活気のない表情で，好きな歌唱時にも普段のような大きな声で歌うことはない．ときおり外を見てぼんやりしている．早めの帰棟を促したが最後まで参加．
A：	集中力，持続力の低下が認められる．単なる体調不良なのか，あるいは何か体調不良を引き起こすようなストレス要因があったのか？　最後までいたのは，一緒に参加した同室患者への気遣いか？
P：	病棟に状況を報告．看護師より情報入手．次回も体調に注意すること

表 11-9　SOAP

Subjective：主観的データ	対象者の訴え，会話をそのまま記載します．対象者のナラティブ（語り）が表れる重要な部分です．当事者の立場になって考えるためのヒントがここにあります．
Objective：客観的データ	観察された現象を，考察を交えずに事実のみ記載します．リウマチの痛み，不安，抑うつ気分などは，患者の訴えだけでは程度が把握できません．「最も悪い時を 10 とした場合，今はどのくらいですか」などと質問して，数値化するとよいでしょう．
Assessment：得られたデータの分析，解釈，評価	S と O に記載されたことについて考察します．毎回の評価の重要な部分です．S や O にないことをいきなりここで述べてはいけません．
Plan：当面の援助（治療）計画	ここでの計画は，長期計画ではなく，当面のあるいはすぐ行う必要のある計画について記載します．

9. 評価の限界と評価をしない意義

① 音楽活動を評価することの限界

音楽のように個々の文化（好みや価値観）が強く反映されるものは，標準がないためにどのような評価方法を用いても有効範囲が限られてきます．音楽活動の評価を行う際は，こうした評価の限界を心に留めておく必要があります．

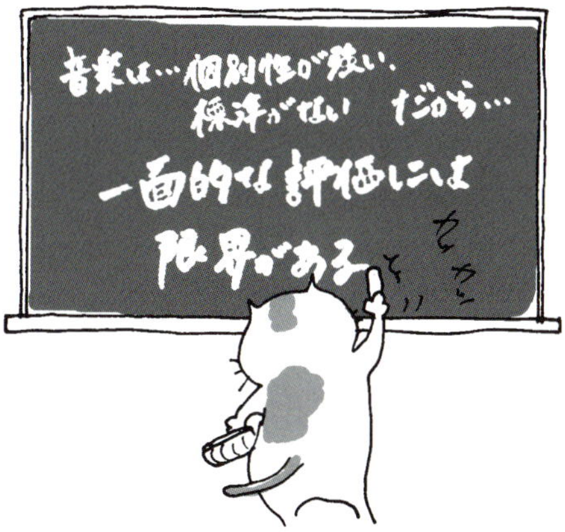

② 音楽活動の評価の限界例

【事例 1】

ある病院のセッションでは，いつも歌謡曲や唱歌を歌っていました．A さんは，まったく興味を示さず集中力も続かず，部屋を出たり入ったりして落ち着きませんでした．しかしある日ミュージカル鑑賞をしたところ，強い関心を示し，最後まで集中力高く聴くことができました．もしもミュージカルを鑑賞する機会がなかったら，A さんは「音楽に興味が無い人」という評価をされていたかもしれません．

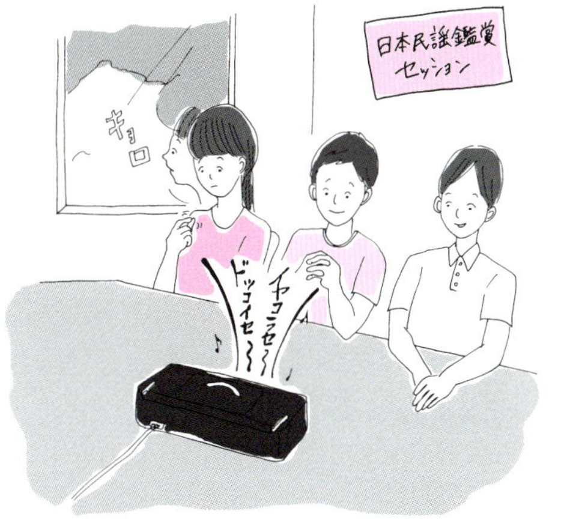

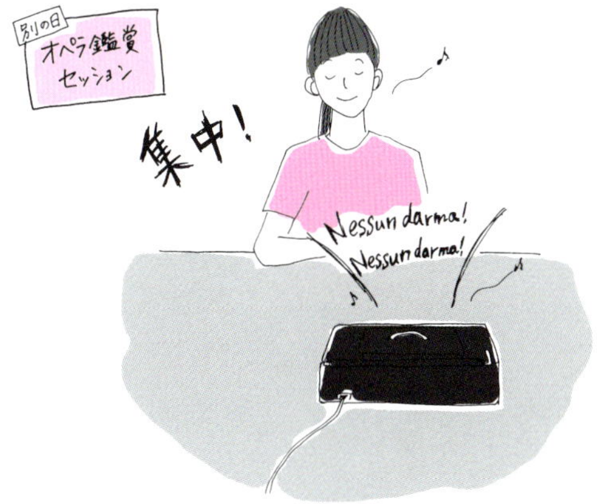

【事例 2】

音楽スタッフの B さんは，クラシックやポップスは好きでしたが演歌は嫌いでした．活動で取り上げる曲もついつい演歌は避けてしまいます．参加者たちは音楽活動の時間を楽しみにはしていましたが，熱心に意欲的に歌うというほどではありませんでした．ある日病欠した B さんの代わりにスタッフの C さんがやってきました．ピアノの弾けない C さんは演歌の CD を用意してきて，それに合わせてみんなで歌うことになりました．中高年の多かった参加者たちは，いつもより大きな声で目を輝かせて歌っていました．

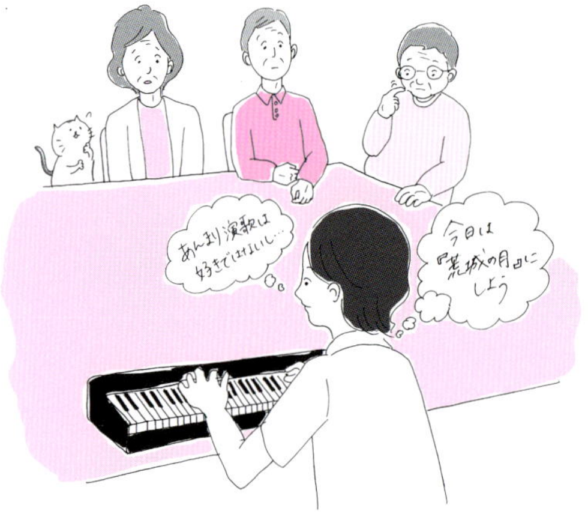
あんまり演歌は好きではないし…
今日は『荒城の月』にしよう

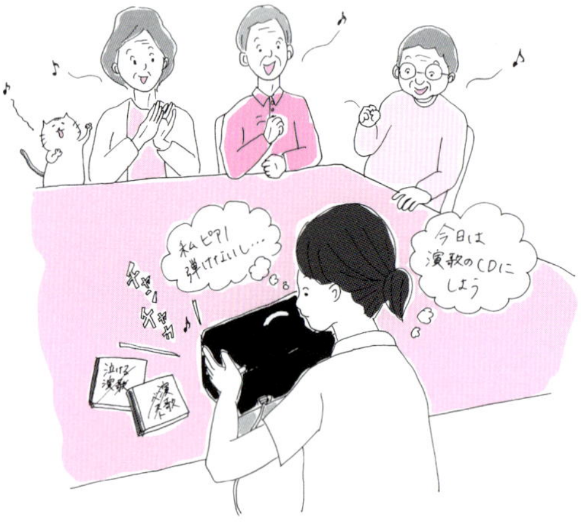
私ピアノ弾けないし…
今日は演歌のCDにしよう

③ 評価の対象外の音楽活動

目的として設定しても評価をあえてしないという選択肢もあります．たとえば自己表現を目的とする音楽活動，音楽行為（ミュージッキング）自体を目的とする音楽活動では，前述したような評価方法は適用できませんし，あまり意味がありません．

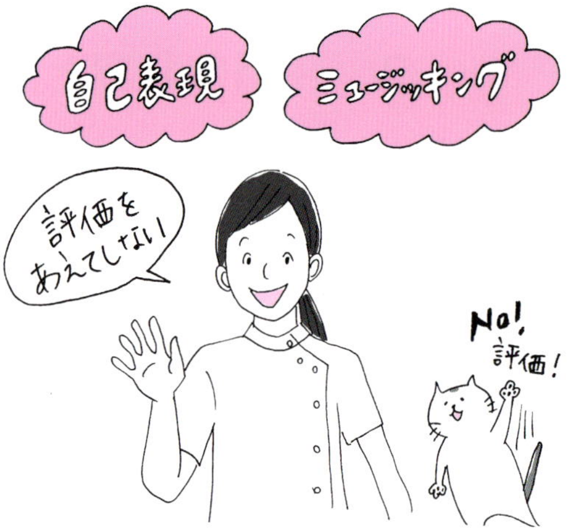
自己表現
ミュージッキング
評価をあえてしない
No! 評価！

④ 評価をしない意義

治療的な目的を設けず音楽体験そのものを重視する音楽活動，たとえばコミュニティー音楽療法やソングライティングでは，評価する人評価される人という関係は必要ありませんし有効でもありません．ともに音楽するという共有体験，あるいは音楽を作り上げていく体験そのものに意味があるのです．

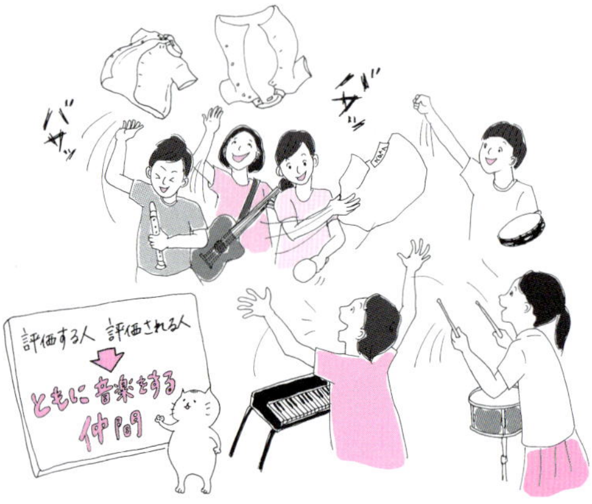
評価する人 評価される人
ともに音楽をする仲間

表 11-10　ウォッチングリスト

チェック項目	選択肢
外観	服装：きちんとしている，おしゃれ，普通，不潔，だらしない，他（　　　） 体型：中肉中背，肥満，やせ，他（　　　） 顔色：良好，紅潮，青白い，つやがない，他（　　　） 整髪：整っている，清潔，乱れている，不潔，他（　　　） 化粧：なし，普通，控えめ，濃い，他（　　　） ひげ：剃っている，手入れしている，無精ひげ，他（　　　）
表情	笑顔，生き生き，明るい，眠そう，不穏，不安，緊張，抑うつ，苦痛，硬い，伏し目，うつろ，無表情，他（　　　）
気分	安定，抑うつ，躁，高揚，易怒的，イライラ，他（　　　）
注意集中	高い，持続的，散漫，転導的，（　　）分程度，他（　　　）
参加意欲	高い，普通，低い，他（　　　）
コミュニケーション	挨拶：自発的，特定の人にのみ，返すのみ，他（　　　） 会話の内容：適切，ほぼ適切，不適切，他（　　　） 会話の量：適切，多い，少ない，なし，他（　　　） 声の大きさ：適切，大きい，小さい，他（　　　） 積極性：積極的，自発的，普通，消極的，受け身的，他（　　　） 他者への関心：高い，普通，低い，他（　　　） 他者との距離：適切，遠い，近い，他（　　　）
集団内行動	役割：リーダー，協力者，傍観者，他（　　　） 参加態度：適応，順応，無視，拒否，支配，個人依存，作業依存，他（　　　） 集団への関心：高い，普通，低い，なし，他（　　　）
運動機能	運動麻痺：なし，あり（部位　　　　），重度，中等度，軽度，他（　　　） 感覚麻痺：なし，あり（部位　　　　），重度，中等度，軽度，他（　　　） 関節可動域：制限なし，制限あり（部位　　　　）重度，中等度，軽度 運動の大きさ：緻密，普通，粗大，他（　　　） 運動の速さ：速い，普通，遅い，他（　　　） 姿勢バランス：安定，やや不安定，不安定，他（　　　） その他：振戦，ジャックナイフ現象，鉛管様現象，他（　　　）
認知機能	言語認知：十分，普通，やや不十分，不十分，他（　　　） 身体認知：十分，普通，やや不十分，不十分，他（　　　） 空間認知：十分，普通，やや不十分，不十分，他（　　　）
音楽遂行	音楽への関心：高い，普通，低い，他（　　　） 声・音の大きさ：大きい，普通，小さい，他（　　　） 身体表現の大きさ：大きい，普通，小さい，他（　　　） 動作の正確さ：正確，やや正確，不正確，他（　　　） テンポ・リズムの取り方：正確，やや正確，不正確，他（　　　） 歌詞の理解：十分，普通，やや不十分，不十分，他（　　　）

引用文献

・岡崎香奈（2001）．児童対象の音楽療法－医療現場での臨床．新しい音楽療法－実践現場よりの提言．音楽之友社，pp118-131

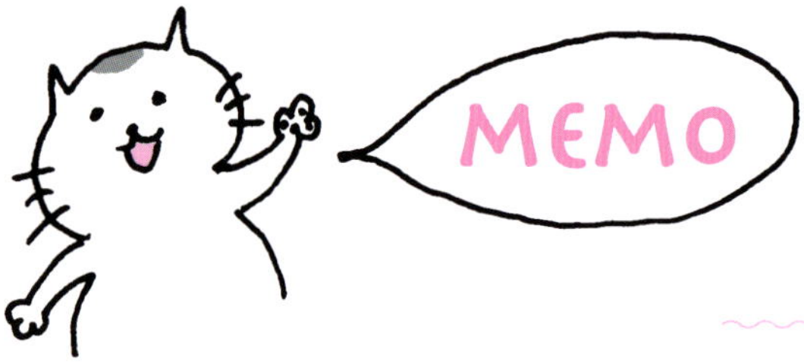
MEMO

第12章　これからの音楽活動

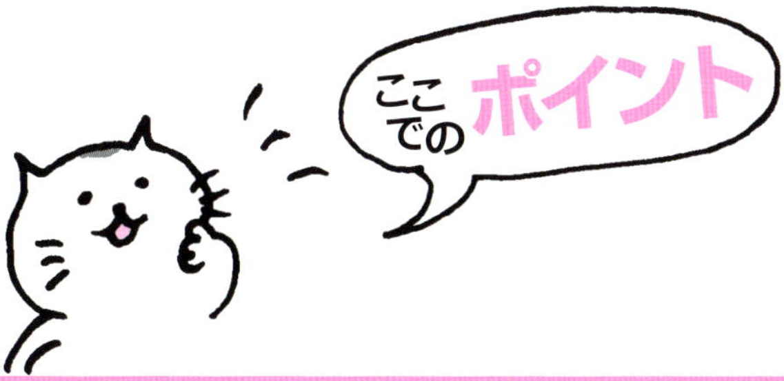

学問も実践も従来のやり方・考え方をただ踏襲するだけでは進歩がありません．もっと有効な方法はないか，もっとおもしろい方法はないかと疑問を持ち，常に新しいものを探求し，柔軟な思考で更新していくことが重要です．

ここでは，生きた素材としての音楽の可能性を探り，これからの時代の音楽活動のひとつの方向性を示します．これは従来の音楽活動を否定することではなく，さらに視野を広げていくための発想のヒントにすぎません．ここでの提案にこだわらず，各自がさらに新しい方向性を見つけ出して，音楽活動を対象者の方々と共に心から楽しんでくださることを望みます．

1. すそのを広げる

①「音楽」のすそのを広げてみる

従来の音楽活動では，クラシック，歌謡曲，童謡，唱歌などが多用されてきました．こうした音楽に加えてさらにいろいろな種類の音楽（表 12-1）を取り入れると，音楽活動の幅が広がるだけでなく，多様な好みを持った対象者の希望に合わせることができます．

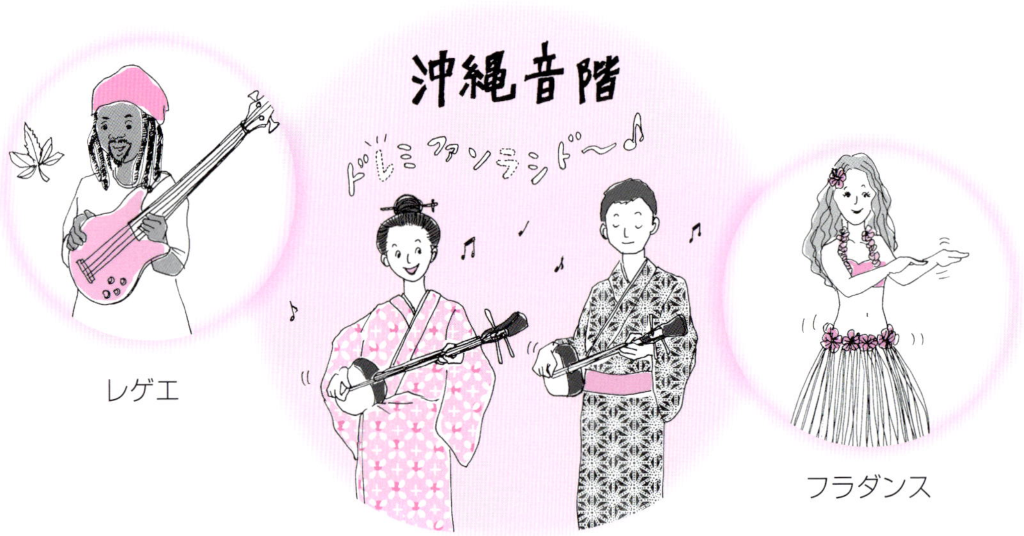
沖縄音階
ドレミファソラシド〜
レゲエ
フラダンス
沖縄民謡

表 12-1　多様な音楽の例

民族音楽	ハワイアンにのせてみんなでフラダンスを踊るなどは受け入れやすい．作業療法などで手作りしたムームーやレイを身につけると，さらにムードは高まる．サンバやルンバのリズムに合わせて踊るのも楽しい． 沖縄民謡，アイヌ民謡，津軽三味線，インドネシアのケチャ，ブルガリアン・ヴォイス，口琴，モンゴルのホーミー，レゲエなどを鑑賞して，世界の音楽お国めぐりをするのもおもしろい．映像があるとさらに楽しめる．
即興音楽	演奏技術もいらないので，楽譜の読めない人でもすぐに参加できる．自由即興だと何をやってもOKなので，受け入れられる体験につながる（「第 10 章　音楽活動で必要なちょっとした（でも重要な）音楽技術」参照）
ノイズミュージック	たとえば，マイクに口を近づけて息を当ていろいろな音を作り出す技法がある．簡単にすぐできておもしろい．
無調性音楽	みんなでわいわいがやがや，調のないでたらめなサウンドで演奏するのもおもしろい（「第 10 章」参照）．

②「音」のすそのを広げてみる

「音」も音楽ととらえると，さらにすそのは広がります．『環境音』でインターネット検索してみてください．おもしろい音に出会えることでしょう（表 12-2）.

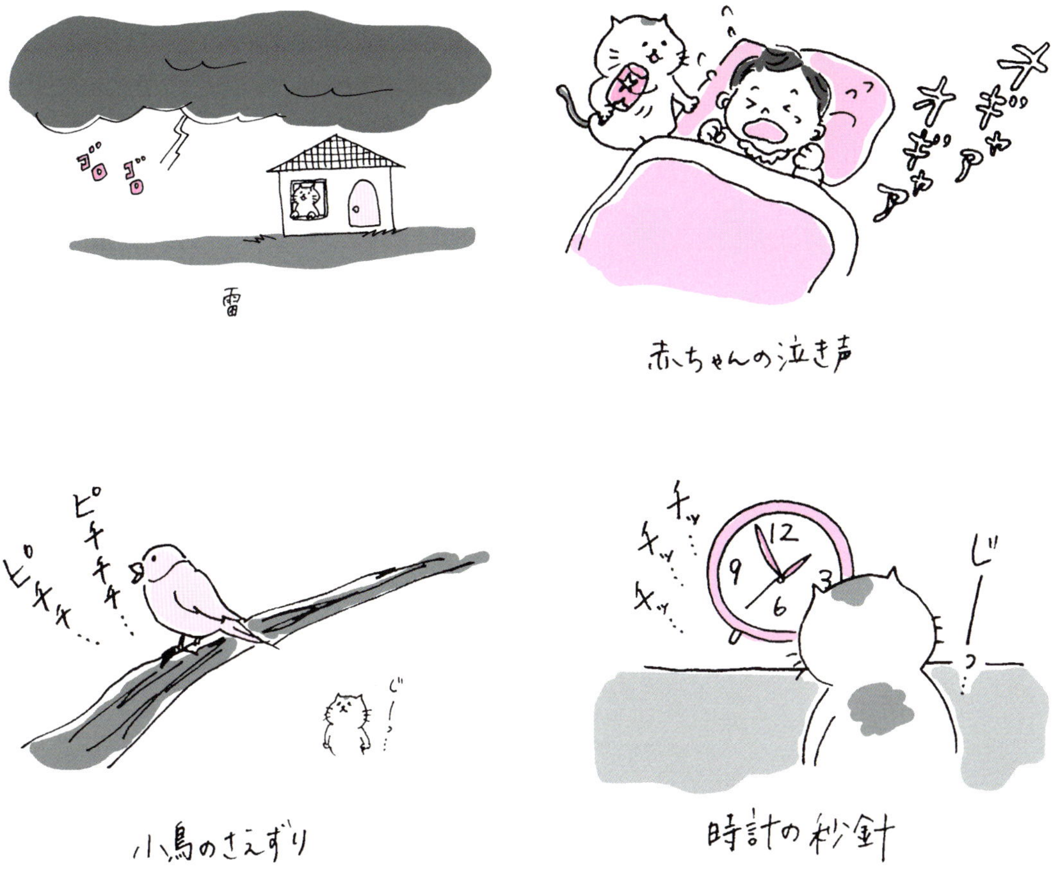

ぜーんぶ音・音楽

表 12-2　多様な音の例

自然音	雨，雷，海鳴り，小川のせせらぎなど．ヒーリング音楽として，睡眠誘導音楽としてすぐに使える．
生活音	掃除機，車，話し声，赤ちゃんの泣き声，サイレン，街の騒音，機械音など．
動物の鳴き声	小鳥のさえずり，犬の遠吠え，猫の鳴き声，イルカの鳴き声，猛獣の鳴き声，おしゃべりインコなど．
電子音	シンセサイザーなどで合成された音など
その他	無音．あえて音を鳴らさないでおくと，窓の外の音や空調の音，時計の秒針の音，隣の人の息づかいなど，普段気にも留めない音の存在に気づく．

③「楽器」「道具」のすそのを広げてみる

音楽活動で使用できる楽器は，音楽療法関連書籍で紹介されているものだけではありません．民族楽器店，おもちゃ売り場，100 円ショップは楽器の宝庫です．少しずつ増やしていくと，音楽表現の幅が広がりおもしろみが増大します．音が出るものはすべて楽器になり得ます（**表 12-3**）．

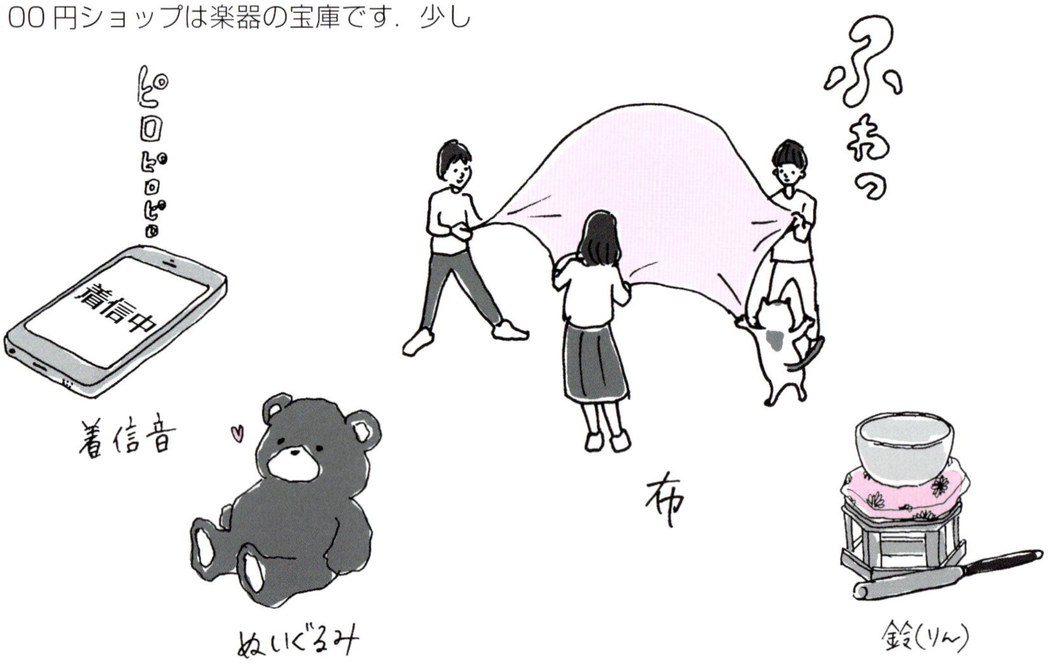

表 12-3　多様な楽器・道具の例

口笛	得意な人がいたらぜひ．
携帯電話のバイブレーター音・着信音	スピーカーで拡声して合奏に組み込む．
鈴（りん）	仏具のひとつで仏壇においてある鐘のこと．大型のものは磬子（きんす）と呼ばれる．同類のものにチベタンボールというものもある．バチで叩くだけでなく，周縁をこすると音が反響して独特の響きが生まれる．手のひらや体に載せて振動を味わうこともできる．α 波を発現させ鎮静作用があるため，瞑想などに使うと効果的．
スーパーの袋・紙	くしゃくしゃにする音でリズムを刻む．
布	色の美しい薄くて柔らかい大きな布（ミシンで縫い合わせて大きくする）を参加者たちが持って，音楽に合わせて上げたり下げたりする．身体運動が楽しく行え，布の色や動きでわくわくした気分も味わえる．
ぬいぐるみ	ぬいぐるみにはぜひ名前をつけたい．音楽に合わせて隣の人に回すだけでなく，ぬいぐるみが回ってきたら挨拶や近況報告を言ってもらう方法もある．ぬいぐるみにしゃべらせるように感想などを言ってもらうと，自己表出の苦手な人でも話しやすくなる．

④ 参加形態のすそのを広げてみる

参加の形態を広げると，より多くの対象者を音楽活動に誘うことができます（表 12-4）．

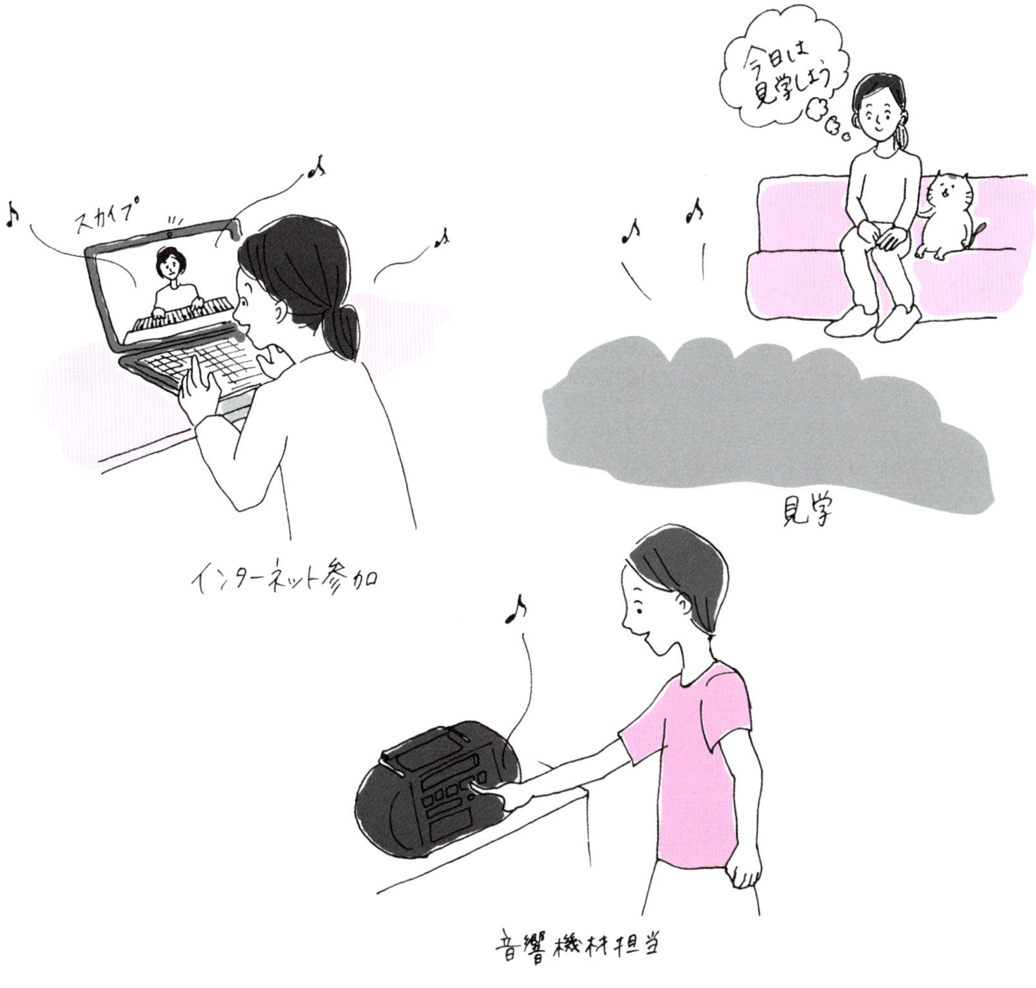

表 12-4　多様な参加形態の例

見学	活動自体に参加しなくてもよい．見ているだけで OK，その場にいるだけで OK という参加形態．こういう参加形態の保障があれば，安心して参加できる．
インターネット参加	スカイプなどを介して歌や楽器演奏に参加する形態．対人緊張が強い人，引きこもりの人，遠隔地や諸事情で通所・通院が困難な人など．
裏方	楽譜，楽器，椅子などの準備・片づけ，音響機材担当係として参加する形態．音楽活動そのものには参加しないが，集団の中に入ることが苦手な人もこうした役割をもつことで，集団への所属意識をもつことができたり，自己存在の価値を見出すことができたりする．
企画	スタッフと一緒に活動計画や企画を立てる．身体状況などで演奏での参加は困難であっても，言語表出ができればこのような形での参加も可能．

⑤ 音楽内容のすそのを広げてみる

歌唱や楽器演奏だけが音楽活動ではありません．ソングライティングや笑いヨガや自律訓練法などを音楽活動に取り入れてみることもできます（表 12-5）．

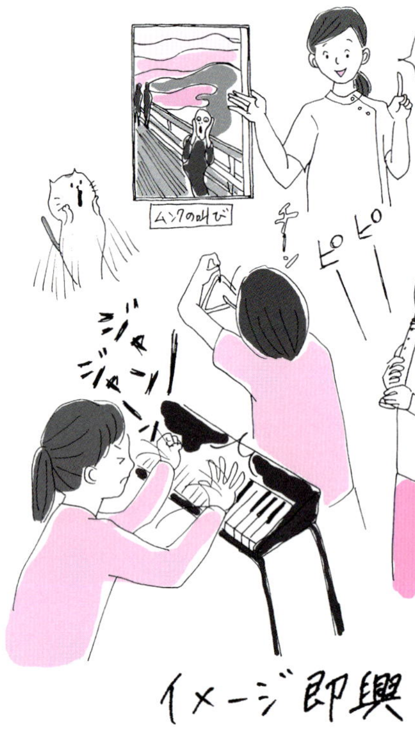

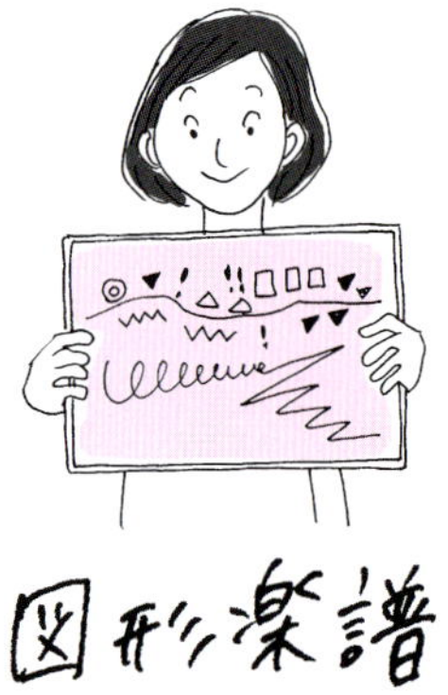

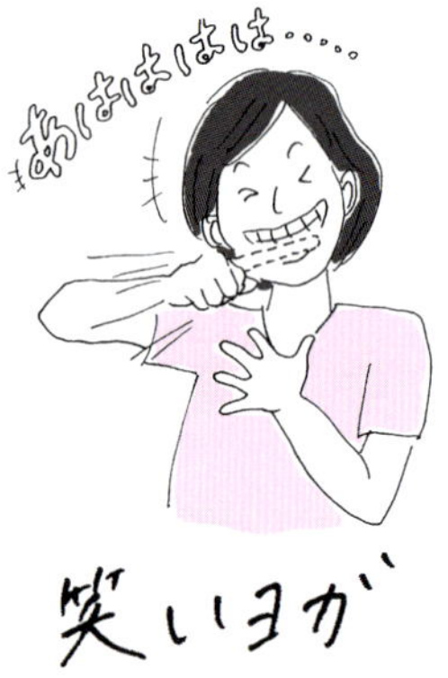

表 12-5　多様な音楽内容の例

ソングライティング	個人でも小集団でも可能．「ラーメンが食べたい」のような 1 フレーズだけ用意し，参加者で話し合いながら作詩する．慣れてきたら少しずつ長いものにしていく．スタッフが進行役になって作曲も行う．作曲が難しければラップのリズムに乗せて歌う． 既成の曲に替え歌をつけるのも楽しい．
イメージ即興	絵，写真，映像を鑑賞して，そのイメージに合わせて即興演奏する．
テーマ即興	「雨」「運動会」「夫婦げんか」など，テーマを決めて即興演奏する．
図形楽譜	色マジックや色鉛筆と紙を用意して，思いつくまま，あるいは何かをイメージして，図形や絵を描いてもらう．いきなりでは難しいので，見本を提示するとよい．できあがった図形楽譜はイメージ即興の技法で演奏する．
笑いヨガ	大笑いをしながら「歯磨き」「満員電車」などのポーズをする．各ポーズの最後には，手拍子とかけ声で盛り上がる．最後はクールダウンを行う．
自律訓練法・腹式呼吸など	ヒーリング音楽を流しながら自律訓練法や腹式呼吸，イメージングなどを行う．がん細胞をやっつけているイメージなど，対象者に合わせる．

⑥ 活動場所のすそのを広げてみる

病院や施設内からコミュニティーに出て行って音楽活動を行います．社会に開かれていることは，コミュニティーへの所属意識をもたせたり，存在が社会に承認されているという意識づけにもなり，とても重要です．また，障害者が社会参加をするのはごく普通のことであるという，社会への啓発としての意義も大きいものです．

例）学校，カフェ，ライブスタジオ，公園，路上でのコンサートやワークショップなど．

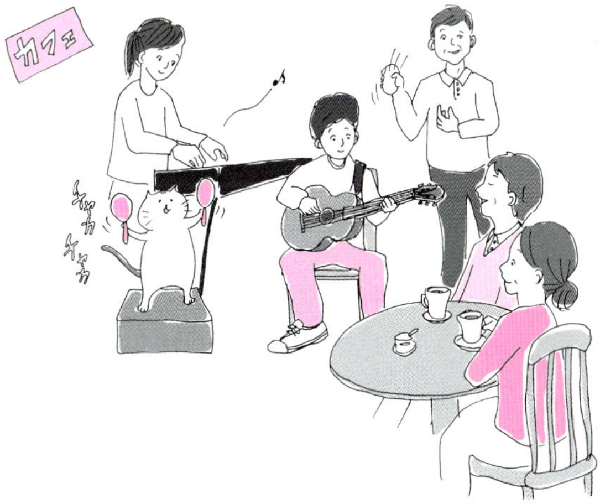

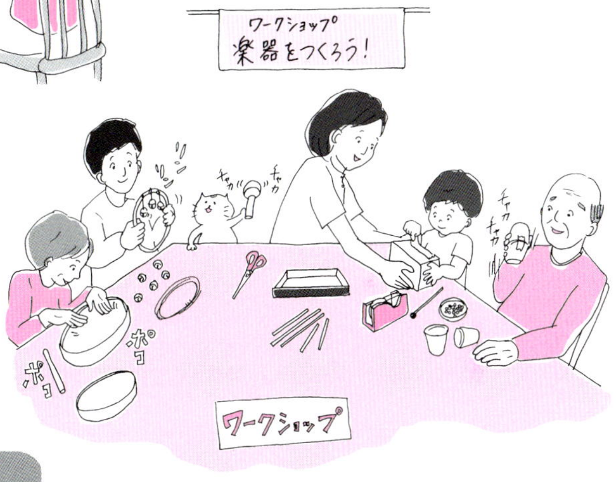

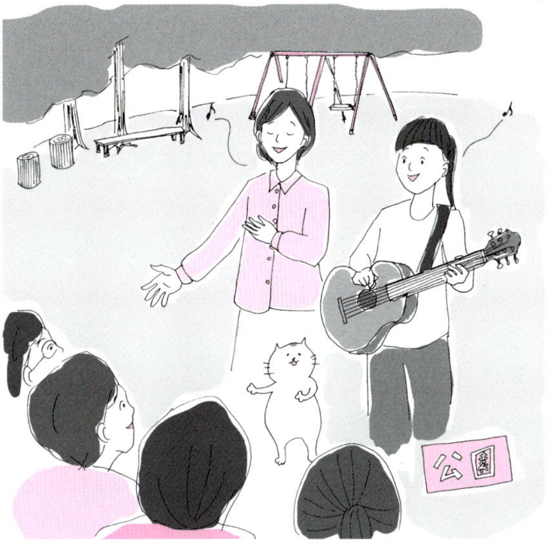

⑦ 演奏方法のすそのを広げてみる

身体的制限がある場合や身体機能改善のためにこのような工夫もできます（表12-6）.

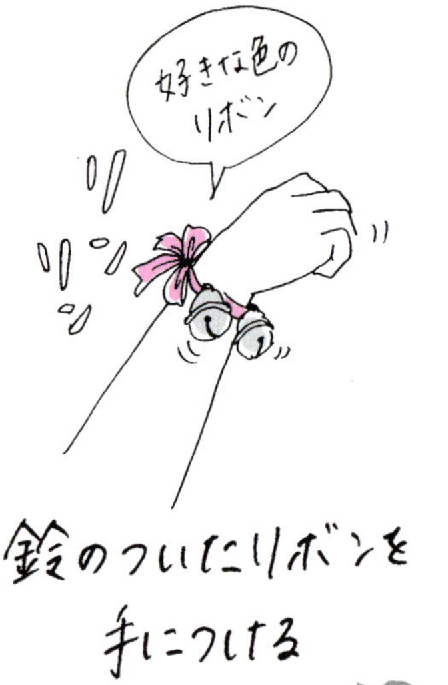
好きな色のリボン
鈴のついたリボンを手につける

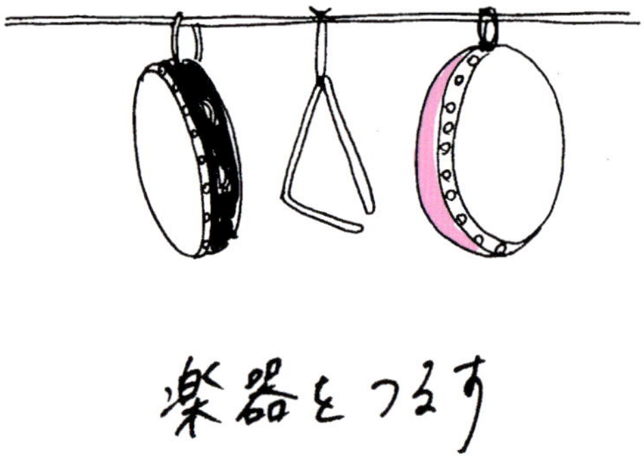

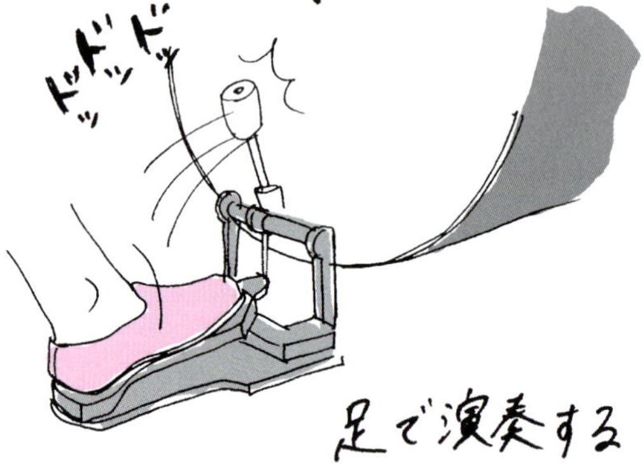

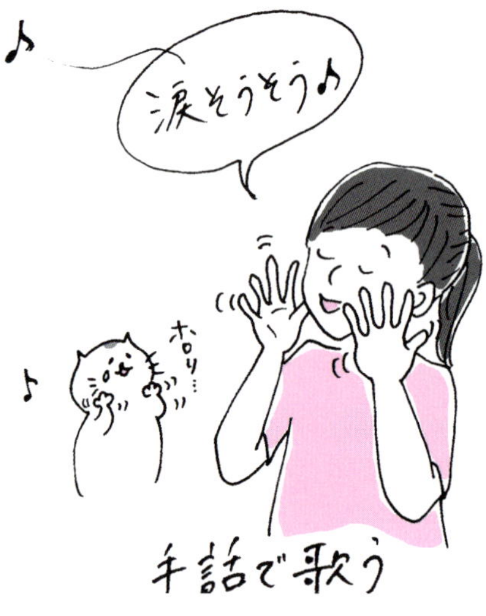

表 12-6　多様な演奏方法の例

楽器を手，腕，足にくくりつける	楽器が把持できない場合．くくりつける道具はマジックテープや把持を助ける自助具でもよいが，できればリボンなど心楽しくなるものを用いたい． 例）トーンチャイム，ハンドベル，鈴など
楽器をつるす	楽器が把持できない場合のほか，つるす位置によってはバランスの向上，関節可動域の改善などの治療目的でも利用できる．また頭上に鳴り物があると思わず興味の発現・促進となり，手を伸ばして鳴らしてみたくなる． 例）タンバリン，太鼓，トライアングル，ギロ，チャイム，カウベルなど
足で演奏する	手が使えない場合のほか，下肢の筋力強化や持久力向上などの治療目的でも利用できる． 例）タンバリン，ベースドラムなど
手話で歌う	発話や発声が不自由な場合．対象者が手話を知らない場合は，セラピストが事前に必要な箇所だけ覚えて模倣で伝える．覚えやすいところだけの部分参加でもよい．『涙そうそう』など歌詞の繰り返しが多い歌だと覚えるのも楽である．

⑧ 目的のすそのを広げてみる

集団や個人の音楽活動の目的には，心身の機能改善や生活リズムの改善，感情の発散などだけではなく，就労支援やパフォーマンスすること自体が目的となることもあります（表 12-7）．

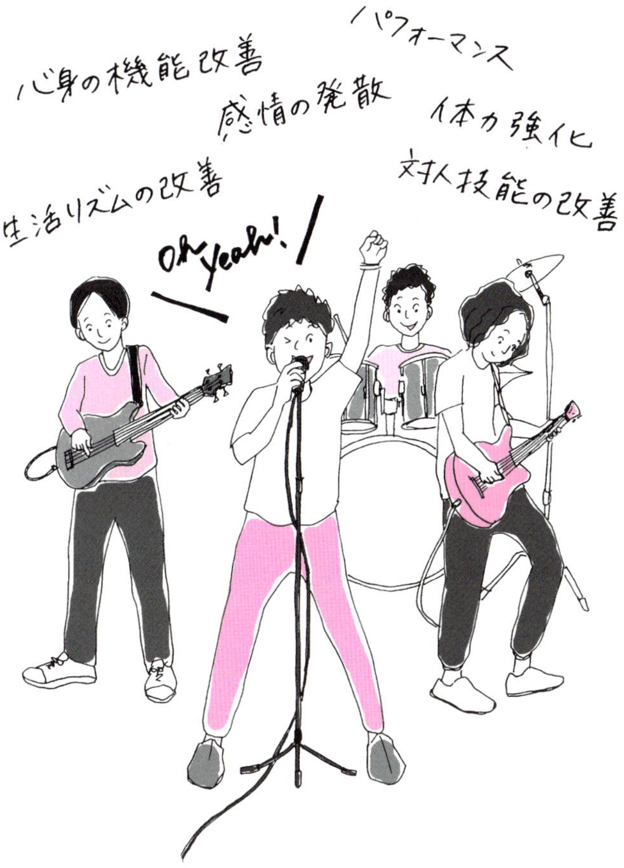

音楽活動の目的は多様

表 12-7　多様な目的の中の一例	
就労支援	音楽活動で就労支援や職場復帰支援も可能である．毎日活動に参加することで生活リズムを整え，就労に必要な基礎体力を身につけ，対人技能や社会的技能を学ぶことができる．就労後もコーラスやバンド活動などの機会を提供し，そこに所属することで，仲間同士の励まし合い，仕事によるストレスの発散，リフレッシュの機会となり，就労の継続支援にもつながる．
パフォーマンス	あえて目的は設定しない．問題解決志向ではなくパフォーマンス志向と言い換えてもよい．最初に目的を設定することによって生じる操作性をなるべく避け，人前でパフォーマンスをすることとその体験を重視することに意義をおく．音楽活動を始める前と後で何も変わらなくてもよい（改善や向上は求めない）．

⑨ 連携のすそのを広げてみる

非音楽療法士がその職種ならではの専門性を発揮して音楽活動をすることには意義があります．作業療法士ならば，肩の関節可動域制限を改善したい対象者には，トライアングルを患者に持たせず頭上につるすかもしれません．言語聴覚士ならば，音楽療法士では思いつかない発声筋の訓練のための方法を音楽活動に取り入れるかもしれません．

音楽療法士と非音楽療法士が，または非音楽療法士同士が連携して音楽活動を行うならば，お互いの弱点を補強し合い，より有意義な音楽活動を展開することができるでしょう．

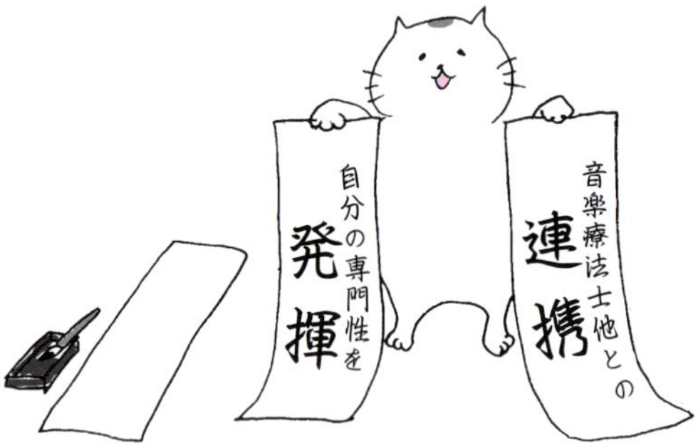

自分の専門性を
発揮
音楽療法士他との
連携

⑩ すその拡大の利点

音楽や楽器の枠をぐっと広げることによって，対象者の状態に合わせた音楽・楽器の選択肢がぐっと広がります．たとえば，既成のメロディーを楽譜どおりに演奏することが障害によって困難になったとしても，打楽器やピアノの黒鍵だけを叩く即興音楽ならば，十分演奏が可能となります．こうした経験が，楽しむ体験，達成感や自信の獲得，ひいては自己の存在肯定や障害との共生につながります．

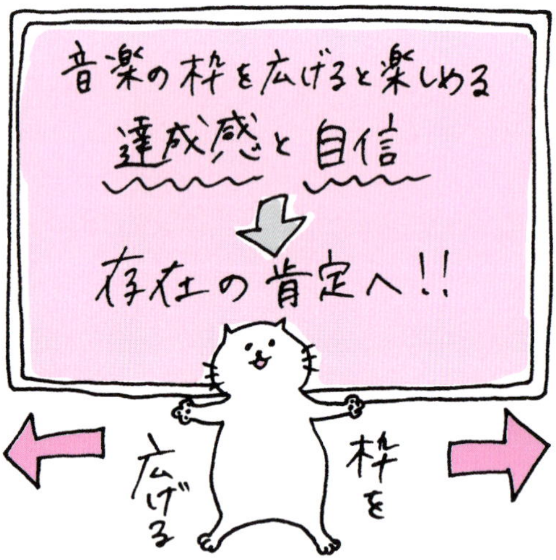

音楽の枠を広げると楽しめる
達成感と自信
存在の肯定へ!!
広げる
枠を

2. 医学モデルと社会モデル

① 医学モデル（個人モデル）

医学モデルとは，ICIDH（国際障害分類）のもとになったモデルです．障害を個人の問題として取り扱い，対象者を専門職による個別的な治療を必要とする人と捉え，個人が努力して社会に適応することで障害を克服しようと考えます．

個人モデルは主に障害学で使用されている用語で，医学モデルとほぼ同義ですので，以下医学モデルに統括します．

医学モデルの問題点として，心身の機能障害を過大視し，それによって能力低下や社会的不利が決定されてしまうかのように考える点が挙げられます．

医学的リハビリテーションなどの医学領域では医学モデルが主流です．ほとんどの音楽活動も医学モデルです．障害学からは，リハビリテーションは社会の障壁に対する関心が極端に低いという批判があります．

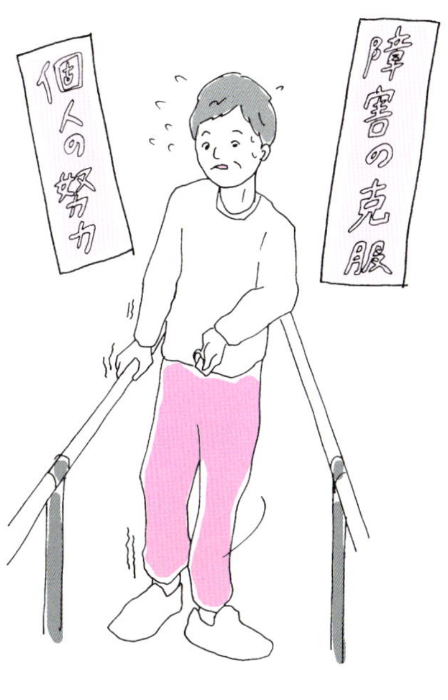

② 社会モデル

障害学ではそれまでの個人モデルに代わって社会モデルが生まれます．社会モデルは，障害を健常者中心の社会によって作られた問題と見なし，障害のある人が社会生活に完全に参加できるように環境を整備することは，社会全体の責任であると考えます．このモデルは，障害者差別という人権問題にも関係します．バリアフリーやノーマライゼーションは，この社会モデルから出た概念であり運動です．

障害学では，社会環境を無視して障害を個人の問題としてのみ取り扱われることへの強い批判があり，人々の意識や社会環境の改善に働きかけることを重要視します．

社会モデルの問題点として，社会参加と環境因子を過大視する点が挙げられます．

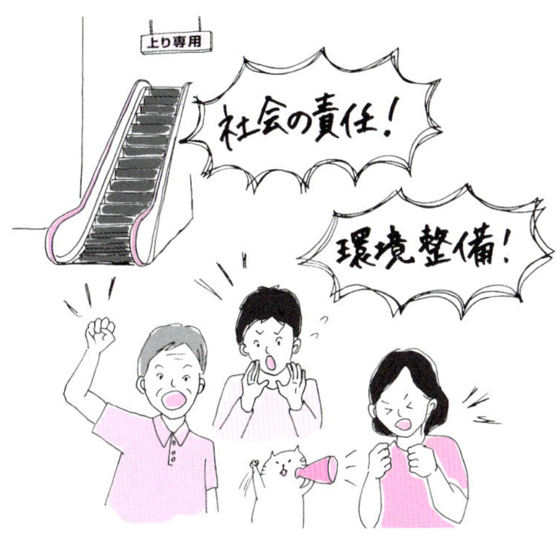

③ 医学モデルから社会モデルへ

近年は障害者を取り巻く社会環境が注目されるようになり，世界の流れは医学モデルから社会モデルにシフトしています．しかし，病院や施設で実施される音楽活動は，現在でも個人の障害やそこから発生した問題点に働きかける医学モデルが主流です．今後は音楽活動でも社会モデルの普及が急がれます．

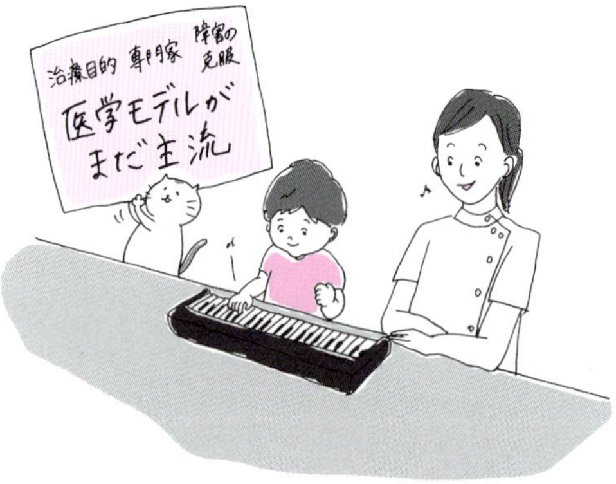
治療目的 専門家 障害の克服
医学モデルが
まだ主流

④ 社会モデルとスタッフの意識改革

「障害はないにこしたことはない」というスタッフの考えが，「障害者」と「健常者」という差別につながっていることに注意しなければいけません．「～の改善」，「治療目的」など，普段無意識に使っている言葉の中にも，差別の落とし穴が潜んでいることがあります．社会モデルの普及にはセラピストの意識改革が不可欠です．

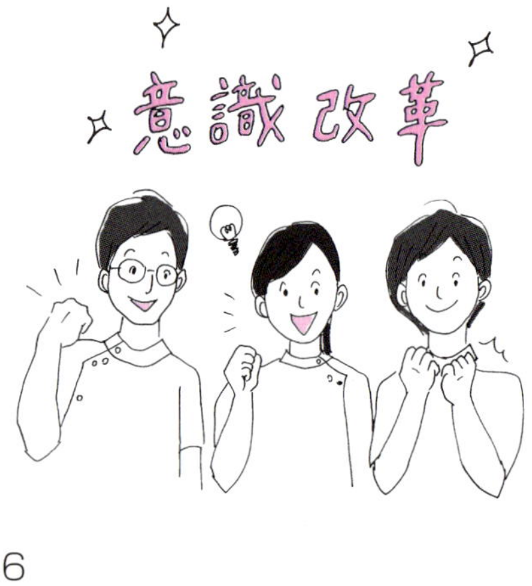
意識改革

⑤ 社会モデルにおける音楽活動

社会モデルによる音楽活動としては，第9章で紹介したコミュニティー音楽療法のように，地域のなかで実践される音楽活動があります．障害者が音楽活動を通して社会参加や自己表現する姿を社会に見せることで，人々の障害者に対する偏見や差別意識の軽減を促します．

地域での音楽活動の構成メンバーは，障害のある人とない人の両方から構成するのがポイントです．障害のある人もない人も共に存在するのが，ごく普通の社会の姿だからです．

例）地域でのコンサート，地域の学校との交流会，地域の音楽サークルとの交流会や合同コンサート，地域でのバンド活動など

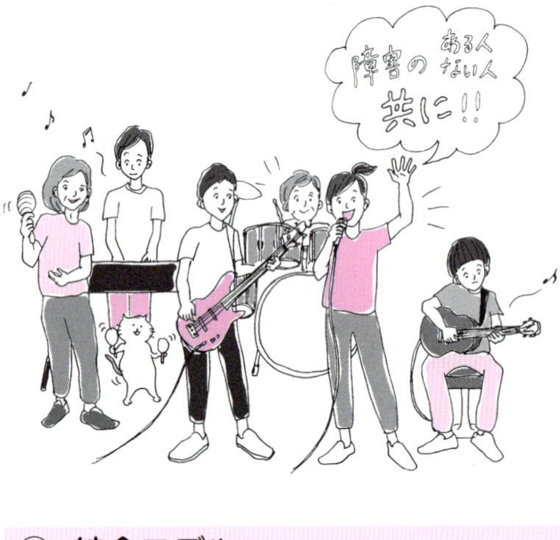
障害の ある人 ない人
共に!!

⑥ 統合モデル

社会モデルにも前述したような問題点があります．対象者の内部から発信されるものには，社会環境の整備を求めるものもあれば，リハビリテーション・アプローチを求めるものもあるからです．重要なのは，「医学モデル」と「社会モデル」のどちらかだけで対象者を見るのではなく，両方の視点を持つことです．

医学モデルと社会モデルの統合モデルとして生まれたのが ICF（国際生活機能分類）です（「第 11 章　音楽活動の評価」を参照）．これは対象者の「生活」に焦点を当て，個人と環境の両面から理解しようとするものです．

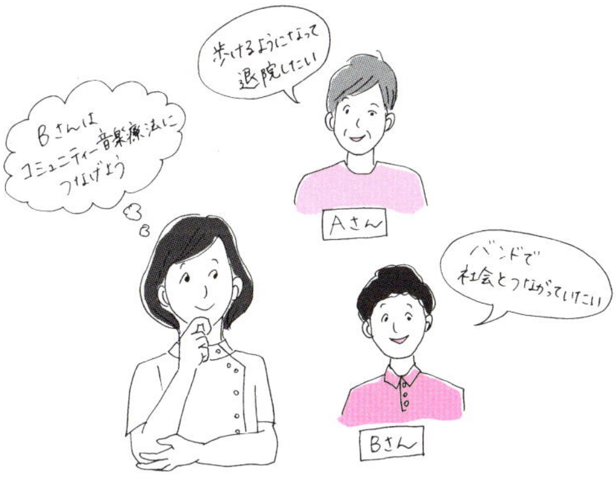
Bさんは
コミュニティー音楽療法に
つなげよう
歩けるようになって
退院したい
Aさん
バンドで
社会とつながっていけたい
Bさん

⑦ 現象学的モデル

当事者はその人の人生や生活について一番よく知っている専門家です．そこで当事者発信のモデルとして，現象学的モデルを創案したいと思います．これは個の内部から世界をとらえた現象に着目するものです．常に当事者視点に立って外界を見ることで，対象者個人の身体感覚，障害の意味，社会への思い，信念など，個の内部からわき上がる願望や思いに対して対応しようとするものです．そのためには，当事者の声，ナラティブ（語り，物語）を傾聴しなければいけません．

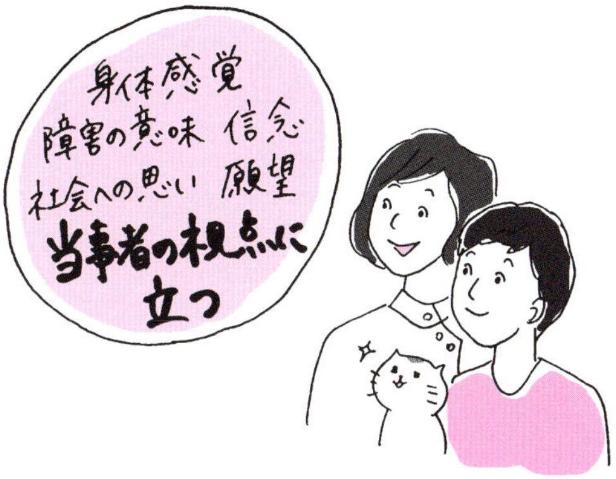
身体感覚
障害の意味　信念
社会への思い　願望
当事者の視点に
立つ

3. 音楽スタッフとしての基本的心構え

① 自分を知る

対人援助職である音楽スタッフは，自分という人間への理解を深めておくことがとても重要です．それが知らず知らずのうちにケアに影響するからです．表 12-8 の項目について振り返ってみましょう．

表 12-8

性格	特技
人に対する好み	音楽に対する好み
普段の表情	声のトーンや話し方
対人パターン	思考パターン
行動パターン	大切だと思っていること

② 相手を知る

障害特性・疾患特性を理解することは，適切な対応のために重要です．しかし，それだけでその人を判断することはしてはいけません．一人ひとりの強みや弱点，思考や行動パターン，価値観や音楽の好みなどを知るように努め，尊重することが大切です．

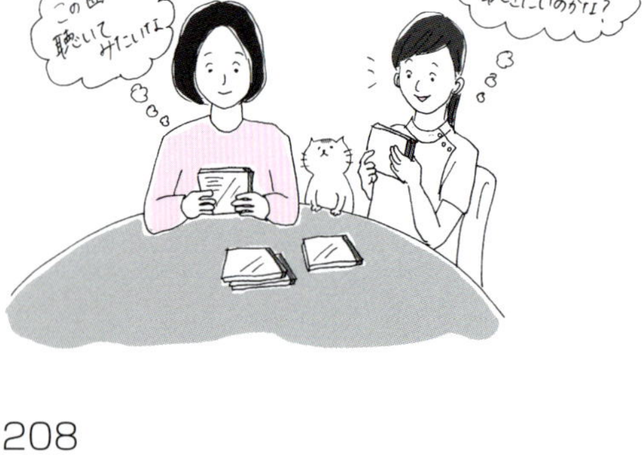
この曲 聴いてみたいな
○○さん、あの曲を聴きたいのかな?

③ 感性を磨く

ここでの感性とは，ひとつは対象者の心情を自分のことのように想像できることです．想像力のないところに共感は生まれません．

もうひとつは音に対する感度のことです．自分の声も含めて，音量や聞こえてくる音に敏感になる必要があります．

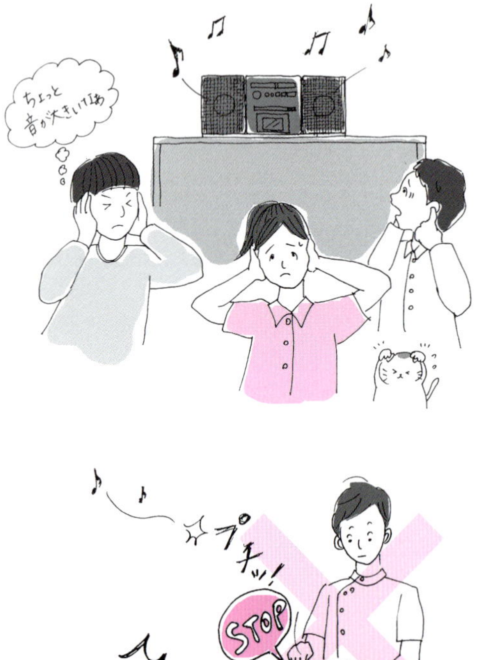
ちょっと 音が大きいなあ

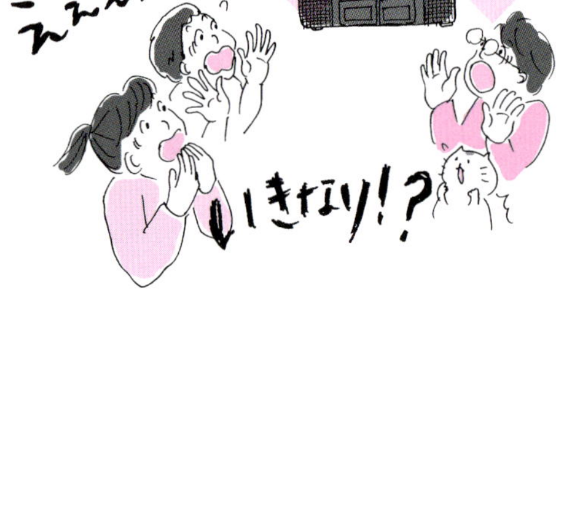
プチッ!
STOP
えええええっ!?
いきなり!?

④ コミュニケーション能力を磨く

コミュニケーションは，言葉を媒介とした言語的コミュニケーションと，言葉以外のしぐさや表情や声のトーンなどの非言語的コミュニケーションで成り立っています．何を話すか，どのように伝えるかを考えることが重要です．

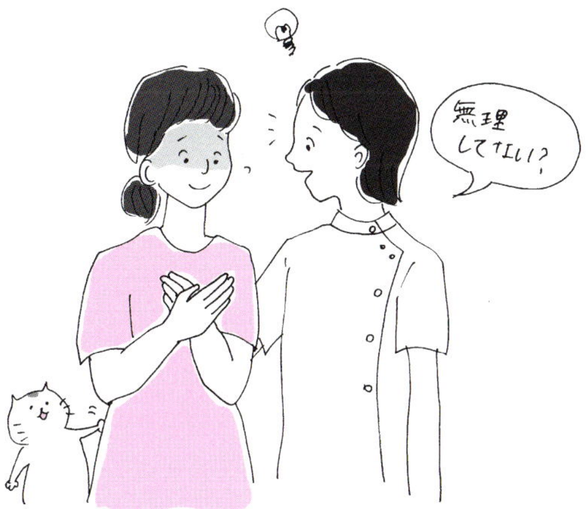
無理してない？

⑤ スキルを磨く

自分を知る，相手を知る，感性を磨く，コミュニケーション能力を磨く，そして音楽技術などはすべてスキルです．スキルは練習を繰り返すことで誰でも必ずスキルアップすることができます．ただし，練習をしなければいつまでたっても身につきません．

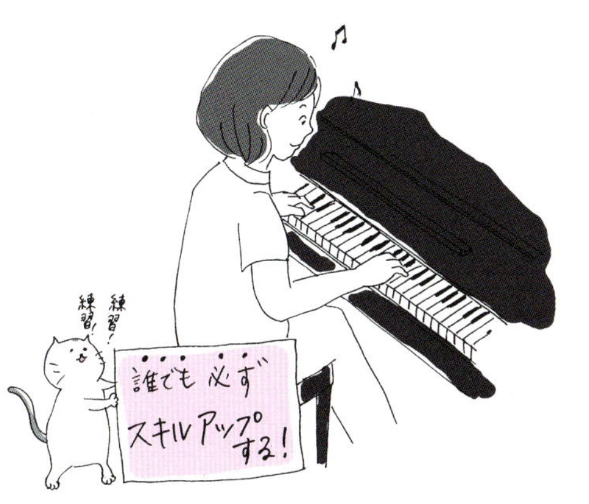
練習！
練習！
誰でも必ず
スキルアップする！

⑥ 学び続ける

専門職として学び続ける姿勢を忘れたら，それはもう専門職とは言えません．

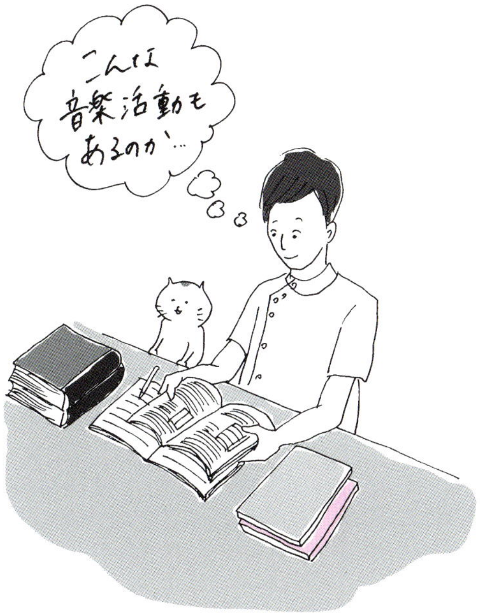
こんな
音楽活動も
あるのか…

⑦ 研究をする

研究することは自分のケアを振り返り，質の向上のために大切なことです．研究発表をして人々の批判を仰いだり，得られた知見を発信しましょう．

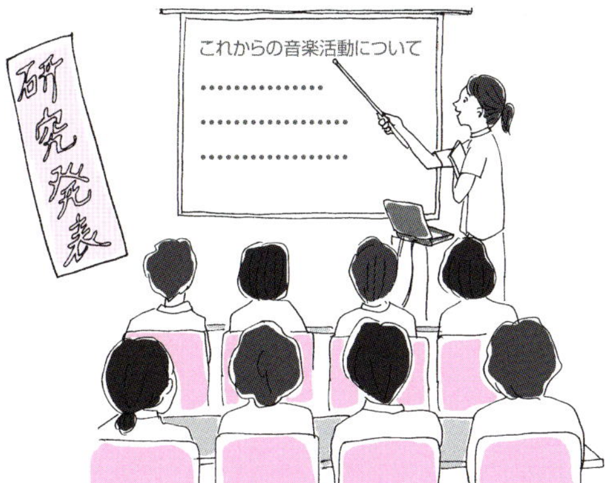
これからの音楽活動について
研究発表

参考文献

・厚生労働省ホームページ：「国際生活機能分類－国際障害分類改訂版－」（日本語版）の厚生労働省ホームページ掲載について．http://www.mhlw.go.jp/houdou/2002/08/h0805-1.html（2014年5月20日閲覧）

・厚生労働省ホームページ：ICF（国際生活機能分類）－「生きることの全体像」についての「共通言語」－．第1回社会保障審議会統計分科会　生活機能分類専門委員会　参考資料　大川委員提出資料．http://www.mhlw.go.jp/stf/shingi/2r9852000002ksqi-att/2r9852000002kswh.pdf（2014年5月20日閲覧）

索引

欧文索引

和文索引

臨床が変わる！ イラストでわかる
目からウロコの音楽活動

発　行　2014年9月30日　第1版第1刷
　　　　2021年8月20日　第1版第2刷 ©
編　著　田中順子（たなかじゅんこ）
発行者　青山　智
発行所　株式会社　三輪書店
〒113-0033 東京都文京区本郷6-17-9　本郷綱ビル
☎ 03-3816-7796　FAX 03-3816-7756
http://www.miwapubl.com
組版・表紙デザイン：(有)学芸社
本文イラスト：光畑公美子（design・illustration　inco）
印刷所　三報社印刷株式会社

ISBN 978-4-89590-489-6　C 3047